いのちをめぐる物語

死ぬって、怖い？

神戸新聞社◉編

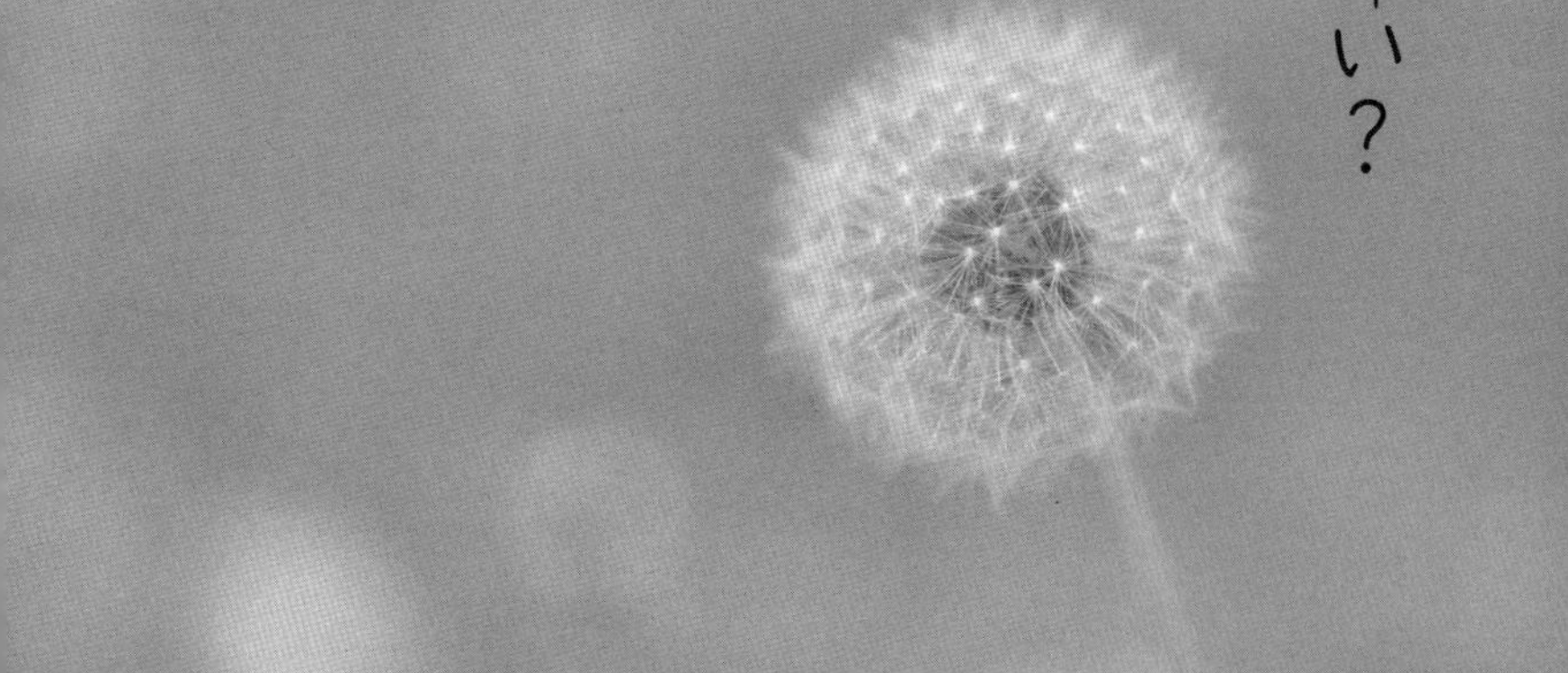

神戸新聞総合出版センター

いのちをめぐる物語◉目次

第1部 死ぬって、怖い？

第2部 家に帰ろうよ。

第3部 つながりましょう

第4部 独りでも、まあいいか

第5部 三歩進んで、二歩下がり

第6部　あなたに伝えたいこと

第7部　わたしの終《しま》い方

最終章
死ぬって、怖い？

第1部

死ぬって、怖い？

人は必ず「死」を迎える。一人一人の人生が違うように、最期の光景もまた異なる。「終活」「多死社会」―。世にあふれるキーワードに、人の死が身近になったような気がする。本当にそうだろうか。むしろ日常から遠い出来事になっているのではないか。立ち止まり、「命」の終わりに目を凝らしたい。死について考えることは、生き方を問うことでもある。私たちはそう話し合い、取材をスタートさせた。まずは兵庫県北部の豊岡市から物語を書き始めたい。

【2019年6月連載】

延命しない。自然に逝く

「死ぬって、怖い？　痛かったり、しんどかったりすると思う？」そう問われ、私たちは「怖いです…」と答えたものの、それっきり次の言葉が出てこない。

豊岡市日高町にある介護施設「リガレッセ」。正式には、看護小規模多機能型居宅介護事業所（看多機）という。施設を見学した後、併設するカフェ「ｍｉｓｏ（みそ）」で運営法人の代表理事、大槻恭子さん（42）と向かい合っていた。

２月半ばのことだ。北西に広がる神鍋《かんなべ》高原に目をやると、山肌の一部が白く雪に覆われていた。リガレッセは築１５０年ほどの古民家をリフォームし、２０１７年３月にオープンした。地域有数の旧家の建物だけあって、重厚な造りの門が目を引く。敷地面積は約２千平方メートル。庭には10メートル以上の大木やクリの木が立ち並び、畑でハクサイが大きく育っている。

施設は黒と白を基調とした内装に整えられ、太い柱や梁《はり》が古民家の雰囲気を残す。アロマの優しい香りが鼻をくすぐり、まるでサロンのようだ。リガレッセにはラテン語の造語で「存在をつなぐ」という意味を込めた。９床のベッドを備え、デイサービスのお年寄りもやって来る。

リガレッセは介護だけでなく、ここで最期を迎えたい患者も受け入れる。その場合、本人や家族と十分に話し合い、基本的に延命に向けた治療はしない。医療用麻薬で痛みを取り除き、あとは自然に任せる。

「死ぬって、怖い？」。「怖いです…」。「大丈夫、ほんとに痛みもなく、楽に死ねるんやから。怖くないよ」

大槻さんは看護師だ。公立病院に勤めていた頃、呼吸器や何本もの管につながれ、心臓マッサージを続けられながら逝った患者をたくさん見てきた。

「今の医療ってさぁ、『死なせたら負け』なんよ。だから私も、ずっと死ぬって怖いんやって思ってた」。大槻さんが言った。

リビングの方を見ると、入所者らがスタッフと折り紙を楽しんでいた。ふと、フロアの端の部屋に慌ただしく出入りするスタッフの姿が気になった。引き戸の隙間から、ベッドに女性が横たわっているのが見える。口を開け、頬骨が浮き出た顔をこちらに向けている。肌は少し黒ずんでいるようだ。

女性の名前は植木則《のり》さんという。78歳で、長く独りで暮らしていた。病院で末期がんと診断され、延命治

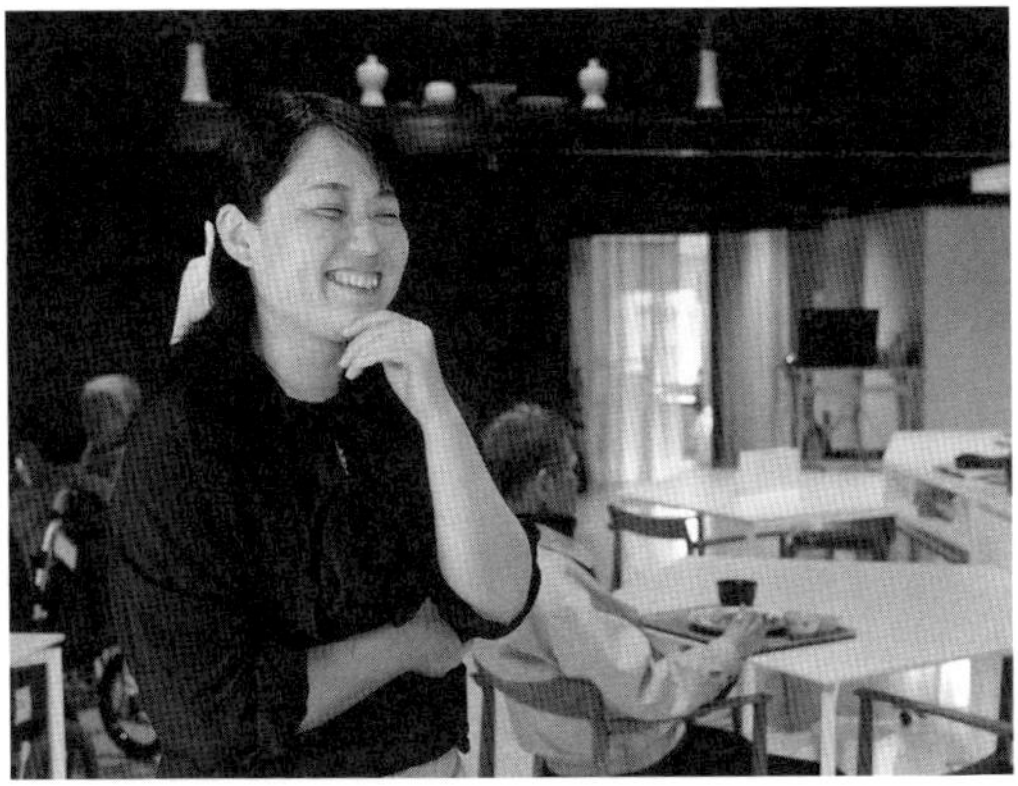

「人ってね、枯れるように、楽に死ねるんよ」。大槻恭子さんはそう言って笑った＝豊岡市日高町、リガレッセ

療を拒否して10日ほど前に入所した。

最初の訪問から半月後、私たちは植木さんの部屋に入ることを許された。反応はなく、半分目を開けたまま、まばたきをしない。短い面会の後、そっと引き戸が閉められる。最期のときが近づいていた。

最期のとき、部屋には音楽

豊岡市日高町にある介護施設「リガレッセ」に、どことなく落ち着かない空気が流れていた。ソファでくつろぐ入所者が時々、スタッフが出入りする隅の部屋に目を向ける。

一息ついた所長の広瀬みのりさん（53）が、私たちに写真を見せてくれた。1週間ほど前に撮ったものだという。車いすに座った高齢の女性が、おわんに口を近づけてそばをすすっている。「ひな祭りの少し前かなあ。おそば、大好きなんですよ」

写真の女性、植木則さん（78）は隅の部屋で、静かに人生を終えようとしていた。末期がんで延命治療を拒み、ここにやって来た。

時間は午後4時になろうとしている。施設を運営する大槻恭子さんが静かに引き戸を開ける。ベッドに横たわる植木さんはこちらを向き、顎を上下させながら口を動かしている。

「下顎《かがく》呼吸が始まってるからね。遠くないですよ。おしっこも止まってると思う」。大槻さんが今の状況を説明してくれる。痛みを取り除く医療用麻薬を胸の近くに張り、座薬も入れている。息苦しそうに見えるが、大丈夫だろうか。「本人はね、苦しくないんですよ」という大槻さんの言葉にほっとする。

病院で迎える最期とはかなり違う。植木さんの体に管はなく、心拍数や血圧の状況を映し出すモニターも置かれていない。午後5時すぎ、所長の広瀬さんが部屋に入った。そして、植木さんが息を引き取ったのを確認した。

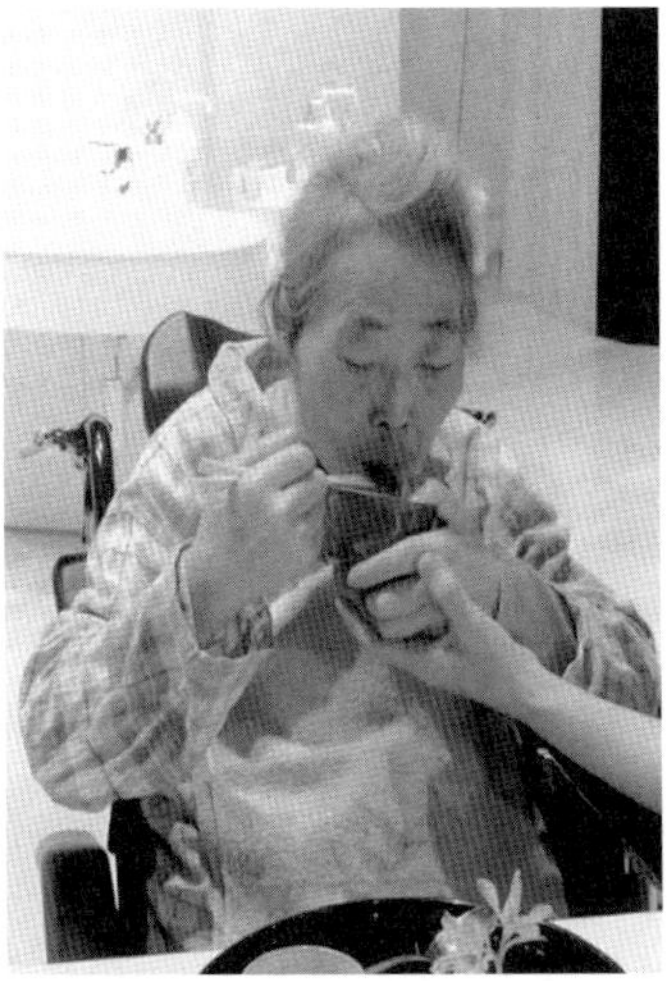

息を引き取る約1週間前の植木則さん。大好きなそばを食べた＝豊岡市日高町、リガレッセ（施設提供）

私たちも部屋に入り、冥福を祈る。枕元のＣＤプレーヤーから、ゆったりとした音楽が流れている。「人の五感はね、聴覚が最後まで残るらしいの。寂しくないように音楽をかけておいたんです」。広瀬さんがつぶやくように言った。

死後の処置が静かに始まった。広瀬さんが口に手を入れ、しっかりと丁寧に拭いていく。遺体が腐敗しないように、あばら骨や骨盤が浮き出た体に保冷剤を置く。うっすらと開いていたまぶたを2、3回なでると、すーっと閉じた。穏やかな顔つきに変わった。

遺体に化粧「最高にきれい」

時計は朝の9時前を指している。介護施設「リガレッセ」で前日、78歳で亡くなった植木則さんの「エンゼルケア」が静かに始まった。体をきれいに洗い、身だしなみを整える。

所長の広瀬みのりさんと看護師の赤江穣《じょう》さん（29）が浴室に入り、台の上に横たわる植木さんにシャワーでお湯を掛ける。「ちょっと冷たいかなあ、ごめんねー」。髪をこすり、体を持ち上げ背中やおしりを洗っていく。

「みとりがあると、自分自身もどこか体調が悪くなるんです。人生の最期に携わることは、すごくエネルギーを使うんですよ」。そう話す広瀬さんの額に、うっすら汗がにじむ。

体液や汚物が漏れないように処置用の器具で鼻などにゼリーを詰めた後、レースのカーテンで仕切られた個室へ運ばれた。「最期に着せてほしい」と施設に託した洋服に着替える。着物をリメークしたツーピースに、小さな花の刺しゅうが入ったグレーの巻きスカート。爪にピンクのマニキュアを塗る。

介護福祉士の女性（26）が「きれいなお顔」と声を掛け、髪をドライヤーで乾かし始める。植木さんと過ごした約1カ月を思い出すように、手のひらの上に白髪交じりの髪を広げる。顔に少しずつ生前の面影が表れていく。

最後に妹の瀬尾やよいさん（70）が淡いオレンジの口紅をさした。少しはみ出たところを指先でぬぐう。じっと植木さんを見つめ、「顔が変わっていくんですね」と驚いた。「亡くなった直後に見たときはショックだったけど、その後は少し表情が戻って…。そして、きょうは最高にきれい」

カーテンが引かれ、姉妹の時間が穏やかに流れる。窓から初春の柔らかい光が差し込んでいる。

私たちは植木さんに手を合わせ、そっと右手に触れてみた。シャワーのお湯で温まったからだろうか、ふっくらとしている。

そういえば、私たちはベッドに横たわる植木さんしか知らない。どんな経緯でここにやってきたのだろうか、と気になった。

「家に帰りたい」叫んだ

植木則さんの自宅は、78年の人生を終えた豊岡市日高町の介護施設「リガレッセ」から車で10分ほどの集落にあった。民宿や旅館が軒を連ねる一角の古い木造2階建ての家だった。裏に回ると、雑草に交じってスイセンとタンポポが咲いている。どこからか、ウグイスの鳴き声が聞こえる。

周囲で話を聞くと、炊き込みご飯をお裾分けしたお礼に「植木さんから山菜をもらった」という女性がいた。だが、近所付き合いはあまりなかったようだ。

オーストリア在住で、植木さんをみとるため帰国していた妹の瀬尾やよいさんに話を聞いた。植木さんは戦時中に旧満州で生まれ、引き揚げ後は福岡県の炭鉱の町で家族と暮らした。どういう経緯で但馬にやって来たのかは分からない。結婚の経験はなくずっと一人暮らしで、そば屋で働いていた。

体調が悪くなったのは2年前の夏だという。病院で末期の胃がん、そして肝硬変と診断された。医師からは「手術のリスクは高い」と告げられた。以前、肝臓の病気で薬を服用したときに味覚障害の副作用がつらかったため、薬は一切飲まないと決めたようだ。

今年2月上旬、自宅で倒れているところをケアマネジャーに発見される。延命治療を拒否していたため入院せず、リガレッセに入所した。自宅で最期を迎えたいという思いが強く、落ち着けば訪問看護に切り替える方針だった。

しかし入所後、リガレッセ所長の広瀬みのりさんらが自宅を訪れると、家の外までごみが散乱していた。トイレが詰まり、悪臭もした。体調が悪くなって長期間、家事ができない状態だったようだ。最終的に、自宅に戻るのは無理だと判断された。

「帰るー」「連れて帰れー」。リガレッセで毎日、叫びながら訴える植木さんを、帰国した妹のやよいさんが「あの家に帰っても、寝られないよね」と粘り強く説得したという。

納得したのだろうか。「もー、しゃあない」。ある日、スタッフにそう漏らした。それから「帰りたい」と口にすることはなかった。

亡き人への思い　語り合う

植木則さんが「リガレッセ」で息を引き取って、3日が過ぎた。

この日、植木さんに関わったスタッフが思いを語り合うと聞き、私たちは施設を訪ねた。フロアに入ると、植木さんの個室にあったランの鉢植えがテーブルに飾られていた。

リガレッセでは入所者が亡くなると、看護師、介護士らが集まり、気持ちを言葉にしてはき出す。そうすることが、それぞれの心のケアにつながる。施設で「デスカンファレンス（死について語る会議）」と呼ばれる会合だ。所長の広瀬みのりさんがリビングの椅子でくつろいでいた高齢の女性に、軽く声を掛ける。「今から会議するけど、聞こえないふりしててね」

キッチンの前にスタッフ7人が集まり、テーブルを囲んでいる。広瀬さんが「亡くなった植木さんのデスカンファを始めます」と告げる。ベテラン看護師の安東綾子さん（61）が最初に語り始めた。

植木さんが入所直後、毎日大声で「家に帰る」と訴えていたこと、そしてある日、「もー、しゃあない。抵抗やめる」と言ったことを振り返る。「申し訳ない気持ちになってしまって。無理やり、ここに押し込めているようで」。話しながら、目が潤み始める。

隣に座っていた広瀬さんが、安東さんに「みんなに言ってもいい？」と声を掛けた。うなずく安東さん。すると広瀬さんが「彼女はご主人をがんで亡くしておられるの」と告げた。

安東さんの夫が胃がんで他界したのは、２０１３年１月のこと。診断が出てからわずか1カ月半後、病院の緩和ケア病棟で最期を迎えた。担当の看護師は広瀬さんだった。植木さんの死が、身近な人とのつらい別れを思い起こさせる。

「主人が入っていた病室から、氷ノ山《ひょうのせん》が見えていまし

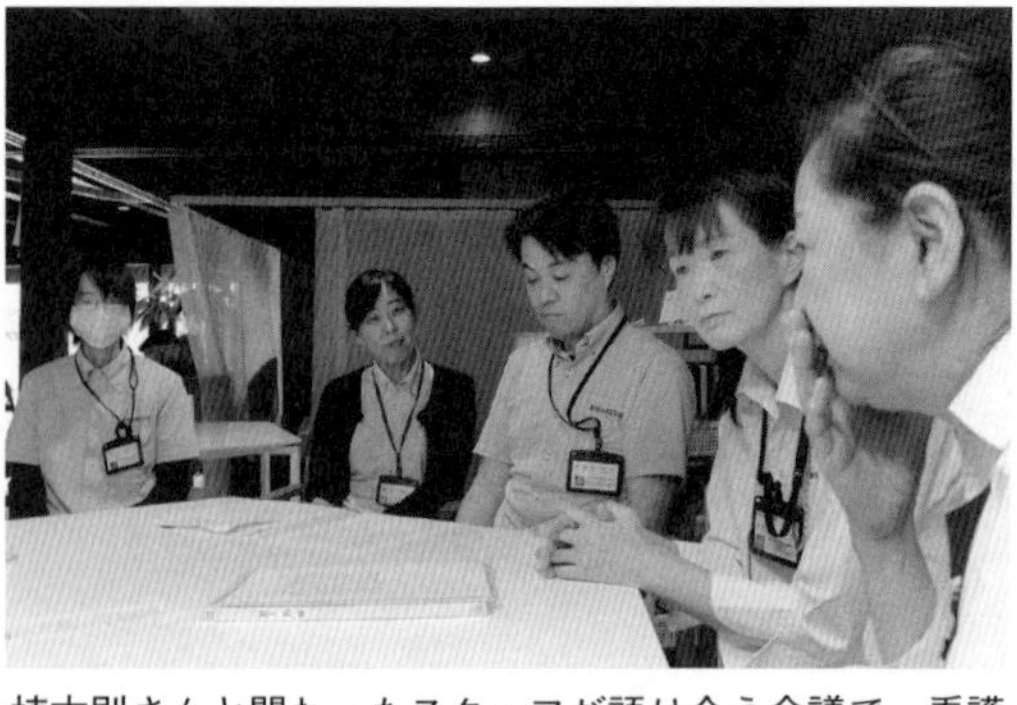

植木則さんと関わったスタッフが語り合う会議で、看護師の安東綾子さん（右端）が目を潤ませた＝豊岡市日高町、リガレッセ

た。亡くなって、あの人が病室から毎日見ていた氷ノ山〟に登りたいって思ったけど、なかなか行けなかった。2年が過ぎてやっと登れました。途中からは泣き通しでした」

母の死に悔い　みとりの力に

介護施設「リガレッセ」で、看護師や介護士ら7人が亡くなった植木則さんについて語り合っている。

看護師の安東綾子さんは「少し調子のいいときに、身の上話をしてもらえた。今は宝物のような時間だったと感じている」と振り返った。介護士の男性は「夜勤になると1人勤務で余裕がなく、事務的に接してしまったかな」。目線をずっと下げたままで、時折「うーん」と考え込んでいる。順に思い出や今の心境を語っていく。「もっと好きな歌とか、好きな香りとか、聞いておけばよかった」

聞き入りながら私たちは、植木さんの死がスタッフの心に波紋のように広がっていくのを感じた。

ずっと泣き通しだったのは、介護福祉士の山本美穂さん（31）だ。「私にとって、初めてのみとりでした。働き始めて日も浅いので、たまに声を掛けることしかできなかった」。涙声で振り絞るように言った。

途中から加わったケアマネジャーの女性は「植木さんは入所から亡くなるまでが短かった。もっと家族といろんな話をしながら、ゆっくりと死に向かうことができたら。でも、妹さんは『ここで最期を迎えられてよかった』って。私が言うのもおかしいけれど、皆さん、ありがとうございました」と言い、頭を下げた。

後日、私たちは看護師の安東さんとゆっくり話をした。安東さんは6年前に夫を、4年前には母親をがんで亡くしている。リガレッセで入所者をみとるたび、「つらく、気持ちが打ちひしがれる」と言う。それでもここで働き続けてきた。

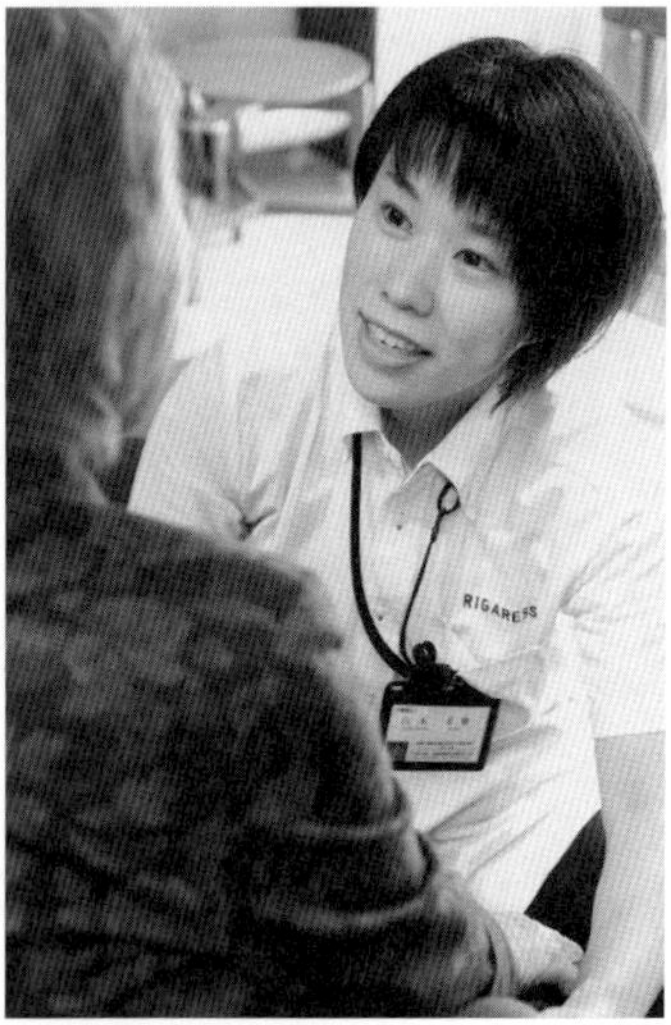

利用者に笑顔で接する介護福祉士の山本美穂さん。「デスカンファレンス」では涙を流し続けた＝豊岡市日高町、リガレッセ

「何が安東さんを支えているのですか」。私たちの問い掛けに、安東さんは母親への思いを口にした。母親の病が分かった後、安東さんは勤務先の病院を退職して面倒をみようとしたが、間に合わなかった。そのことを今でも悔いている。だから―。「母にできなかったことを、入所してきた人たちの

ためにしてあげたいの」

スタッフでもう一人、気になる人がいる。先日の集まりで、ずっと泣いていた介護福祉士の山本さんだ。

最期の迎え方　父と話せず

「なんで泣いたか、理由はよく分からないんです。父のことを考えていたからかなぁ」

3月下旬、介護福祉士の山本美穂さんはそう言って苦笑いを浮かべた。

リガレッセで、亡くなった植木則さんに関わったスタッフが思いを語り合う会議を開いた時、山本さんはずっと泣いていた。私たちは涙のわけを知りたくて、話を聞いた。

山本さんの父親は昨年7月、悪性リンパ腫で亡くなった。66歳だった。入院先で「余命1カ月」と告げられると、兵庫県新温泉町の自宅に帰ることを望んだ。亡くなる3日ほど前まで自宅で暮らし、鳥取市の病院で亡くなった。

自宅では、食べる気力を失っているように見えた。それでも、家族は父親に食事を勧める。このまま状態が悪化するのを恐れるかのように。「父はつらい顔をして食べていました」と山本さん。実家の雰囲気は重苦しくなっていった。

「リガレッセでの植木さんは自分でおわんを持ち、大好きなそばをおいしそうにすすっていました。父より幸せそうに見えた。ここは穏やかで、自由で。父ももっと穏やかに過ごせたのでは。でも、どんな最期を迎えたかったのかは話せませんでした」

父親は容体が悪くなり、鳥取市の病院への入院が決まった時、泣いていた。死を覚悟したのだろうか。真意は分からないままだ。

季節は移ろい、リガレッセに春が訪れた。スタッフに動きがあった。介護福祉士の女性（26）は「ケアの幅を広げたい」と看護学校に通うことにした。ケアマネジャーの女性（45）は、社会福祉士の資格を取るため通信教育を受け始めた。

リビングの洗面台のそばに、黄色いミモザのドライフラワーが飾られている。看護師の赤江穣さんが研修した縁で、2年前のオープンに合わせ、東京の訪問看護ステーションから贈られたものだ。統括所長の秋山正子さん（68）は、がん患者らの悩みに無料で応じることで知られる「マギーズ東京」のセンター長も務めているという。

私たちは秋山さんに会うため、東京に向かった。

患者が自分を取り戻す空間

「ここがね、私の一番、好きな場所なの。ほら、どうぞ」

ポン、ポンと軽くソファをたたいて勧められ、並んで座る。大きなガラス窓の向こうに庭の緑が広がり、春の陽光に照らされた運河がのぞく。遠くに高層ビルがそびえている。

「こんな都会でも、水が流れてて、緑があって。安心して話せる場所なんだなあって思うんですよ」。隣に座る秋山正子さんは穏やかな表情で遠くを見ている。

私たちは東京都江東区の認定NPO法人「マギーズ東京」を訪れていた。ここでは看護師や保健師が、がん患者や家族の悩みに無料で応じる。予約不要で、運営費用は個人や法人の寄付などで賄う。2016年のオープン以来、秋山さんがセンター長を務める。

マギーズセンターは1996年、英国エジンバラに開設された。がんで亡くなった造園家のマギー・ジェンクスさんの遺志を、建築評論家の夫らが引き継ぎ完成させた。マギーさんは死の恐怖の中で「自分自身を取り戻す空間がほしい」と願った。活動は各地に広がり、今では英国中心に20カ所以上のセンターがある。

秋山さんはどうして、日本にマギーズセンターをつくろうと思ったのだろう。

看護師の秋山さんは30代の頃、がんで余命1カ月と告知された二つ上の姉のため、当時は珍しかった在宅看護の態勢を整えた。姉が亡くなった後、本格的に在宅医療の現場に入る。長く仕事をする中で、ある疑問がわいてきたという。

「患者は『病気と闘い続けたい』と思うし、医師も諦めない。でも、どんどんお別れの時間は迫ってくるんですよね。本当にこれでいいのかなって」

秋山さんが少し強い口調で言葉を続ける。「患者は今を生きている。治療だけでなく、いろいろなことをざっくばらんに話せる場が必要だと思ったの」

2008年、東京であった国際がん看護セミナーで、秋山さんはマギーズセンターのアンドリュー・アンダーソン氏の話を聞き、引き込まれた。

「病院とは違う家のような雰囲気の中で、患者が自分で考えられるようサポートする。相談者が力を取り戻すために支援する」

抱えていた疑問の答えを見つけたと思った。

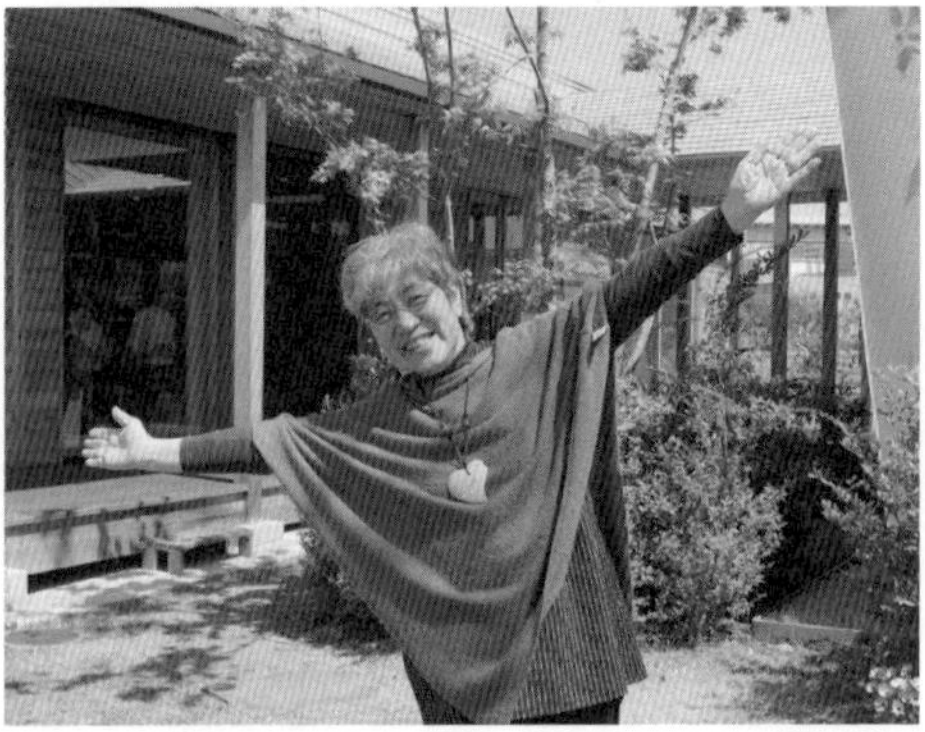

施設の前でポーズを取る秋山正子さん＝東京都江東区、マギーズ東京

生ききれるよう耳を傾ける

私たちは、看護師や保健師ががん患者や家族の相談に応じる「マギーズ東京」(東京都江東区)で、センター長の秋山正子さんに話を聞いている。

「どんな相談が寄せられるのですか」

「そうねえ…」。少し考えて、秋山さんが答える。「薬の効果を知りたいとか、緩和ケア病棟を探しているとか。『俺が亡くなった後、残された家族はどうなるのか』とか、医師に『次の手がない』と言われた人もいますよね」

一人一人の人生が違うように、吐き出される悩みも同じではない。

「根掘り葉掘り聞かずにね、自然に出てくる言葉に耳を傾けるの。その人がその人らしく、生ききれるように話を聞くんです」。秋山さんが教えてくれる。

「生ききる、ですか?」。「そう。どう生きて、どうしまうか。本人が考えて、周りの家族に伝えておく必要があるんですよ」

不安や恐れを抱え、ただ「死」を待つのではない。秋山さんたちは、その人が自分らしく、人生を歩き終えられるようサポートする。

テーブルの上にノートが置かれていた。開いてみると、ここを訪れ、心の重荷を少し下ろした人たちが言葉を寄せていた。ボールペンでつづられた丁寧な長い文章、かわいらしい丸い文字やイラストが描かれたページもある。いくつかのメッセージが目に留まる。

「時には弱くなることもあるけれど、それも自分。ポッキリと折れないように、しなやかに受け流せるようになりたいです」

「封印していた話を聞いていただいて、心が軽くなったような気がします」

「なぜか自然と涙があふれ出て…。『ありのままの心』を出すことができたのかなーと思います。自分の気持ちと向き合うことができた！」

マギーズ東京は、誰でも無料で利用できる。相談時間に制限はなく、患者や家族は話しやすい空間で、納得するまでスタッフと共に答えを探す。本を読んだり、お茶を飲んだり、思い思いに過ごすこともできる。

オープンから2年8カ月、全国から延べ1万6千人以上がここを訪れている。

始まりは「おじいちゃん」

夕暮れになっても南国の日差しは強い。宮崎市の中心から少し離れた住宅街に、全国初のホームホスピス「かあさんの家　曽師《そし》」はある。２００４年６月にオープンした。

末期がんや認知症の高齢者がスタッフとともに暮らす。運営するのは認定ＮＰＯ法人「ホームホスピス宮崎」。理事長の市原美穂さん（72）が隣の家に案内してくれた。

「いらっしゃるかなあ」。インターホンを押すと、内田保實《やすみ》さん（77）と喜久代さん（71）夫妻が顔を出した。

「かあさんの家　曽師」の入居者第1号は、保實さんの父親、澄志《きよし》さんだった。「始まりはね、おじいちゃん付きだったの」。そう言って、市原さんが笑う。

市原さんは15年前、認知症や独居の人たちの居場所として、ホームホスピスの開設を目指した。どこかで民家を借りられないだろうか。その活動を、地元の新聞社が紹介する。記事を読んで連絡したのが保實さん夫妻だ。

「あの頃はダウン寸前やったね。寝かせてもらえんかった」。澄志さんは隣の家で暮らしていた。認知症がひどく、「おーい」と大声で呼び続ける。「助けてくださーい」と叫ぶこともあった。

介護保険を使ってグループホームに入ると、薬で眠らされた。「笑わんようになって、こっちのことも分からんようになって…」。どうしたらいいのだろう。悩んでいた時、新聞記事が目に留まる。保實さんは父親の家をホームホスピスとして使ってほしいと申し出、市原さんに澄志さんの介護を依頼した。

開設に向けて地域で開いた説明会では、保實さん自ら隣人に訴えかけた。「うちの親父《おやじ》、しっかりしとったやろ。でもこんなんなるんよ」。澄志さんは九州電力の電気技師で、地域の区長もしていた。ホームホスピス開設に反対の声は出なかった。

「かあさんの家」で澄志さんの介護が始まる。薬をやめて2週間後、自分で歯を磨いた。歩けるようになると映画館に出掛けた。そして1年5カ月後、庭で遊ぶひ孫の声を聞きながら、93歳で息を引き取った。

市原さんらが運営するホームホスピスは今、宮崎市内に3軒を数える。これまでに１００人以上をみとったという。「１００人みとれば、１００の物語があるの」。市原さんが言った。

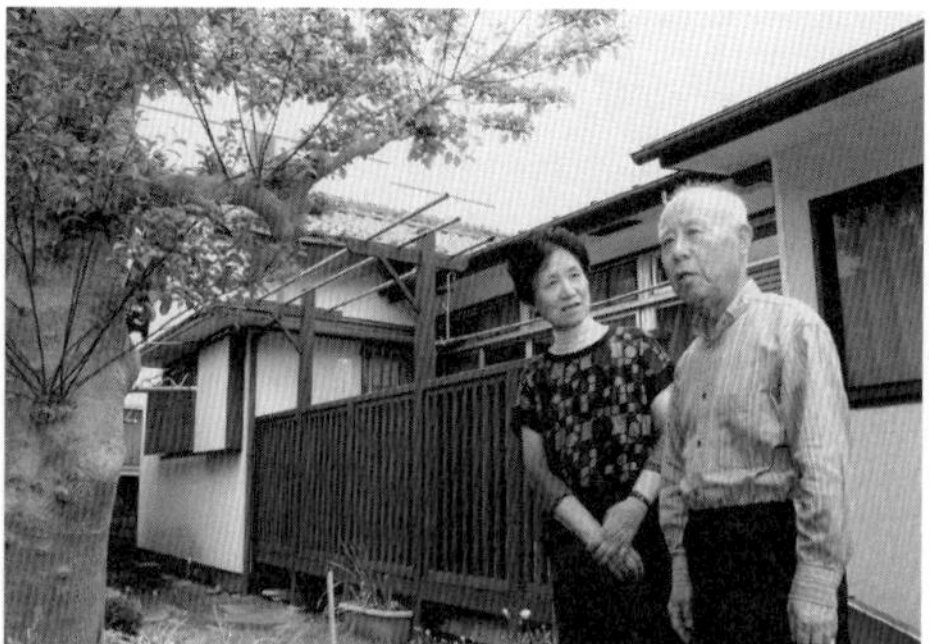
ホームホスピス開設時を振り返る市原美穂さんと内田保實さん。庭の木は一回り大きくなった＝宮崎市曽師町

胃ろうやめ、口から食べ笑顔

「『ワー』と言って、パンチが飛んでくるのよ」

宮崎市でホームホスピス「かあさんの家」を運営する認定ＮＰＯ法人理事長、市原美穂さんが振り返る。人に殴られた話なのに、何だか懐かしそうだ。

２０１０年秋、「かあさんの家　月見ケ丘」に認知症の本部《ほんぶ》喜代子さんがやって来た。85歳。介護を担っていた夫が亡くなり、特別養護老人ホームや介護療養型医療施設を経て入居した。胃に直接栄養を送る「胃ろう」で、移動も介助が必要だった。

初日のことだ。「ここがお部屋ですよ」と案内した市原さんは、いきなり顔を殴られる。他のスタッフも爪を立てられたり、かまれたりした。

「そんな時は我慢するんですか?」。私たちがそう尋ねると、市原さんは笑って首を横に振った。「例えば髪をつかまれるとね、目を見て『痛いんだけど、外してくれない?』って聞くの。そう言ってじっとしてると、少し力を緩めてくれるの。ちゃんと話せば分かってくれるんですよ」

入居からしばらくした頃の本部さんの写真を見せてもらう。ベッドの下に足を投げ出し、両手はしっかりと柵を握っている。「リビングの話し声を聞いて、みんなのところへ行こうとしてるのよ」と、市原さんが教えてくれた。

「かあさんの家」は、リビングを囲むようにして入居者の部屋があり、自室にいると、さまざまな生活音が聞こえてくる。リビングの様子が気になるのも分かる気がする。

ある日、本部さんが胃ろうの管を自分で引き抜いてしまった。もう一度、胃ろうにするか。それとも口から食べるか。市原さんらは栄養士や理学療法士と相談し口からの食事に切り替えた。

本部さんは1年ぶりにゼリー状のものを口にし、笑った。

「刺し身を食べた時はね、『うめかった』って言ったのよ」

やがて、「なますかん（気に入らない）」と言うことはあっても、暴力を振るうことはなくなった。入居から2年後には、得意だった和裁を楽しむようになる。

「尊厳って、嫌がることをしないことなのよね」。市原さんが言った。

本部さんは亡くなるまで5年半、「かあさんの家」で暮らした。

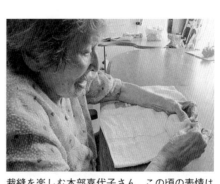

裁縫を楽しむ本部喜代子さん。この頃の表情は穏やかだ＝2014年９月、宮崎市月見ケ丘（ホームホスピス宮崎提供）

命を使い切る　静かな最期

宮崎市のホームホスピス「かあさんの家　曽師」で、２０１２年の正月に亡くなった女性と家族の話をしたい。

井上久子さんという。91歳で逝った。「命を使い切る。そんな言葉がイメージできる死でした」。

長男の直敬《なおたか》さん（74）が穏やかな表情で、私たちに言った。

久子さんはずっと一人暮らしだった。大きな病気はなかったものの、次第に食事をせず寝て過ごす日が増え、「かあさんの家」に入居する。２００7年5月のことだ。その後、いったんは買い物や喫茶店に出掛けるほど元気になったが、２０１1年秋ごろからほとんど外出できなくなった。

２０１2年の元日、福岡に出掛けていた直敬さんの元に「かあさんの家」から電話が入り、「宮崎に帰ってきた方がいい」と告げられる。直敬さんはその日のうちに駆け付け、横になっていた久子さんに「年が明けたよ」と話し掛けた。スタッフが「大みそかの夜はリビングで食事をしていました」と教えてくれた。

やがて口をパクパクとさせる「下顎呼吸」が始まり、死が直前に迫っている様子を見せる。久子さんは栄養を入れる点滴をしていなかった。そのまま、苦しんだりもがいたりすることなく、1月3日未明に静かに息を引き取った。

「最期はろうそくが消えていくようだった。死ぬって、こういうものなんだって思ったね」。直敬さんは母親をみとった経験を通して、死への印象が変わったという。抱いていた負のイメージが消え、怖さを感じなくなった。

「百獣の王のライオンも脚にたった1本、とげが刺さるだけで狩りができなくなり、飢えて死んでしまうことがある。それはそれでいいんじゃないか」。そんな話を直敬さんがしてくれた。

「人間も無理に治療する必要はないと思う。母の姿を見て、死は自然なものと確信しました」

結婚し静岡と東京で暮らす娘たちには、自分に何かあっても、特別な治療や延命処置はしなくていい、と伝えた。

宮崎市の「かあさんの家」を、淡路島から看護師たちが見学に訪れる。そのメンバーが中心となり、2015年3月、島で初めてのホームホスピス「ぬくもりの家 花・花」がオープンした。

家じゃないけど居心地いい

淡路島・洲本市の幹線道路沿いの古い住宅街に、ホームホスピス「ぬくもりの家 花・花」はある。瓦屋根の2階建て。車1台がぎりぎり入る駐車場。看板がなければ、周りの民家と違いはない。

私たちが初めて「花・花」を訪ねたのは今年2月のことだ。平日のお昼すぎ。キッチン付きの

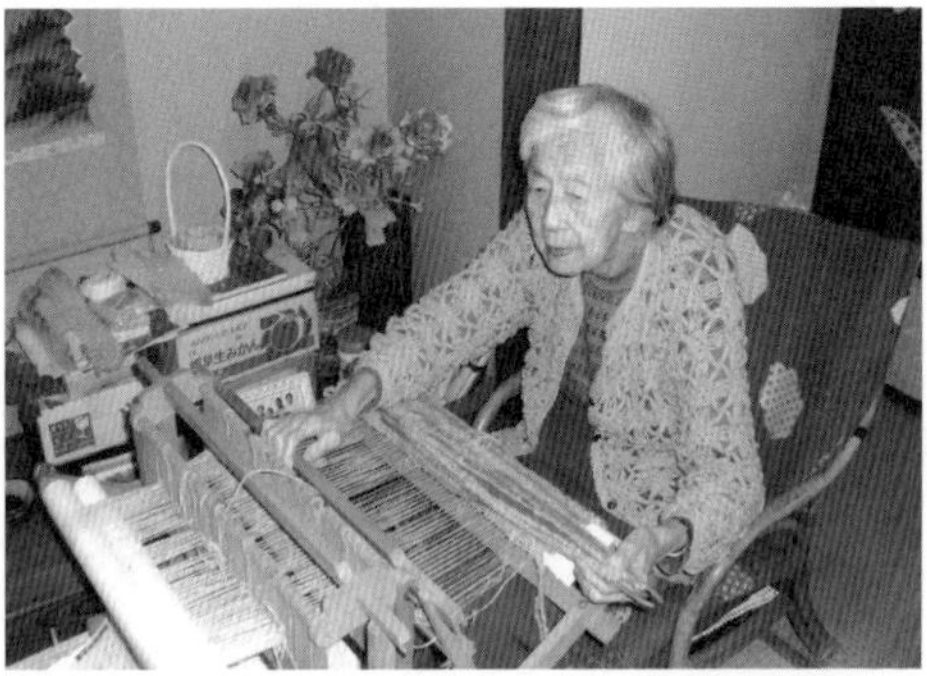
趣味の織物にいそしむ井上久子さん。織機は自宅から持ち込んだ＝2008年12月、「かあさんの家　曽師」(井上直敬さん提供)

リビングで、入居者の西岡里子さん（98）と原とし子さん（83）が椅子に座って、テレビを見ていた。リビングから見えるところにベッドがあり、寝たきりの増田博さん（92）が眠っている。

西岡さんはパーキンソン病で、手が細かく震える。耳元で話し掛けると、にこっと笑う。相撲が大好きで、御嶽海のファンだ。夫は亡くなり、子どもはいない。

原さんも子どもはなく、漁師だった夫を亡くしている。認知症があり、午前2時ごろに起きたり、時々、眼鏡をティッシュの箱にしまおうとしたりする。

「花・花」は2015年3月にオープンした。理事長の山本美奈子さん（61）は看護師で、訪問看護ステーションの所長も務める。7人まで入居でき、入居者は医師の往診や訪問看護を利用している。個人の負担は月に15万円ほどだ。

「ほんま？　大丈夫？　ありがとう」。午後3時すぎ、山本さんの携帯電話が鳴った。きょうの夜勤者がようやく決まったという。夕方まではスタッフの太田一美さん（37）と権上みゆきさん（59）が入居者の食事を用意したり、トイレに付き添ったりする。夜勤は交代で担当するが、山本

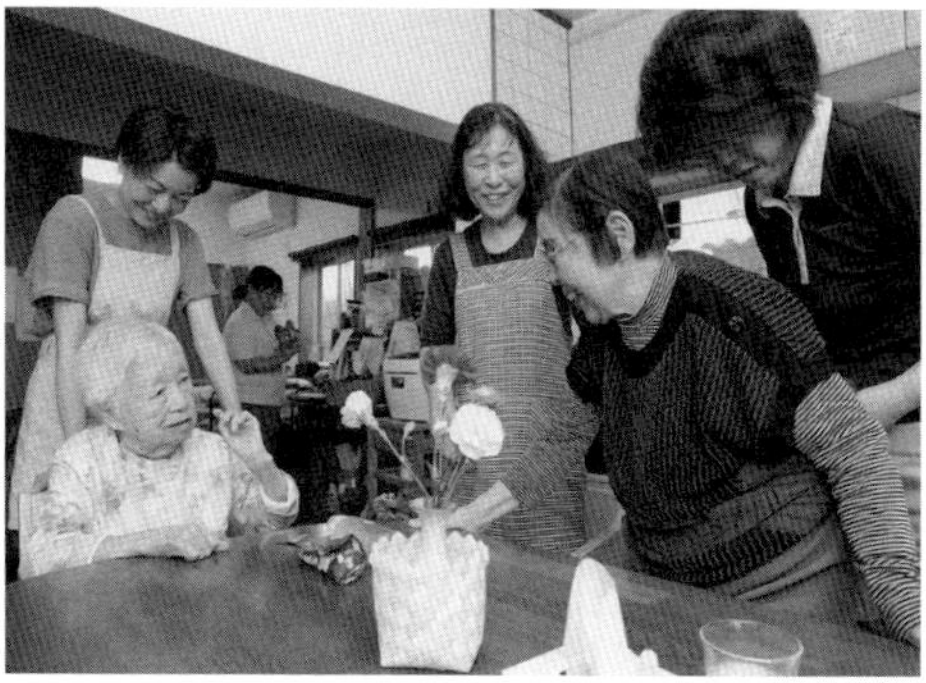

入居者とスタッフが集う。いつもにぎやかだ＝洲本市下加茂2、「ぬくもりの家　花・花」

さんによると「その日、その日で精いっぱい」らしい。

玄関を入って奥の和室には斉藤多津子さん（85）が住んでいる。多発性骨髄腫の末期で、私たちは「花・花」を訪れると毎回、ベッドに横たわる斉藤さんと短い会話を交わすようになる。

「居心地はどうですか?」。「いいよ」

「家みたい?」。「また違う」

斉藤さんも夫を亡くし、子どもはいない。

西岡さん、原さん、増田さん、斉藤さん。「花・花」には、家で暮らせない事情を抱える人たちが集っている。

連れて帰りたかったなあ

4月上旬の昼下がり。洲本市にあるホームホスピス「ぬくもりの家　花・花」の玄関を開けると、煮物のにおいが漂ってきた。「花・花」を運営するNPO法人の理事、豊島あゆみさん（62）が入居者の晩ご飯を作っていた。

「作りながらでもいい?」。フキの筋を取っていた豊島さんが、ホームホスピスへの思いを聞かせてくれる。

豊島さんは2003年7月、すい臓がんで夫を亡くした。まだ57歳だった。病気が分かり、2カ月で息を引き取った。セカンドオピニオンで入院した病院でも良くならず、洲本市の病院で逝った。

夫の死後、考えたことがある。「淡路島がホスピスの島になったらいいなあって。大切な人が最期を迎えた場所を、離れたところに住む家族がいつまでも訪れてくれたら…って」。そんな話を、経営するカフェの常連客によくしていた。当時の洲本保健所長、柳尚夫さん（62）だ。

柳さんの紹介で7年前、看護師の山本美奈子さんと会う。カフェで向かい合い、「ホスピスの島に…」と話している途中、山本さんが挟んだ言葉に驚いた。「家でみとることもできるんよ」。山本さんは在宅看護に力を入れていた。

そこまで振り返って、豊島さんが料理の手を止める。少し涙ぐんでいるように見える。「あの頃は在宅でみとるなんて、思ってもみなかった。山本さんの話を聞いたら涙が出て。泣いて、泣いて。ああ、家に連れて帰ってあげたかったなあって」

豊島さん家族は2002年春、新築のマンションで暮らし始めた。部屋から、淡路島まつりを締めくくる打ち上げ花火がよく見える。だが夫は、1年ほどしか住めなかった。「連れて帰ってあげたかったなあ」。豊島さんが繰り返す。

帰りたくても家に帰れず、行き場のない人がいるに違いない。柳さんの勧めもあり、豊島さんと山本さんたちは、九州の宮崎市にある全国初のホームホスピス「かあさんの家」へ見学に向かった。そして、淡路島での開設を目指すことになる。

豊島さんの話を聞いた後、私たちはいつものように、ベッドに横たわる斉藤多津子さんの部屋を訪れた。眠っている時間が長くなっている。

きれいに病んでいく

ホームホスピス「ぬくもりの家　花・花」には、認知症や末期がんなどで独りでは暮らせない高齢者が入居している。斉藤多津子さんもその一人だ。

多発性骨髄腫の末期と診断され、医療的な処置はできず、「花・花」にやって来た。２０１５年10月のことだ。心臓も悪く、「最初は寝たきりの状態だったんですよ」と、理事長の山本美奈子さんが振り返る。

私たちは「花・花」を訪れると、ベッドに横たわる斉藤さんと短い会話を交わすようになった。3月下旬に訪ねた時、テレビで高校野球の試合を中継していた。斉藤さんはスポーツが好きだ。やせ細り、点滴がつながる手をおなかの上に乗せ、顔を横に向けて画面を見ている。

「野球が好きなんですね?」。「うん」

その日は、フィギュアスケートの世界選手権最終日でもあった。野球もスケートも好きな斉藤さんにスタッフが声を掛ける。「きょう羽生君やなあ」

「きょうは羽生君！」。一段と声が大きくなる。

斉藤さんの訪問看護を担当する久留米晃子さん（53）に話を聞く。

「以前は昔の話をよくしてくれたんですよ。戦時中、疎開で神戸から淡路島に来たって言ってて、『兄と2人、おにぎりを1個だけ持って来たけど、すぐなくなった』って笑ってました。9人制バレーボールの選手で『すごい上手やった』とも言ってました」

美容師だった斉藤さんは、こまやかな気遣いができる人だった。ビールが好きで、「花・花」でもよく晩酌をしていたそうだ。今年1月、体調を崩して入院したことがあったが、「帰りたい」と訴え「花・花」に戻ってきた。

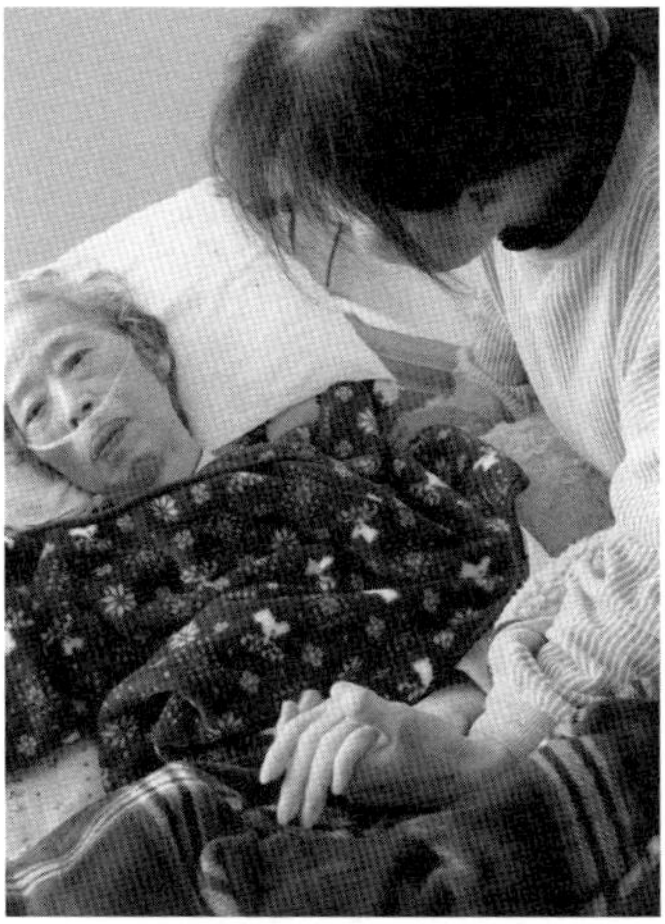

亡くなる1カ月半ほど前の斉藤多津子さん。最期まで穏やかだったという＝洲本市下加茂2、「ぬくもりの家　花・花」

4月下旬、私たちが部屋に入ると、斉藤さんは眠っていた。2週間前に会った時よりもさらにやせて見える。わずかな期間で、こうも弱ってしまうのかと思う。「でも、こんなにきれいに病んでいく人って、いないですよ」。看護師でもある山本さんが言う。

斉藤さんは、平成が終わるのを待っていたかのように5月1日早朝、穏やかに人生を終えた。「花・花」の入居者は3人になった。

穏やかに　淡々と続く日常

「この前、原さんと一緒に植えたんですよ」

5月半ば、洲本市にあるホームホスピス「ぬくもりの家　花・花」を訪れた私たちは、スタッフの太田一美さんに誘われ中庭に出た。植木鉢にミニトマトとナスビの苗が植えられている。入居者の原とし子さんも庭に出て、じょうろで水やりをする。散歩が楽しみだったが、最近は足腰が弱り、あまり出歩くことができない。認知症も進んでいる。

原さんは地元の特産品、淡路瓦の製造会社に勤めていた。「花・花」を運営するNPO法人の理事長、山本美奈子さんは同じ地域で暮らしていたので、30、40代の頃の原さんをよく覚えている。

「公民館活動を束ねてててね、シャキシャキしてましたよ。みんなから『としちゃん』って呼ばれてね」。世話好きで、たくさん友達がいたと記憶している。

「もうちょっと、外おる?」。太田さんが原さんに尋ねる。

「おるわ」。ベンチに腰掛け、じっとしている。太田さんがそばにそっと虫よけを置く。

「ずっと家の中にいると、なんやかんや音がするでしょ。時々、ああやってベンチで一人、座っているんです」。2時間近く座っている日もあるという。何を考えているのだろう。昔のことだろうか。

そういえば以前、「今までで一番、つらかったことは何ですか?」と聞いたことがあった。原さんは「お父さんに怒られたときや。一番、泣いたで」と話していた。

3週間後、私たちが「花・花」を訪ねると、原さんはリビングにいた。

「せんどぶりにおうたなあ」と声を掛けてくれる。雑談の後、原さんに聞いてみた。

「死ぬって、怖いですか?」

「そら怖いわー。死んだら、目開けても、誰にも会われへんやん。死ぬん嫌やわ。みんなでな、ワーワーゆうてるんがええ」

原さんも、ほかの入居者も、それぞれの人生を巡って、ここにたどり着いた。

怖くないように、少しでも穏やかな最期を迎えられるように。「花・花」の日常は、淡々と続く。

最期の日まで「生ききる」

「死ぬって、怖い？」

今年2月、初めて訪れた豊岡市日高町の介護施設「リガレッセ」で、運営法人の代表理事、大槻恭子さんから問い掛けられた言葉だ。

リガレッセでは、延命治療を拒否し、78歳で逝った植木則さんの死に接した。息を引き取った後、身だしなみを整える「エンゼルケア」に立ち会い、普段目にすることのない光景に体がこわばった。一方で、人が亡くなるということが、スタッフをはじめ、多くの人の心を揺さぶることを教えられた。

日常に人の死が存在するリガレッセで、所長を務めていた広瀬みのりさんはこう言っていた。「人の死に慣れてはいけない。その人、その人の人生があるのだから」と。

死ぬことは、本当に怖くないのだろうか。私たちはみとりの現場を訪れ、出会った人たちに話を聞いた。

宮崎市にある全国初のホームホスピス「かあさんの家」は、これまで100人以上をみとってきた。運営する認定NPO法人の理事長、市原美穂さんは「入居者の『生きる』をどう支えるか。私たちは亡くなった人から学んでいるのよ」と教えてくれた。

洲本市のホームホスピス「ぬくもりの家　花・花」の理事、豊島あゆみさんの話も心に残っている。豊島さんの夫は16年前、病院で亡くなった。別れの瞬間が近づいていたとき、豊島さんは日常とかけ離れた病室で、心拍数や血圧の状況を映し出すモニターばかり気になった。「最期って、お互いに感謝を伝え合う時間やと思うんです。それなのにね…」。後悔の念が見て取れた。

東京に向かった私たちは、がん患者や家族の相談に応じる「マギーズ東京」で、センター長の秋山正子さんに会った。「その人らしく生ききることができるように。そのために話を聞くんです」。人生を終えるまで日々をいとおしむ。「生ききる」とは、そういうことだろうか。

4カ月前、大槻さんの問い掛けに、私たちは「怖いです」としか答えられなかった。大槻さんは「怖くないよ」と話してくれたが、今、問われてもやっぱり「怖いです」と言うしかない。

ただ、多くの人と対話を重ねる中、取材班のメンバー同士で、あるいはそれぞれの家族や友人と、「死」について語り合うようになった。その分、遠い存在だった「死」が近づいてきたと感じる。

人生の最期をどう迎えようか、そこに向かってどう生きようか。この連載がそんなことを考えたり、周囲と話したりする機会につながれば―。そう願っている。

読者の声　最期と向き合う、家族の葛藤

私たち取材班の元に連日、読者から手紙やメール、ファクスが届いています。そこには連載への感想や意見とともに、家族をみとった経験が書かれています。その一部を紹介したいと思います。

神戸市垂水区の女性（58）のメールには「人間は誰もが死ぬのに、なぜ死をタブー視するのか。なぜもっと、死ぬ前提で話ができないのか疑問に思っていました」とありました。

女性は両親を見送った経験を振り返り、延命治療をしないと決めたものの、最期と向き合った時間が一番悲しかった、とつづっています。「死ぬことより、その前の期間の過ごし方が怖いです。初めて知りました。『死ぬのではなく、死なせるのだ』と」。文面に葛藤がにじんでいるように思いました。

三田市の女性（73）の母親は病院で亡くなりました。入院中の点滴の痕が痛々しく、手を握ると、弱々しい声で「家に帰りたい」と話したそうです。これまでは「自分もいつか病院で苦しみながら最期を迎えるのだろう」と考えていましたが、連載を通して、そうではない死に方を知ったと書かれていました。

「私も自分の意志を貫いて人生を全うし、静かに締めくくりたいと思う。しかし、私には自信

がない」。姫路市の男性（65）の手紙にあった一節です。

2年前、80代の両親を自宅でみとった赤穂市の女性のメールには、「悲しい作業でした」と記されていました。一方で「最期まで一生懸命生き抜いてくれた父と母の姿は、残された私たちに生きていく勇気と力をくれました」とも。「私もやがて逝くときは地域で、できることなら自宅で穏やかに逝きたい」

在宅介護や地域でのみとりについては今後、連載でも取り上げる予定です。

加東市の女性（67）の手紙には、延命治療を拒否していた94歳の母親が、緊急入院した病院で医師に押し切られ、治療を施された経験が書かれていました。「無理やり酸素を入れ続け、4週間永らえて亡くなりましたが、結局、苦しめただけだったと思いました」。後悔の念がうかがえます。

こんな指摘もいただきました。神戸市東灘区の女性（76）のメールには、連載について「きれい事で終始している感じがします」とつづられていました。「もっと掘り下げて、議論の場にしてほしい」

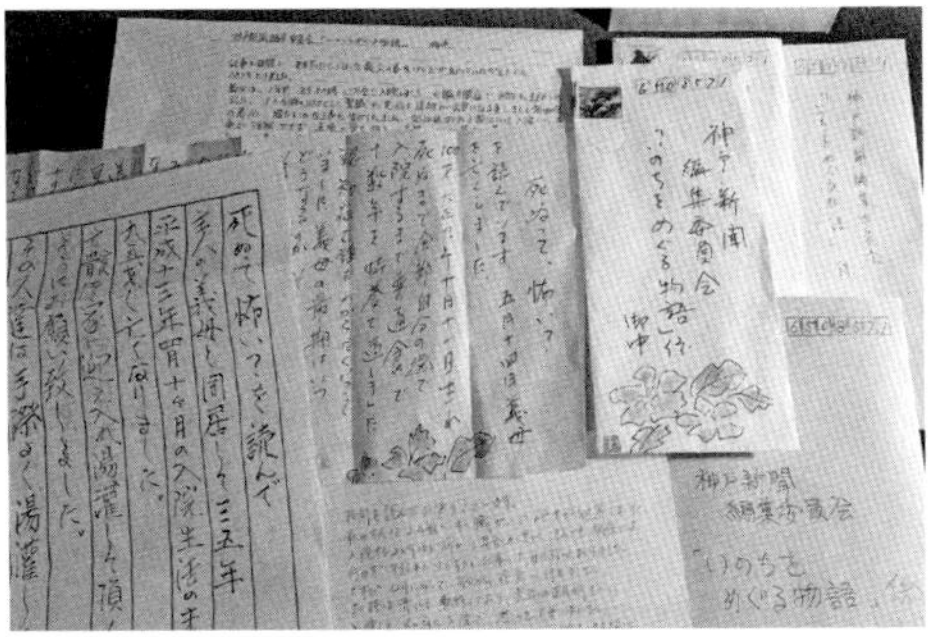
読者から届いた手紙やファクス

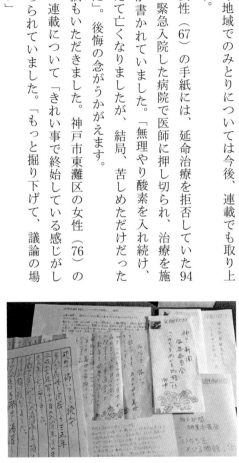

読者の声　母との別れ　毎日悔やむ

取材班に届いた読者からの手紙やメール、ファクスの中に、5月に家族をみとった経験をつづったものがありました。私たちは2人の読者を訪ねることにしました。

神戸市中央区の女性（70）は5月9日、102歳の母親を亡くしました。手紙には「母は『逝く時は枯れ木が倒れるように』とよく話していました」とつづられています。私たちがうかがうと、女性は後悔の念を口にしました。

9日の明け方、女性はいつものように母親のたんを吸引しようとしました。すると、手で拒否するようなしぐさをしたそうです。しばらくして、母親が口をパクパクとさせたので、たんを取りやすくなりました。後で教えられたのですが、この口の動きは亡くなる間際に見られる「下顎呼吸」でした。女性は「吸引で、余計に苦しめてしまったのでは」と心を痛めています。

看護師に「死が近い」と告げられ混乱しながら、母親の耳元で「ありがとうね」と伝えましたが、思い描いていたような穏やかな最期ではなかったそうです。女性は「本当は抱いて、安心させて逝かせたかった」と涙を流しました。

手紙に「母の最期を毎日悔やみ、苦しんでいる」とありました。女性はそんな思いをノートにしたためているそうです。「書くことで気が紛れる気がする」と語っていました。

三木市の女性（63）は、15年ほど一緒に暮らした義母を5月26日、病院でみとりました。

義母は昨年12月に入院しました。年が明け、2月には95歳の誕生日をケーキで祝いました。5月の大型連休も孫やひ孫に囲まれ、うれしそうでした。女性は毎日、病室に足を運びながら夫と葬儀の準備などを進めたそうです。

義母が息を引き取った時のことを「夫と『互いに頑張ったよね』って。つらいけれど、充実感がありました」と振り返ります。葬儀ではお気に入りの着物を着せることができ、ひつぎには義母が裁縫したワンピースやジャケットを納められました。

「命は限られているのだから、死後の準備を先に先に進める方が後悔しない。生きているうちに死後を整えることは、タブーでもなんでもないと思います」。そう話す女性の表情は明るく、晴れやかに見えました。

「死ぬって、怖い?」。私たちが連載のタイトルとした問い掛けにも、さまざまな反応がありました。

「人は死という現実、最強の恐怖に向かって毎日、近づいています」。両親をみとった兵庫県福崎町の男性（64）の手紙には、そう書かれていました。男性は「人生の終活をどのように行ったら良いか、考えて生活している」とも記しています。

兵庫県上郡町の女性（77）は4年前、自宅で夫を見送りました。原稿用紙7枚の手紙の最後を、こう締めくくっています。「十分生かしてもらっているので、今は死ぬのは怖いと思ってませんが、いざ直面するとどうかな?」

第2部

家に帰ろうよ。

私たちは、どこで死を迎えるのだろう。かつては自宅で亡くなる人が大半だったが、今は病院や施設という人が８割を超す。シリーズ第１部の取材で訪れた介護施設やホームホスピスで、私たちは「家に帰りたい」という声を少なからず聞いた。それぞれ事情はあるし、家族の考え方も違う。住み慣れたわが家で人生をしまうことは難しいのだろうか。「いのちをめぐる物語」第２部は、自宅での最期を見つめる。最初に、病院から家に戻ることを選んだ小野市の女性と家族の物語を届けたい。

【2019年8～9月連載】

最期、家族みんなで

日差しが心地いい日だった。梅雨入り前の6月18日、私たちは小野市に住む廣尾《ひろお》すみゑさん（68）と会う約束をしていた。

向かった先は、市北部の建具店に併設された民家。すみゑさんは結婚して50年近く、この家で暮らしてきた。今は夫と長男夫婦、小学生の孫ら6人と同居している。

今年2月に末期の大腸がんが分かり、入院。2度の手術をしたが、がんは全身をむしばんでいた。長くは生きられない。すみゑさんは自宅に帰りたいと思いつつも、「帰ったら、若いもんに迷惑掛ける。最期は病院で」と何度も口にしていた。

5月の終わり、長男辰也さん（45）の妻、理絵さん（44）がこう切り出した。

「もう家に帰ろうよ」

そして6月10日、わが家に戻ってきた。

この春以降、私たちは家でのみとりを支える医師や看護師に取材してきた。そのうちの一人から紹介されたのが、すみゑさんだった。

6月18日は初めての訪問だった。午後1時前、「こんにちは」と玄関で声を掛け、靴を脱いで上がった直後、ただならぬ空気に気づいた。

奥の和室に、家族や友人に体をさすられながら、顔をゆがめるすみゑさんがいた。前夜まで一人でトイレに行けるほどだったが、午前11時ごろから急変したという。

取材していいのかどうか、戸惑っていると、理絵さんに促された。「ばあちゃん、楽しみにしてたから」。すみゑさんは私たちの訪問の日時を紙に書き、よく見える場所に張っていたらしい。

ベッドのそばに寄り、声を掛けると「自分の体じゃないみたい。元気がでーへん」と返ってきた。退院を決めた理由を尋ねてみる。「ええ空気が吸いたかった。この自然の風がいい」

和室の窓から見える山も、家の前の田んぼの苗も、緑がいきいきとしている。ちょうど窓から風が入ってきた。すると、すみゑさんが「あぁー」と声を上げる。

しかし、体調は目に見えて悪くなり、ときに意識がもうろうとなる。取材を始めて10分後、連絡を受けた看護師が到着し、理絵さんを隣の部屋に呼ぶ。

「血圧が測れない。みんなを呼んでほしい」

一気に慌ただしくなった。理絵さんがすみゑさんに

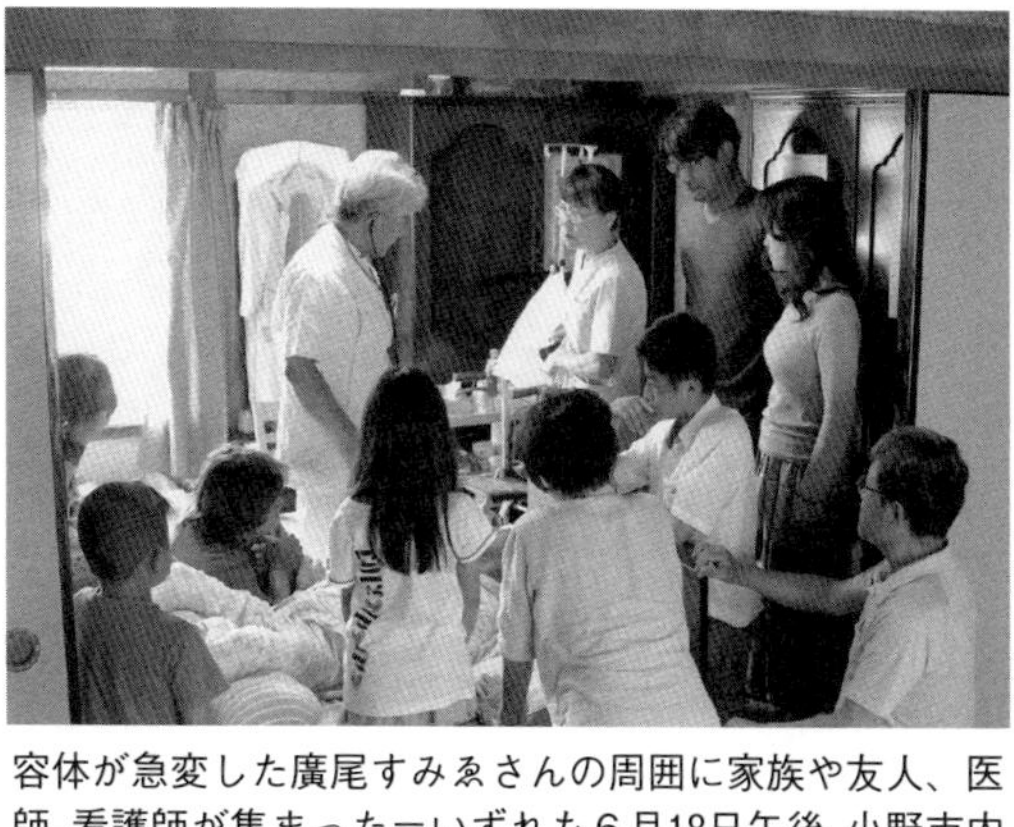

容体が急変した廣尾すみゑさんの周囲に家族や友人、医師、看護師が集まった＝いずれも６月18日午後、小野市内

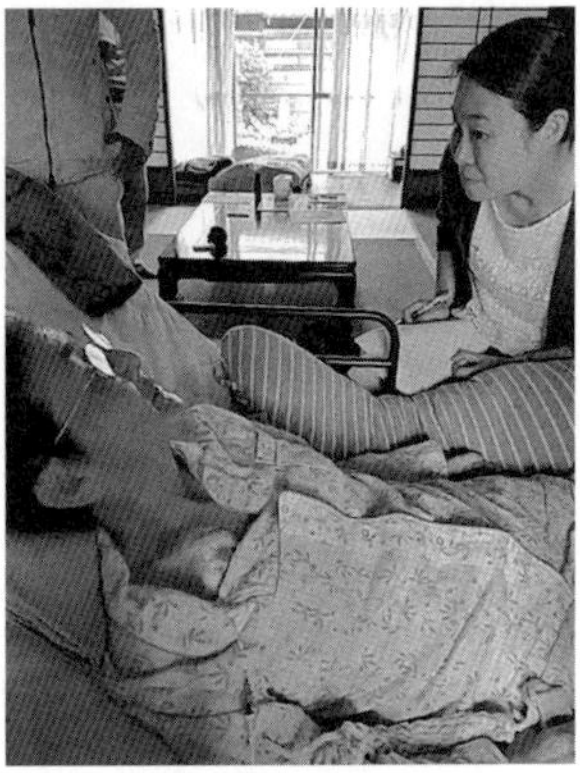

ベッドの脇で取材をする記者。自身の人生について聞くと、すみゑさんは「楽しかった」と答えた（廣尾理絵さん提供）

「（孫の）色花《いろは》が学校から帰ってくるまで、待っとってよ」と声を掛け、看護師は「つらいこと、痛いことないからな」と優しく語りかける。

取材を控えようとした私たちに、長男の辰也さんが「聞いたって」と声を掛ける。連日、訪れていた看護師からも「（しゃべって）残さなあかん、と言ってた」と言われる。

「家族に伝えたいことは？」と質問した。すみゑさんは目を閉じ、「はー、はー」と息をしている。「いい家族に恵まれて、おおきに」

ゆっくりと、少しずつ、言葉が刻まれる。そして、「あるがままに、病気を受け止めようと思うたら……難しかった」。

しばらくおいて、すみゑさんは言った。

「ええ人生やった」

孫の歌声に包まれ、逝く

6月18日午後、私たちは小野市の廣尾すみゑさんの言葉に耳を傾けていた。カラオケやハーモニカが趣味で、「歌は生きていく、一番の楽しみでした」と、すみゑさん。苦しそうにしながらも、言葉がつながっていく。

「病気になって得たこと…」。さらに口が動く。

「教えてください」と、私たちは耳を近づける。思うように言葉が出ず、「あー、もう」ともどかしがるすみゑさん。声を絞り出すように言った。「飛んでいこう」

長男の妻、理絵さんが「365日の歌や。ばあちゃんは、どれだけ飛んだかじゃない、という歌詞が好き」と教えてくれる。NHK朝ドラの主題歌になった、アイドルグループAKB48の曲「365日の紙飛行機」のことだ。すみゑさんは入院中から「365日を聞きながら逝きたい」と言っていたらしい。

小学3年の色花さん（8）、2年の三獅郎《さんしろう》君（7）が「ばあちゃーん」と学校から帰ってきた。午後1時半すぎ、2人がすみゑさんの手を握って歌い始める。

「人生は紙飛行機／願い乗せて飛んで行くよ」

「その距離を競うより／どう飛んだか　どこを飛んだのか／それが一番　大切なんだ／さあ

心のままに／365日〜」

すみゑさんは意識が遠のきつつあるように見えるが、色花さんと三獅郎君の歌声に、「あーあー」「うーうー」と声を合わせる。色花さんが聞く。「上手やった?」。すみゑさんは「うー」と返す。家族や友人に、すすり泣きが広がる。

男性医師が急いでやってくる。「もうしばらくしたら楽になるから。分かったら手を握って」と語り掛ける。すみゑさんがかすかに握り返す。

三獅郎君が足を踏ん張り、ひっくひっくと泣いている。親友の女性が駆け込んでくる。「すみゑちゃん！　来たで！」。高校3年の孫の慶次郎さん（17）も間に合った。

家族や友人ら16人がベッドを囲む。6畳の和室がいっぱいになる。すみゑさんはあごを動かして呼吸している。次第に間隔が開いていく。

理絵さんが「もうしんどい思いせんでええ」と繰り返す。「ありがとう」と孫たちが言葉を掛ける。

男性医師が瞳孔を確認し、告げる。「ご臨終ということです。13時49分。ご苦労さまでした」

家族に生きざま伝えた

6月18日午後1時49分、廣尾すみゑさんは息を引き取った。家族や友人、医師、看護師ら16人が見守った。

すすり泣きが響く中、看護師の北山臣子《しんこ》さん（55）が小学生と高校生の孫たちに話し掛ける。

「これがおばあちゃんの生きざま。こうやって人は亡くなっていくけれど、命って大事にせなあかんよって、みんなに伝えてくれてる」

私たちが訪問したのは午後1時前。それから1時間ほどの出来事だった。私たちも、すみゑさんの生きざまの一端に触れることができた。

30分ほど時間をおいて、亡くなったベッドの上で、体を清める「エンゼルケア」が始まる。北山さんら3人が、すみゑさんの髪と体を洗い、口の中をきれいにしていく。顔には保湿剤を塗る。

「汗、かいたもんなぁ」と、声を掛けながら。

「ばあちゃん、見たい」。小学2年の孫の三獅郎君がベッドをのぞきにやってくる。

隣の和室で長男の妻、理絵さんとカラオケ仲間の女性が、私たちにすみゑさんの様子を話してくれた。

「家に帰ったら、『狭い風呂に入りたい』って言うてた。何十年もこの家やから。病院の広い風呂じゃなくて、狭い風呂がいいって」と理絵さん。友人の女性は「退院してから、息子さんが入れたコーヒーを2口飲んだって。おそうめんもヤマノイモも食べたって」。

話を聞いている間もケアは続く。すみゑさんは生前、自分で選んでいた黄緑色の着物を着せてもらっていた。帯は鮮やかなオレンジ色だ。髪の毛にくしを通してブローをする。友人の女性が赤い口紅を引く。

ケアが終わり、着物姿のすみゑさんの周りに、再びみんなが集まる。社会人の孫、将太郎さん(22)が0歳のひ孫を連れてきて、みとりの時よりも人数が増えている。

もう涙はない。色花さんと三獅郎君は「大好きなばあちゃん」と3人で写真を撮った。

告別式で歌声とメッセージ

亡くなる3日前の6月15日、廣尾すみゑさんは、友人の車で加西市のカラオケ喫茶「ファイン」を訪れた。退院して5日が過ぎていた。「ママ」の定行《さだゆき》みさ代さん(70)は親友と呼べる仲だ。すみゑさんは薄いピンク色のジャケットに同色のスカーフを巻き、カウンターに座った。歌った曲は美空ひばりの「愛燦燦《あいさんさん》」だった。

「人は哀《かな》しい　哀しいものですね／それでも過去達は　優しく睫毛《まつげ》に憩う／人生って不思議な

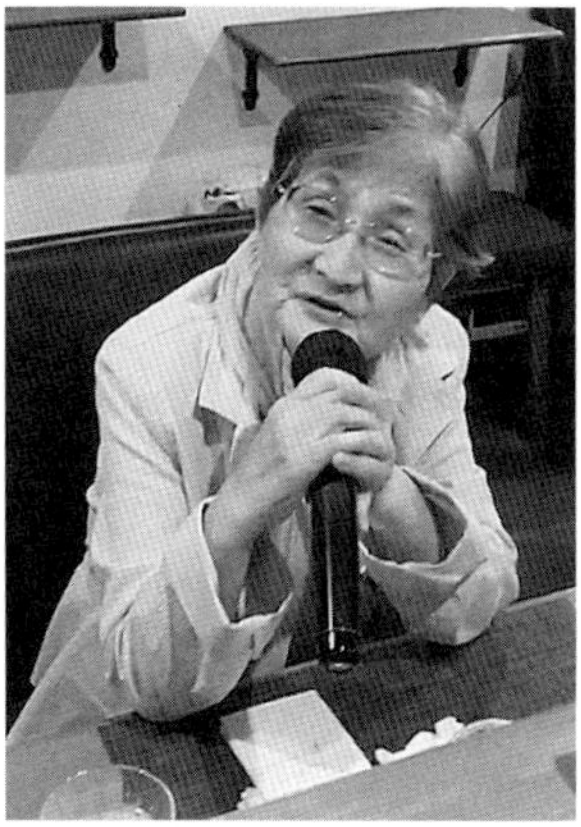

「愛燦燦」の歌声を録音する廣尾すみゑさん＝６月15日、加西市内（定行みさ代さん提供）

ものですね」

歌詞を味わうように歌い、定行さんが歌声を録音した。すみゑさんは得意のハーモニカで童謡の「ふるさと」も奏でた。そして、最後にメッセージを収めた。

入院中の5月下旬、余命と向き合う中で、すみゑさんは歌声やメッセージを録音しようと決めたそうだ。私たちはその声を、告別式で聞くことになる。

6月20日、小野市のセレモニーホールで執り行われた告別式には、約１５０人が参列した。祭壇にはオレンジ色のコートと帽子でおしゃれをした遺影が飾られた。３年前、加東市で開かれた60歳以上の女性向けファッションショーに出演した際に撮影したもので、お気に入りの１枚だった。

すみゑさんは60歳を過ぎてから、福祉施設などでボランティアを始め、歌とハーモニカ、トークでお年寄りや子どもらを楽しませた。

告別式の半ば、すみゑさんのメッセージが「愛燦燦」の歌声とともに流れた。

「みなさんとのすてきな出会い。私の宝物でした。ありがとうございました。ありがとう」

「さよならは言いません。バァイ…」

喪主の長男辰也さんがあいさつに立った。2月に大腸がんが分かってからの日々を振り返り、こう切り出した。「母の最後のステージは終了しました」

そして「生前、母の歌の最後には拍手をしていただいていた」と話し、参列者に「出棺の時には合掌ではなく、拍手を」とお願いした。「私の独断です。おしかりの声もあると思う」と辰也さんは話した。

すみゑさんは盛大な拍手に送られて、セレモニーホールを後にした。

ほんま　アッパレでした

68歳で亡くなった廣尾すみゑさんの告別式の翌日、私たちは、すみゑさんの長男辰也さんの妻、理絵さんがフェイスブックに投稿した文章を読んだ。そこには、すみゑさんが息を引き取る直前、理絵さんが心の中でつぶやいていた思いがつづってあった。

「恐《こわ》い思いも、痛い思いも、辛《つら》い思いも　もうすることもないんだ　お疲れ様　本当によくがんばってたよ」

理絵さんは2009年に辰也さんと結婚してからずっと、すみゑさんと同居してきた。赤ん坊がぐずると、すみゑさんはひょいとおぶって、散歩に連れ出してくれた。子育てで悩んでいると「だいたいでええ。完璧なんて誰もできひん」と言葉をくれた。

一緒に京都に出掛けたり、カラオケに行ったり。入院してからは、闘病や葬儀のことを何度も話し合った。

私たちはフェイスブックの文章を読み進めた。

「亡くなった日の夜　焼酎片手に冷たくなったばあちゃんの横に行き　3時すぎまでいっぱい泣いて　いっぱい感謝を伝えた」

文章はこう締めくくられていた。「ばあちゃん　ほんまアッパレでした。ばあちゃんの生き様を最期まで　見せていただき私は幸せな嫁です」

7月中旬、私たちは再び小野市の廣尾家を訪れた。奥の和室に、すみゑさんが寝ていたベッドはもうない。その隣の和室で、遺影を前に理絵さんから話を聞いた。

「本当によかったと思うのは、あのとき『もう帰ろうよ』と言ったこと」。あのときとは、5月31日のことだ。2度の手術をしたものの、医師から「もうやれることはない」と告げられた。転院の選択肢もあったが、理絵さんは「帰ろう」と声を掛けた。

それまで、すみゑさんは「帰ったら、迷惑掛ける」と繰り返していた。しかし、この時は「ええのん？　ちょっとだけ家の空気、吸わせてくれるか？」と返した。

「ええも何も…」と話す理絵さんに、すみゑさんは「迷惑掛けるけど？」と続けた。「いまさら、何言うとん！」と応じた理絵さん。家に帰ったら少し元気になるんじゃないか。そんな期待もあった。

6月10日、退院の日。車いすで病院を出たすみゑさんはこう言ったそうだ。「あー、風が気持ちええわー」

日常の延長に死があった

「私もばあちゃんも、在宅療養のことをよく分かってなくて、『勢い』で帰ってきたんやけど…。こんなに大変なんやって」。理絵さんが苦笑いしながら振り返った。

5月31日にすみゑさんに「もう帰ろう」と話をし、6月10日に退院するまでの間、理絵さんは受け入れ準備に追われた。要介護認定を申請し、ケアマネジャーや看護師と面談を重ねる。自宅には手すりを付けた。

退院の日も、ケアマネジャーや介護用品のレンタル業者らが次々とやって来る。すみゑさんは「なんや私、えらい病人になってしもうたわ」と圧倒されていたらしい。

すみゑさんが寝起きしていた和室の窓からは、子どもたちの登下校風景が見えた。近所の人は顔をのぞかせ、声を掛けてくれた。友人たちが毎日、様子を見に来た。カラオケ喫茶にも行った。「亡くなるまでの9日間やったけど、帰ってきて良かった。病院にはない、日常があった。日常の延長に、死があった」と理絵さん。

すみゑさんの孫たちにも話を聞いた。祖母の「死」を、どんなふうに受け止めているのだろう。小学3年の色花さんは「うちらは悲しいけど、ばあちゃんが楽になったから、良かったと思った。天国から見てると思う」。小学2年の三獅郎君は「こわいとは思わなかった。ありがとう、って思う。笑ってる顔を思い出す」と話してくれた。

みとりのとき、色花さんたちに「これが、おばあちゃんの生きざま」と語り掛けたのは、「めぐみ小野訪問看護ステーション」所長の北山臣子さんだ。私たちは、北山さんが命と向き合う日々に触れたいと思った。

北山さんの父親は、進行が早いスキルス胃がんのため、32歳で亡くなったという。当時、母親は29歳で、5歳の長男と3歳の長女、2歳の北山さんがいた。

父親が病院を抜け出し、タクシーで帰ってきたことがある。家族のそばで「生きたい」と願う父親を、母親は半年間1人で介護し、最期は家でみとった。

そのことを母親から聞かされるうちに、北山さんは地域医療を志すようになった。

私たちは死を支える

小野市の「めぐみ小野訪問看護ステーション」所長の北山臣子さんが、私たちに一人の女性の話をしてくれた。小林津也子《つやこ》さんという。乳がんを患い、45歳で亡くなった。「ホームごたつで亡くなりました。そこが、彼女の居場所だったんです」

小林さんと北山さんはともに3人の子どもの母親で、末っ子同士が小学校の同級生だった。在宅療養を選んだ小林さんは、玄関に近いリビングのこたつで毎日、寝起きしていた。そこなら2階のベッドにいるより、子どもたちと触れ合うことができる。

2010年春、医師からの連絡で北山さんが駆けつけると、小林さんはこたつに横になり、まさに息を引き取るところだった。

夫が「津也子、ようがんばったよ。ありがとう」と声を掛けると、片方の目からぽろっと涙がこぼれた。

当時を思い出し、北山さんの口調が熱っぽくなる。「ベッドじゃなくてもいいんです。『いってらっしゃい』と『おかえり』が言えることが大事なんです」

北山さんが訪問看護ステーションを立ち上げたのは、2009年のことだ。かつては家でのみとりを支えたくても、制度も地域の体制も十分でなかった。病院に搬送されて延命治療を受ける患者を前に、「家に帰って死ぬのはできないんやな…」と嘆く家族の声をいくつも聞いた。

ステーションでは医師と連携し、24時間体制をとる。北山さんは1日に4、5人の患者をまわる。

患者の女性に死後の毛染めを頼まれ、亡きがらの髪の毛を染めたこともある。「本人が、そして家族が、いい最期だと思えるよう、私たちは死を支える」。それが北山さんの信念だ。

7月初め、私たちは北山さんと一緒に、末期がんで闘病中の佐藤純一さん（仮名）の家を訪れた。

北山さんがオフコースの曲を歌いながら血圧を測り、体をきれいに拭いていく。「あなたに会えて　ほんとうによかった／嬉《うれ》しくて嬉しくて言葉にできない」

純一さんの妻、えみさん（仮名）は、その歌声を聞きながら台所で涙を流していた。「お父さん、良かったな。歌、大好きやもんな」

その4日後、純一さんは静かに息を引き取った。

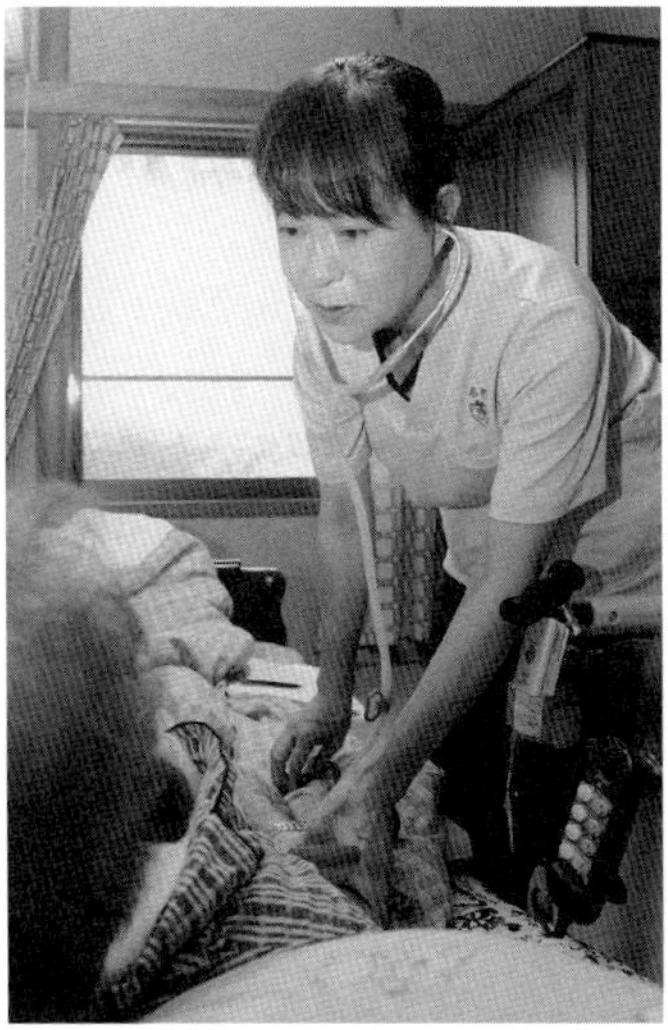

在宅療養の患者の家を訪れ、体調をチェックする北山臣子さん＝小野市内

笑わへん日、あらへんもん

血液のがんを患っていた佐藤純一さんが70代で亡くなったのは、7月初めのことだった。看護を担当していたのが、「めぐみ小野訪問看護ステーション」所長の北山臣子さんだった。

梅雨が明けた頃、私たちは佐藤さんの家を訪ね、遺影に手を合わせた。祭壇にビール系飲料の250ミリリットル缶が供えてある。「すぐ赤《あこ》うなる。やみつきや」。耳の奥で純一さんの声がした。

純一さんの取材では、いつもそばに妻のえみさんが寄り添っていた。

純一さんは昨年11月にがんが分かり、入院した。病院の医師は「もう長くはない」という口ぶりだった。意識がもうろうとし、会話ができない時期もあったらしい。

「あの頃は、おおかた死んでたんや。おばあさん（母親）が出てきて、『そっち、いってもいいか？』って聞いたら『あかん』って。さんずの川の手前やね」

いったん退院したものの、2月に再び病院に入る。当時、抗がん剤治療に取り組んでいたが、いい結果が出なかった。抗がん剤を続けるのか、それとも―。

「家族で話し合い、『お父さん、もう家に帰ろうか』って」と、えみさん。3月半ば、純一さんは自宅に戻った。その日、介護タクシーでわが家に着いた純一さんは、4人に体を抱えられながら、長男夫婦や孫と暮らす家の階段を上がった。

「ベッドに、ドンと置いてもろた時、涙が出てきた。うれしかったのと、やれやれ、という安《あん》堵《ど》感と」。そして、少しずつ元気を取り戻した。

入院中、固形物はほとんど食べられなかったが、退院して約3週間後に好物のトンカツを口にした。厚さ1ミリに薄くスライスしたら、飲み込めた。純一さんは「こまい身やけど、トンカツの味がした。これや！って」

えみさんが作った「白菜と豚肉の炊《た》いたん」も、刺し身もカレーも食べられた。点滴は必要なくなった。往診医の篠原慶希さん（69）の許可を得て、長男と晩酌を楽しむようになった。

純一さんは毎晩、「今日も一日、ありがとうございましたー」と言って、目を閉じた。取材ノートに、こんな言葉が残っている。

「わが家、いいですよっ。笑わへん日、あらへんもん」

死後のぬくみ　抱きしめた

がんを患っていた佐藤純一さんが退院後、一時的とはいえ、元気を回復したのはなぜだろう。週2回のペースで往診に訪れていた、「篠原医院」の篠原慶希医師に聞いてみると、「分からない。理屈ではない」という。「家に帰って、みんながそうなるわけではない。でも、活気が出る人はいます。佐藤さんも表情が一変した。『よかったー』と思えることがいいのかな」

退院から約3カ月を経た頃から、純一さんの体調は少しずつ悪化していった。それでも私たちが面会に行き、家族のことを尋ねると、「家内とは恋愛ホカホカや」と、面白おかしく答えてくれた。6月下旬から食事がとれなくなり、時折、意識がもうろうとするようになっても、看護師の問い掛けに「オーケー、オーケー！」と返した。

純一さんが亡くなった日のことを記しておきたい。

7月5日の午前10時半すぎ、家事を終え、ベッドのそばで話をしていた妻のえみさんと長男の妻が、純一さんの呼吸がいつもと違うことに気付く。脈も確認できない。そして…。

「大きな息を3回して、目がすーっと、ゆっくり閉じていきました」と、えみさん。

午後0時半ごろ、連絡を受けた篠原医師が家を訪れ、死亡を確認し、家族にこう告げる。「背中に手を入れ、ぬくもりを感じながら、抱いてあげてください」

仕事から急いで帰ってきた長男が、ベッドの純一さんを抱きかかえるようにして、背中に両手を回す。手は冷たくなっていたが、背中はまだ温かかった。

布団と背中の間には死後も熱が残るそうだ。えみさんも夫を抱きしめる。「心地よい、肌のぬくみがありました」。体に触れながら、「お疲れさまでした」との思いがあふれ出る。

続いて、姪《めい》っ子に看護師、みんなで抱きしめた。

家族は純一さんに宛てて寄せ書きをし、棺おけに入れた。「ありがとう」と書いたえみさんは後日、私たちにこう話してくれた。

「みんなに助けられて明るい介護ができ、目が閉じるときもそばにいられた。主人は安心感を持って、向こうに行ったかな」

死ぬのを邪魔しない

小野市の佐藤純一さんが亡くなった日、篠原慶希医師が家族に手渡した死亡診断書には、「特に付言すべきことがら」として、こう記されていた。

「大往生」

大往生って、どういう意味だろう。国語辞典には「天寿を全うして安らかに死ぬこと」とある。篠原医師に聞くと、「家族が良かったと思えるような『いい死に方』」と答えが返ってきた。

例えば、佐藤さんの場合。「皆さんに見守られ、まるで日常の朝の出来事のように亡くなった。枯れるように、眠るように」

2018年12月、篠原医師は老衰で息を引き取った101歳の女性の診断書に、初めて「大往生」と書いた。その後も、亡くなった患者の家族に「書かせてもろてもいいですか?」と声を掛けた上で、いくつも記した。家族に断られたことはないといい、8月上旬でその数は20人になった。

5月から7月にかけ、私たちは往診の車中や診察室で、篠原医師の話に耳を傾けた。

兵庫県内の大学病院や大阪の民間病院を経て、小野市粟生町に「篠原医院」を開いたのは、2002年のことだ。

「医者は患者を死なせたらあかん。患者がしんどくなっても、治療するのが医者の使命」。以前はそう考えていたという。一方で、「死にかけている人を延命して、誰が喜ぶんやろ。本人も家族も、誰も望んでないことを何でするんやろ…。ずっと無力感があった」とも。

京都や鳥取で地域医療に取り組む医師の著書を参考にしながら、みとりについて考え続けた。老衰で亡くなった人、がんの患者。みとりの経験を重ねる中ではっきりしてきたことがある。

「枯れていく方が楽というのが分かった。病院にいた時は、そういう死に方は想像すらせえへんかった」

これまでに在宅で約300人、嘱託医を務める二つの高齢者施設で約500人の死にかかわってきた。終末期の患者に対しては「病院でするような医療行為は、ほとんどしていない」という。解熱剤や医療用麻薬を出したり、点滴を抜く決断をしたり。外出や飲酒などの許可もする。「私は延命はしないし、死の後押しもしない。つまり、死ぬのを邪魔しないということです」

パッと輝き、思い出残す

小野市の「篠原医院」の院長、篠原慶希医師は白いヒゲがトレードマークだ。白衣は着ない。

6月、私たちは篠原さんの往診に同行させてもらった。まず、脳梗塞と糖尿病を患う90歳の男性宅へ。男性は新元号を話題にしつつ、冗談か本気か「早う逝かなあかん、と思てるねん」とつぶやく。対する篠原医師は「早う逝かれへんもんは、逝かれへん。だけど、逝くときには、ちゃんと逝けるから大丈夫」。

採血をしながら「そう簡単に死なへんぐらい出てるわ。悪いように考えんと。はっはっはっ」と豪快に笑った。

往診中はとにかく明るい。そういえば、私たちが5月に初めて会ったときに言っていた。「関東より関西の方がいいと思う。吉本新喜劇みたいなノリでいけるから」

例えば、患者から「私、いつまで生きられる?」と聞かれたとき。「分からん。死ぬまで大丈夫や。死ぬまで生きる。また来るから、それまで生きとってよ」と返す。

こんな掛け合いが患者の不安を和らげる。「一番大切な武器は言葉」なのだそうだ。

篠原医師は終末期の患者に「食べたいものを食べ、酒も飲んでいい」と伝える。私たちが理由を聞くと「なんであかんの? ちょっとした一杯で悪くなるはずがない」「やりたいことを我慢

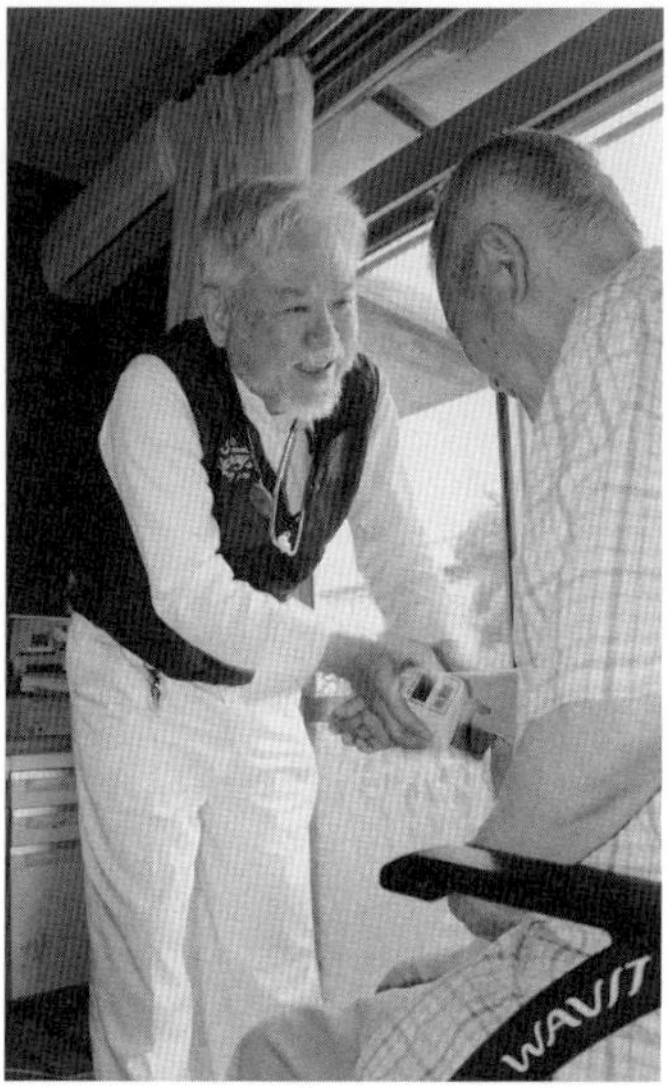

往診先で患者の体調をみる「篠原医院」院長の篠原慶希医師＝小野市内

しなくていい」と返ってきた。

かつて担当した36歳の田中健二さん（仮名）がやりたいことは「東京ディズニーランドに行くこと」だった。末期がんで病院から自宅に戻り、亡くなる3カ月前、妻の優子さん（仮名）と2泊3日で出掛けた。篠原医師は事前に、千葉県浦安市の病院に連絡を取るなどサポートした。

私たちが見せてもらった写真にはドナルドダックの帽子をかぶり、ピースをする健二さんの姿。優子さんは「ミッキーに会ったときにはテンションが上がって、車いすから立って歩いた。足は細くなり、体力もなくて、家ではほぼベッドに横になっていたのに」と話してくれた。

「最後に家族とパッと輝き、いい思い出を残し、永遠に心の中に生きていく。みとりは、そんな環境をつくる前向きの医療だ」と篠原医師。

往診を始めた頃、手に取った本がある。鳥取県の「野の花診療所」のことが書いてあった。

自宅で最期、美談じゃない

黄緑色の軽乗用車が古い民家の前に止まった。「こんにちはー」。徳永進医師（71）が車を降り、あいさつもそこそこに玄関に入っていく。リビングのソファに腰掛ける川島庸宜《のぶたか》さん（71）の前に座り、「痛みはどう？」と優しく声を掛けた。

私たちは7月中旬、鳥取駅から歩いて15分ほどの「野の花診療所」に足を運び、訪問診療に同行した。

徳永医師は2001年12月、自宅で最期を迎えたいと願う人たちの力になろうと、鳥取市の総合病院を退職して、診療所を開業した。診療の傍ら、在宅医療にまつわる著書を発表してきた。この連載で紹介した、小野市の篠原慶希医師も読者の一人だ。

徳永医師が川島さんの診察を一通り終え、尋ねる。「どう？　家はいいでしょ」。川島さんは末期の肝臓がんで2度入院したが、1カ月ほど前に母と妻が暮らすわが家へ帰ってきた。

「そりゃいいわ、自由で」。川島さんが迷いなく答える。料理が好きで、退院してからは鳥取名産のシロイカをさばき、みそ汁も作った。炊飯器で蒸した自家製の黒ニンニクを毎日食べているそうだ。徳永医師は「ええことです」とうなずいて、家を出た。

「料理してうまかったって思う。そうやって家で過ごし、末期がんが頭から離れているのがいいですな」。そう言いながら、笑顔で次の診療先へ向かった。

徳永医師が2015年に出版した『在宅ホスピスノート』には、自宅で終末期を過ごす患者との関わりについて記され、最期まで在宅を貫く難しさにも触れられている。

尿管がんだった85歳の男性は、家族が病院での治療に見切りをつけ、家に帰ってきた。しかし男性には慢性的な腎不全があり、検査結果はだんだんと悪くなっていく。

次第に家族の不安が増し、「どんな薬でも治療でもいいから、やってあげたい」と再び入院に切り替える。そして最期を病院で迎えた。

夜間のトイレの介助に家族が疲れてしまい、自宅から病院に戻った女性もいる。

「一番つらいのは患者本人だよ。死は痛々しく、とげとげしいもの。そこを隠して、家で死ぬのを安らかで穏やかという美談にしてはいけないよ」。徳永医師が私たちの目を見て、力を込めた。

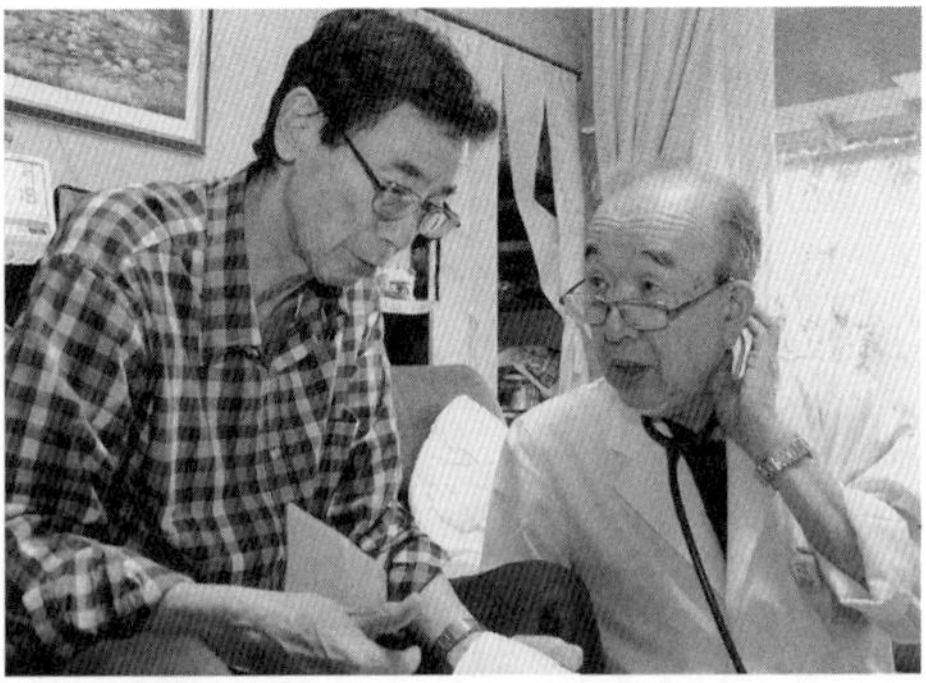

自宅で療養する川島さん（左）に体調を尋ねる徳永進医師＝鳥取市野寺

迷惑は助け合いにつながる

「死は痛々しいもの。その部分を隠して、家で死ぬのを美化してはいけないよ」

私たちは徳永進医師の言葉に、はっとさせられた。

徳永医師は訪問診療で、患者が自宅で安らかな死を迎えられるよう、力を尽くしてきた。その一方で、容体が急変したり家族の不安が増したりして、病院に再入院する患者を何人も見てきた。在宅死の穏やかな側面だけ取り上げられることには違和感を覚える。「死に美を持ち込むのは、ほどほどにしてよって思うね」

死は痛々しいもの。どんなときにそう感じるのだろう。私たちの問い掛けに、徳永医師が柔らかな笑顔で答えてくれた。

「例えば、自宅から入院に切り替えるとか、緩和ケア病棟に入るとか、患者はそのとき、そのときで選択を迫られる。医者とけんかすることもある。そして死にたどり着く。つらいよね」

「死が近づくと呼吸の様子が変わるんだけど、それだって本人は分かってて『あっ、このまま死ぬんかー』と思うかもしれないしね」。つぶやくように、言葉を続けた。

「家に帰ろうよ」。私たちは小野市で、家族からそう言われ、自宅で最期を迎えた人たちに出会った。

現実には、家で亡くなる人は少数だ。全国で2017年に死亡した約134万人のうち、自宅で息を引き取ったのは約17万7千人にすぎない。4人に3人は病院のベッドで死を迎えている。

「家で死ぬことはできますよ。支える家族や医師、ヘルパーの気合がいりますけどね」と徳永医師。「患者は自宅に戻るのを『迷惑かけたくない』って自重してしまうんですよね。でも、迷惑って大切な言葉なんですよ。迷惑はみんなが助け合うことにつながるわけですから」。そう言って、にこやかな表情を浮かべた。

徳永医師が診療所を開いてから12月で丸18年になる。この間、自宅でみとった患者は約650人に上る。

自宅に戻ればみんな喜ぶ

夏の日差しが強い。田んぼで、青々とした稲が空へと伸びている。私たちはシリーズ第1部の連載の取材で訪れた、洲本市のホームホスピス「ぬくもりの家　花・花」に向かった。

玄関を開けて中に入る。リビングには、いつものように入居者の西岡里子さん（98）と原とし子さん（83）が座っている。リビングから見えるところに置かれたベッドで、寝たきりの増田博さん（93）が眠っている。ほかに女性が2人。みんな事情があって、家では暮らせない。

「花・花」を運営するNPO法人の理事長、山本美奈子さん（62）が帰ってきた。山本さんは看護師だ。訪問看護ステーションの所長も務め、若い頃から在宅看護に力を入れてきた。毎日、島内を軽自動車で駆け回っている。

「暑いねー」。冷たいお茶で喉を潤し、一息ついた山本さんに在宅でのみとりについて話を聞く。

「私ね、患者さんにバンバン、家に帰ってもらってたからね」

山本さんは西宮市の兵庫医科大学病院に勤めた後、淡路島の民間病院に移った。まだ30代だった。しばらくして看護婦長に抜てきされ、訪問看護を手掛ける。1990年代の前半、病院で亡くなることが当たり前だった時代だ。

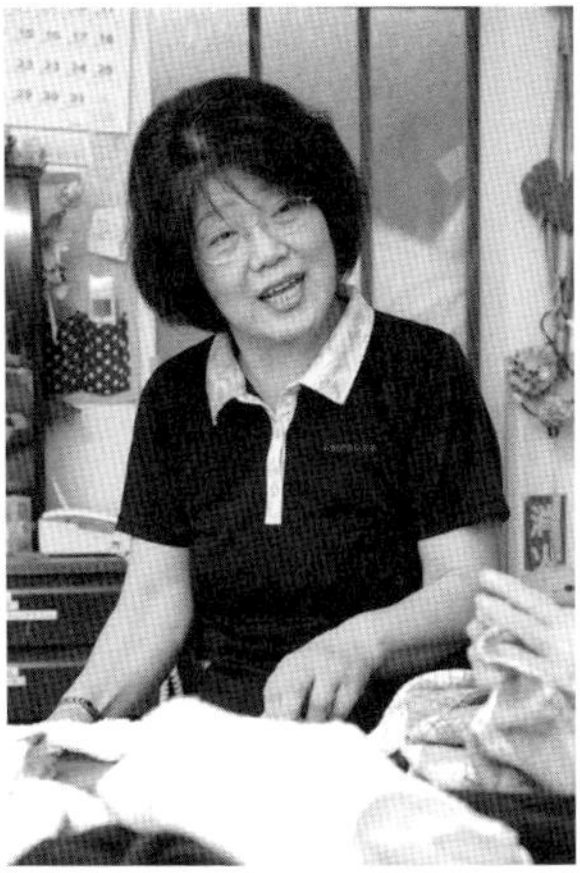

「ぬくもりの家　花・花」の山本美奈子さん。父は自宅で、母は「花・花」でみとった＝洲本市下加茂2

「『家に帰りたい』っていう患者さんが多かったんですよ。住み慣れた家に戻るとね、みんな喜ぶんです」。病院では何も食べられなかった患者が、自宅に帰るとビールを口にした。

山本さんは病院を退職してホームホスピス開設を目指す一方、運営基盤をしっかりさせるために訪問看護ステーションをつくった。今は6人の看護師が在籍し、「花・花」の入居者以外に40人ほどの患者を抱える。これまでに100人以上をみとったそうだ。

山本さんには、看護師の技術と心構えをたたき込んでくれた先輩がいる。2014年に73歳で亡くなった黒田裕子さんだ。1992年に発足した「日本ホスピス・在宅ケア研究会」の立ち上げに関わり、阪神・淡路大震災の仮設住宅や災害復興住宅で高齢者の見守りを続けた。

「家でも死ねる」と教えてくれたのも、黒田さんだった。「まあ厳しかったですね。でも、温かい厳しさですよ」

「帰りたい」と言える世に

洲本市にあるホームホスピス「ぬくもりの家　花・花」で、私たちは山本美奈子さんの話を聞いている。すぐ隣で入居者の原とし子さんと西岡里子さんがプリンを食べている。

山本さんは1980年代半ばまで、西宮市にある兵庫医科大学病院の第1外科に勤務していた。新人看護師の山本さんに、技術やプロ意識をたたき込んだのが先輩の黒田裕子さんだ。

「黒田さんはよく、『患者ではなく、一人の人として見る』って言ってましたね」

慌ただしく病棟を駆け回っていた山本さんは、患者の傍らにちょこんと腰掛け、目線を合わせて話す黒田さんの姿をよく覚えている。

山本さんの話は恩人のことから、在宅でのみとりへと移っていく。

「病院では、本人が『帰りたい』と声を出さないと、絶対に家に帰れないんです。『家族に迷惑かなあ』って考えて、声を出さない人は帰れません」

そうは言っても、多くの人は家族のことを思ってしまうだろう。「ずっと、病院で死んだ方が家族のためっていう時代が続いてきたんですよね。本人がちゃんと『帰りたい』って言える世の中になったらいいなあって思うんです。家に帰って、身の回りのことを整理する時間が必要なんです」

山本さんは、「花・花」で5月に亡くなった斉藤多津子さんのことが心残りだという。私たちも、シリーズ第1部の連載の取材で話を聞いた、スポーツ好きの女性だ。

85歳で人生を終えた斉藤さんは、多発性骨髄腫の末期で寝たきりになった。「その前に一度、家の中を一緒に整理してあげればよかったなあって。必要な物、要らない物を分けて、大切な人へ生きた証しを渡すとか…」

ふと、山本さんが、プリンを食べ終えた西岡さんに声を掛ける。「今度、家に行ってみようか？写真とか、取りに行こうか？」

「はーい」。西岡さんが顔をしわだらけにして笑う。家には誰も住んでいないけど、たくさんの思い出が残っている。

最期まで、一分一秒を楽しむ

今回から、4カ月間にわたって私たちの取材に応じてくれた女性の話をしたい。

神戸市東灘区の清水千恵子さん。2005年に乳がんが発覚し、2018年1月には余命半年を告げられた。長く自宅で闘病を続けたが、体調が急変して病院の緩和ケア病棟に入り、70歳で亡くなった。

私たちが千恵子さんに初めて会ったのは2月下旬、まだ寒い季節のことだ。その日、私たちは神戸市東灘区のJR住吉駅からバスに乗り、山手の住宅街にある千恵子さんの自宅を訪ねた。玄関から顔をのぞかせた千恵子さんが「神戸新聞さんですか?」と声を掛けてくれる。高い声に張りがあり、頬もふっくらとしていた。

リビングに案内され、向かい合って椅子に座る。窓際に介護ベッドが置かれ、机にはスイセンの切り花が飾られている。「がんは最初からステージ4。『もう手遅れ』って言われてね」。当時はJAの事業所で、入荷の受付や包装の仕事をしていた。

「手術とか抗がん剤治療をしながら、それでも10年ぐらいは働いたの」

がんはリンパ節や骨をむしばむ。20分ほど歩くと脚の骨が痛み、自力で体を起こすのも難しいとつぶやく。「医療的には終末期を迎えてるわね」。勢いよく話すと、息が切れる。

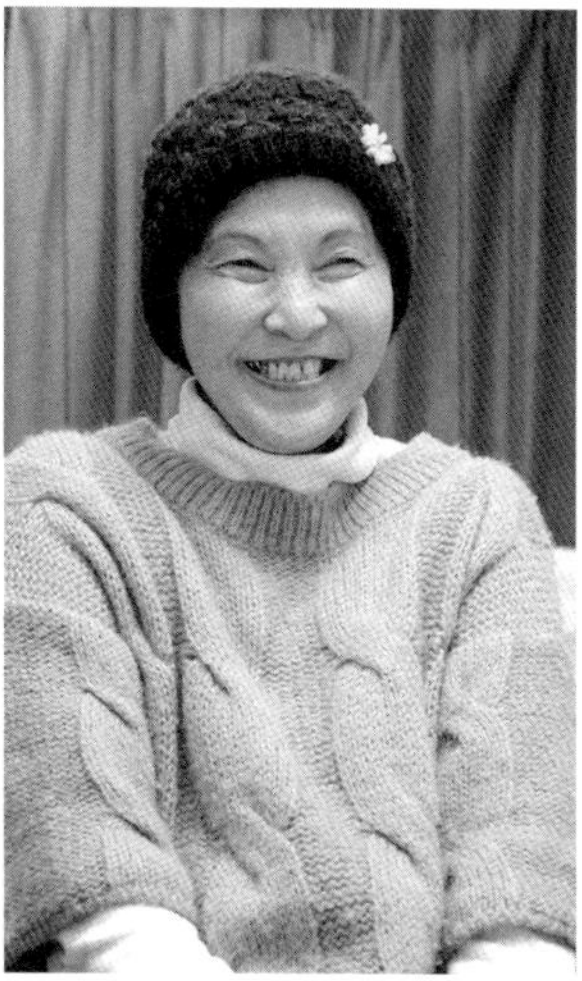

2月下旬、清水千恵子さんは笑顔を交えながら取材に応じてくれた＝神戸市東灘区

それでも、住み慣れた家での生活にこだわってきた。自宅で暮らしていると、編み物の習い事に通ったり友人に会ったり、自由に外出できる。「最近はきょうだいが食事に連れ出してくれるの」。壁のカレンダーには、予定がびっしり書き込まれている。

昨年、余命半年を告げられた際、緩和ケア病棟への入院を勧められたが、断った。訪問診療や訪問看護も「外に出掛けるのを制限されそうで」と、利用しなかった。

今年になって、息ができないほどの強い痛みに襲われるようになる。時々、処方された医療用麻薬に頼る。

「できるところまで自力で痛みをコントロールしながら、家で過ごしたい」。千恵子さんが私たちの目を見て、言葉を継いだ。「死期が近づいてきているのは分かっている。だから、一分一秒を楽しむようにしているの」

「死ぬ準備、そろそろせな」

4月中旬、神戸市灘区の焼き肉店に、清水千恵子さんの家族やきょうだいが集まった。末期がんで闘病中の千恵子さんは、ホルモンや牛タンを口に運びながら、「死ぬ1時間前まで楽しく生きたい」と明るく言った。

「楽しく生きる」と宣言しながらも、千恵子さんは兄や妹らにこう漏らしている。「激痛で、がんの痛みって感じになってきた」

両隣にいた夫の将夫《まさお》さん(75)、長女香織さん(40)の口数も少ない。一緒に暮らす2人はどんな思いでいるのだろう。私たちは後日、千恵子さんを交えて、将夫さんと香織さんから話を聞いた。

千恵子さんは昨年1月に余命半年を告げられた後、病院の緩和ケア病棟を予約していた。「このまま自宅で、とは思うよ。でも、末期になると深夜も未明も痛みで苦しむの。そうなると、娘も仕事があるし負担をかけるから」と淡々と語る。

同市東灘区の自宅は7階建て集合住宅の3階で、エレベーターはない。外出するには、階段を上り下りしなければならない。

「動けなくなると、外におぶって連れ出すしかなくなります。できる限り、家で過ごせるように、とは思います。でも限界がありますね」と、香織さん。将夫さんが率直な思いを口にする。「最期は病院がいいかな。苦しむ姿はあまり見たくないし、私は結局、何もしてあげられなくなるからね」

3人の話から、自宅でみとることの難しさが伝わってくる。

千恵子さんの体調は目に見えて悪くなっていた。毎日のように激しい痛みに襲われ、食も細くなった。いつも明るく振る舞っているが、この日は「自分でも、もう限界やと思ってるねん。死ぬ準備をそろそろせなあかん」と口にした。1週間後には、香織さんと葬儀の段取りを決めるという。

隣にいた香織さんが目を潤ませながら言う。「最期の時期がある程度分かるなら、母の思い通りに全部満足して、逝ってほしいです」

その場にいた全員が、残された時間はわずかだと認識していた。

「もうダメやな」覚悟の入院

6月上旬、神戸市東灘区の清水千恵子さんから電話が入る。「もしもし～」。声が弱々しい。「今、一般病棟に入院してるねん。痛みが半端なくてね」

私たちが病院を訪ねると、千恵子さんは大部屋のベッドで横になっていた。5月の検査結果が悪く、入院を余儀なくされたそうだ。悔しそうな表情で、「最初は嫌やって言ったけれど、体は正直。もう持たんと思ったね」と話す。

退院後は自宅に戻って、訪問診療を受けるという。肝臓の腫れによる痛みが強いと話し、「これから家で、この痛みとどう闘っていくかやわ」と続けた。

その半月後、今度は夫の将夫さんから私たちに連絡が入る。

6月18日午前、将夫さんは電話口で「容体が急変した」と告げた。千恵子さんは痛みで動けなくなり、自宅に戻ることなく、一般病棟から緩和ケア病棟へ移ったという。

私たちが病室に駆け付けると、千恵子さんが目を閉じ、口を開けたまま「スッ、ハッ」と苦しそうに呼吸をしていた。長女香織さんが「しんどいなぁ」と声を掛け、肩のあたりをさすっている。

将夫さんが私たちに話しかける。「入院した時に『もうダメやな』って、ポロッと漏らしたんです。自分でも分かってたんかな」

千恵子さんが予定を書き込んでいた自宅のカレンダーは、6月はほとんど真っ白なままだという。「それが寂しいです」と言って、涙をぬぐった。

香織さんが仕事に向かうために病室を後にする。部屋には将夫さんのほかに、千恵子さんの兄、

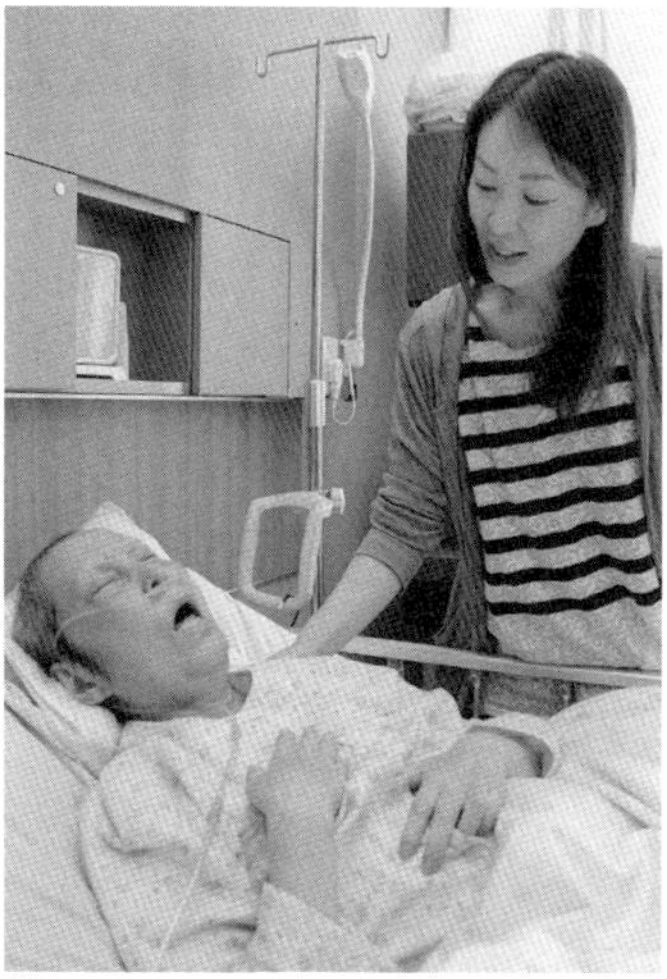

病室で清水千恵子さんの肩に手をやる長女香織さん＝６月18日、神戸市東灘区

河村克彦さん（72）夫妻が残った。

「体が弱かったのに、よくここまで頑張ったわ。ねぇ」。将夫さんが千恵子さんの顔を見つめながら、克彦さんに言う。「ほんまになぁ」と克彦さん。

千恵子さんは勉強熱心で、学生時代は家庭教師のアルバイトに打ち込んだそうだ。夜はラジオで音楽をよく聴き、テレビのお笑い番組は見なかった―。将夫さんと克彦さんが思い出話をしながら、ふっと笑みを浮かべる。

千恵子さんは目を閉じたまま、浅い呼吸を繰り返している。私たちはいったん、病室を後にした。

生ききった姿に「後悔ない」

私たちが清水千恵子さんの病室を訪れた6月18日の夜。千恵子さんは家族や親族に見守られ、病院の緩和ケア病棟で静かに息を引き取った。

千恵子さんは２００５年に乳がんの診断を受け、抗がん剤を何度も変えながら闘病を続けた。２０１８年１月に余命半年とされた後も自宅で暮らし、亡くなる３週間ほど前まで自由に外出していた。

「がんの宣告から14年も生きている人は少ないと思う。医学生のために体を役立ててほしい」。生前、長女香織さんに献体の希望を伝えていた。遺体は病理解剖に付され、がんの最後の状態やそれまでの治療の効果が調べられた。得られた情報は、同じ病と闘う患者により良い治療を提供するため、役立てられるという。

千恵子さんが亡くなって１カ月になる頃、私たちは神戸市東灘区の自宅を訪れ、夫の将夫さんと香織さんに話をうかがった。

「ふとした瞬間に、帰ってきそうな気がするんです」と香織さんが口にする。「でも、『おはよう』とか『どこ行ってたん？』とか、そういう一言がないと、『あっそうか、いないんか』って思います」と涙をぬぐう。

寝起きしていたリビングは介護ベッドがなくなり、広くなった。将夫さんが寂しそうに「入院する日まで毎朝、ここでラジオ体操してました。朝起きても、その姿がないのがね…」とぽつりと言った。

２人にあらためて、千恵子さんの闘病とみとりについて尋ねてみる。すると、香織さんは「後悔はしていません」と言い切った。

病気が分かってからは自宅で一緒に過ごし、母親の姿をそばで見てきた。がんの診断後も65歳ごろまで働き続け、終末期になってからは痛みを薬でコントロールして、外に出掛けていた。

「本人は好きなことをやったんちゃいますか」と将夫さん。香織さんがうなずく。2人ともすっきりとした表情に見える。

「自分のしたいように生きる姿を見ていたので、後悔がないんかな」。香織さんはそう言って、ほほ笑んだ。

わが家、大工人生の集大成

私たちが初めてその家を訪れたのは、ゴールデンウイークが開けた5月上旬のことだ。神戸市内の住宅街に立つ、どっしりとした木造の2階建て。玄関を入ってすぐの和室に介護ベッドが置かれ、小林勝也さん（87）＝仮名＝が横たわっていた。

大きな窓から爽やかな風が入ってくる。往診に訪れた関本クリニック（神戸市灘区）の理事長、関本雅子医師（69）が慣れた手つきで勝也さんの血圧や脈拍を測る。「息、そのままでいいですよ」と、胸に聴診器を当てる。

勝也さんは前立腺がんを患っている。2年前には骨に転移していることが分かった。妻の美恵子さん（82）＝仮名＝と長女の3人暮らしだ。トイレや食事の時間に立つぐらいで、一日の大半をベッドの上で過ごす。デイサービスやショートステイも利用している。

横になったままの勝也さんと言葉を交わす。会話はゆっくりだが、声ははっきりしている。勝也さんは大工だった。築20年近くになるわが家が、最後に手がけた家だという。

「やっぱり、家は木造が一番ですわ」。あおむけのまま天井に目をやり、少し誇らしげだ。おなかの上で組まれた勝也さんの手は、色白だが、ごつごつと大きくて厚みがある。外で働いていた人の手なのだろう。

10代で工務店に入り、住み込みで大工の見習いになった。「道具を持たせてくれたのは3年目です。工事じゃなくて、基礎から屋根まで、家を建てるっていうことを教えてもらいました」

仕事の話が次から次へと出てくる。「自分は8坪の家に住んでて、66坪の家を建てたこともあるんです」

ここで、美恵子さんが会話に加わった。「夫婦で一緒にどっか行こかっていうのがなかったからね。そんなん思うころには、こんな体になってしまってね。できるだけ在宅でって思ってるんだけど…」

美恵子さんは昨秋、介護のストレスからか、突然、顔面まひになったそうだ。

1カ月半後。美恵子さんに連絡すると、勝也さんが入院したという。美恵子さんから詳しく話を聞くため、私たちは再び、勝也さんの自宅を訪れる。

病院で刻む夫婦の時間

前回訪問してからわずか1カ月半の間に、小林勝也さんの体は急激に弱っていった。

6月末の蒸し暑い日。神戸市内の勝也さんの自宅を訪れた私たちは、和室で妻の美恵子さんと向き合っている。勝也さんが寝ていた介護ベッドはもうない。

勝也さんが近くの病院に入院したのは、10日ほど前だという。立ち上がれず、ベッドから車いすに移ることもできなくなった。「少し前から『足が痛い』『腰が痛い』って言っててね」と、美恵子さんが詳しく話してくれる。

主治医には民間病院のホスピスを勧められたが、歩いて行ける自宅近くの病院に入院が決まる。美恵子さんは医師に「なるべく自然に、管を入れずにしてあげてほしい」と伝えた。

「私ね、家でみるつもりやったんよ。でも眠れなくて薬もらったり、点滴をしてもらったり。体重も減って、あんまりしんどくて…」と美恵子さんがぽつりと話す。

「お父さんも私のこと考えるとね。『何が何でも、家で最期を』というのはなかったと思うの」

私たちは美恵子さんと一緒に、病院へ向かった。勝也さんは相部屋にいた。上を向いて、目を開けている。こちらを見て「ああ、この前来てくれた…」と小さく発する。美恵子さんが「きょうは声がはっきりしてる。元気やわ」と笑う。

おなかの上にのせた勝也さんの手の甲が所々、紫色に変色している。皮膚や血管が弱くなっているそうだ。美恵子さんは朝夕の2回、病院に足を運んでいるという。夫婦の時間をいとおしむように、勝也さんの手をさすり、目の周りや口を拭く。手からぽろぽろと、あかが落ちる。

7月半ば、私たちは病院に勝也さんを訪ねた。もう会話はできなかった。そして8月14日夜、勝也さんは息を引き取った。

「納得したんでしょうね。素直な顔でした」。後日、仏壇の前で美恵子さんが教えてくれた。

在宅医療の現場を取材してきた私たちの手元に、1冊の冊子がある。関係者に「参考になるよ」と勧められたものだ。タイトルは『家《うち》で看取《みと》ると云《い》うこと』。松山市の開業医とスタッフが作ったという。連載の締めくくりに四国の医師の話を届けたい。

死に向き合いきれずに

愛媛県の松山空港からタクシーで10分ほどの住宅街に、医療法人「ゆうの森」が運営する「たんぽぽクリニック」はあった。２０００年に開業した四国初の在宅医療専門クリニックだ。冊子『家で看取ると云うこと』は理事長の永井康徳医師（53）らが作った。全国の医療機関の研修などで利用されている。

「若い頃、へき地医療に携わってましてね…」。部屋に通された私たちは永井医師の話に耳を傾ける。

永井医師は20年ほど前、愛媛県明浜町（現・西予市）で診療所長を務めていた。半農半漁のまちだ。当時の患者に、肝臓がんの男性がいた。病院で「1カ月しかもたない」と言われ、自宅に戻ってきた。家に帰ると体調が良くなり、1年近く過ごした。

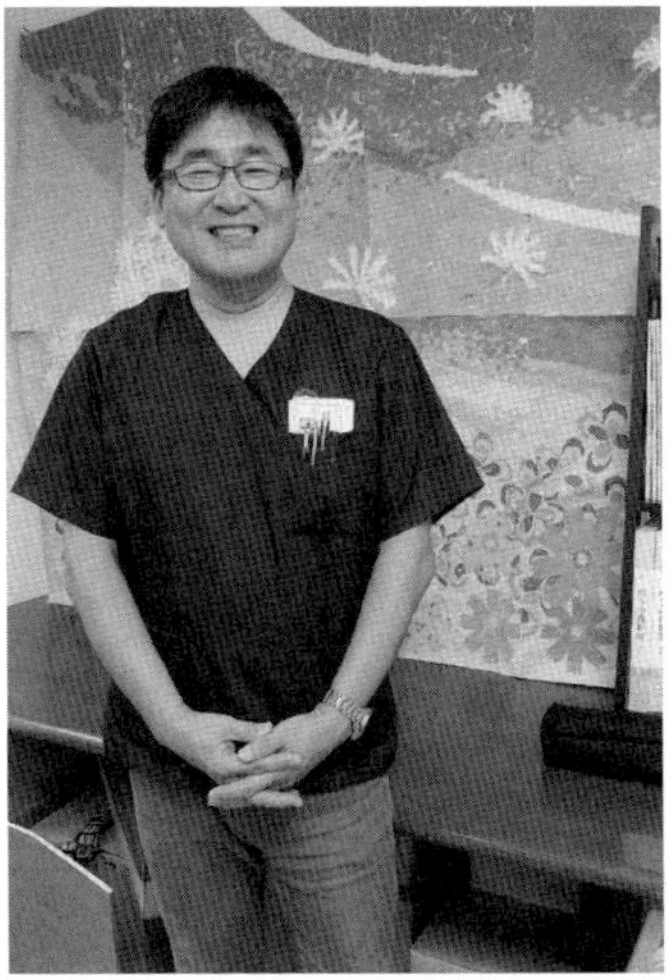
職員が作ったはり絵の前に立つ永井康徳医師。「医療は時代によって変わっていく」という＝松山市

いよいよ死期が迫ったとき、妻にこう打ち明けられた。「最期は病院がいい。病院にしようと思う」と。

「当時はね、田舎では携帯電話の電波も不安定だし、奥さんは不安だったんです。だから『僕はしばらく、どこにも行かないようにします。すぐ連絡がつくようにするから、安心して』と伝えたんです」。そして妻は、夫を自宅でみとった。

　この体験をきっかけに、永井医師は在宅医療について考えるようになる。キーワードの一つは「不安」。先の肝臓がんの男性のケースのように、家でみとるのは不安、だから家族は病院を選ぶ。

「昔はね、『ごはんが食べられなくなった』と言えば、『それでいいのよ』と応えてくれる人が周囲にいました。今はそうはいかない。人間はどうやって亡くなっていくのか、死期が近づくとどう変わっていくのか。分からないと不安になりますよ」

　永井医師らが作った冊子には、患者や家族の不安を和らげるように、自宅でのみとりの流れと心構えが書かれている。家族をみとった体験談も紹介する。全11章の最終章では、呼んでも反応がなくなった後、呼吸が止まるまでの過程を具体的に伝えている。

　永井医師は言う。「医療者も患者も、死に向き合いきれていないんですよ。人は、いつか死ぬんです。でも、きちんと『死にますよ』って伝えないと、死と向き合えない」

最期、いろんな選択肢がある

　松山市の在宅医療専門施設「たんぽぽクリニック」では、冊子『家で看取ると云うこと』を患者や家族に必ず読んでもらう。

「死と向き合う手段の一つです。その上で、どんな最期を迎えたいのかを考えてもらいます」

運営する医療法人の理事長を務める永井康徳医師は2016年2月、クリニックの隣に、緩和ケアにも対応した入院病床「たんぽぽのおうち」を開設した。「ずっと在宅しか考えてこなかったけど、介護の面などで、自宅では不安を感じる人もいます。それで家のような場所をつくろうと考えたんです」

「たんぽぽのおうち」の入院患者に、心不全と誤嚥《ごえん》性肺炎を患った山﨑仁嗣《ひとし》さんがいた。前にいた病院では鼻にチューブを入れられ、管を抜かないよう手にミトン型の手袋をはめられていた。家族は「人間らしい最期に」と願い、転院を申し入れる。

「ちょっと、見ててくださいよ」。そう言って、永井医師が山﨑さんの映像をスクリーンに映し出す。2年前の12月に撮影したものだ。

「すしが食べたい」と言っていた山﨑さんのために、板前の格好をした男性職員が、食べやすくしたムース食のすしを用意する。タイ、トロ、エビにサーモン。山﨑さんが、グラスについだビールをごくごく飲む。トロを

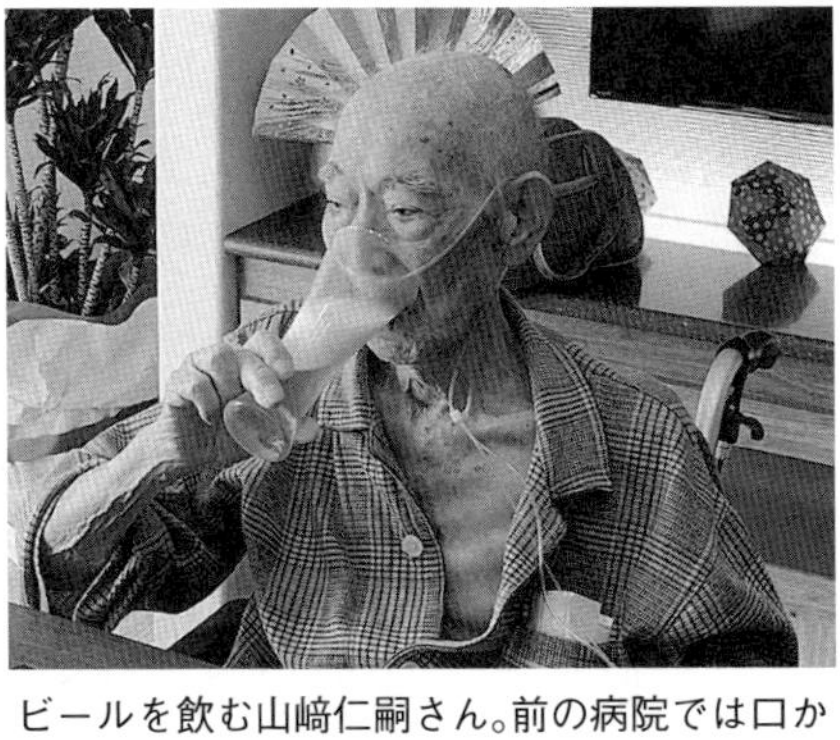

ビールを飲む山﨑仁嗣さん。前の病院では口から食べることはできなかった＝2017年12月、松山市（医療法人ゆうの森提供）

一口で食べる。「ええなあ！　最高じゃ！」

この後、いったん自宅に戻った山﨑さんはもう一度、「たんぽぽのおうち」に入院、最後は老衰で亡くなった。92歳だった。

「こんな最期もある。いろんな選択肢があるんです。そのことを、もっと伝えなければと思うんですよ。もちろん若い人のように、病気と闘い続けるという選択もあっていい。どんな最期を迎えたいのかを考えると、死との向き合い方が変わるんです」。映像を見終えた永井医師が再び、語り始める。

「今まで1500人ぐらいの患者さんをみとりました。三人称の死です。父を亡くしたときは『ああ、こんなものか』と思った。これは二人称の死です。そして、一人称の死がありますよね」

一呼吸置いて、永井医師が続ける。「僕ね、47歳のとき大腸がんの手術をしたんです」。2人の息子は中学生と高校生だった。

「なんで僕が？　転移は？　いろいろ考えて一人称の死を意識しました。でも、あれから患者さんに『いつか死ぬんです』と伝えるとき、合わせて『どう生きるか』の大切さを、ちゃんと伝えられるようになった。そう思うんです」

生と死を選んだ人たち

「最期は家で」。私たちは取材を通して、そんな願いをいくつも耳にした。一方で、4人に3人は病院のベッドで死を迎えている現実がある。「わが家で人生をしまうことは難しいのだろうか？」。そんな問いから、シリーズ第2部の取材は始まった。

私たちは小野市で、68歳の廣尾すみゑさんに出会った。大腸がんで入院していたすみゑさんは「もう帰ろうよ」と家族に言われて退院を決め、自宅で家族や友人ら16人に見送られながら亡くなった。

後日、家族から聞いた話に家で亡くなることの意味が詰まっているように思う。「日常の延長に、死があった」

自宅での穏やかな死―。そんなイメージを抱いていた私たちは、在宅療養に関する多くの著書で知られる鳥取県の「野の花診療所」院長、徳永進医師に会って、厳しい言葉を投げ掛けられる。「死は痛々しく、とげとげしいもの。そこを隠して、家での死を安らかで穏やかという美談にしてはいけないよ」。これまでに約650人を自宅でみとってきた徳永医師は、容体の急変や家族の介護疲れなどで病院に再入院するケースをいくつも見てきた。

連載で徳永医師の話を紹介すると、読者の女性からこんなメールが届いた。「徳永進医師の『自宅で最期、美談じゃない』という言葉に少し救われた気がした」。女性は末期がんの母親を家でみとりたいと願ったが、突然、容体が悪くなり、病院で息を引き取った。どこで、どのような死を迎えるかは、残された家族にとっても大事なことなのだとあらためて感じる。

徳永医師をはじめ、私たちは在宅でのみとりを支える医療関係者に多くのことを教えられた。小野市の「篠原医院」院長、篠原慶希医師はこう言った。「みとりとは死ぬ瞬間のことじゃない。みとりはプロセス（過程）。死に至るまでのすべてです」

北播磨総合医療センター地域医療連携室長の中井英子さん（51）は「大事なのは安心と納得。安心できて納得できるんだったら、家でなく病院でもいい」と話していた。

「死と向き合い、どんな最期を迎えたいのかを考える。選択肢はたくさんあります。そのことをもっと知ってほしい」。松山市の「たんぽぽクリニック」の永井康徳医師の言葉だ。

死に至るみとりの時間の中で、本人と家族が選択を重ねながら安心と納得を覚える。そのことを私たちに示してくれたのは、6月に70歳で亡くなった神戸市東灘区の清水千恵子さんだった。乳がんの闘病が始まって14年、余命宣告から約1年半。「最期まで一分、一秒を楽しみたい」と話し、可能な限りわが家で過ごした後、病院の緩和ケア病棟で人生を終えた。見送った家族が「後悔はない」と語る姿が、印象に残っている。

死と向き合い、体調や状況に応じて選択する。自宅で過ごすのか、入院するのか。そして、残された時間を過ごす上で何を優先するのか。

私たちは今、この連載で届けたのは「生と死を選んだ人たちの物語だった」とかみしめている。

読者の声　家での「みとり」今も自問

家での最期を見つめる連載取材班の元に、手紙やメール、ファクスで読者の感想が寄せられました。家でみとった人、望みながらかなわなかった人…。びっしりとつづられた経験、思いの一部を紹介します。

神戸市垂水区の女性（63）の父親は今年2月5日、老衰のため、88歳で亡くなりました。父親は一人暮らしをしていましたが、２０１７年から在宅療養を始めました。

今年1月に肺炎を患い、入院。２月４日に退院し、その夜、女性は「ゆっくり休んでね」と声を掛けました。しかし翌朝、父親が目覚めることはありませんでした。在宅療養では医師や看護師、ヘルパーのサポートが得られ、女性は「皆様のおかげで、父との1年11カ月の時を持つことができた」と記しています。

「それはそれは壮絶な毎日でした」と振り返るのは、要介護5の認知症の母親と要支援2の父親を介護した加古川市の女性（69）です。2年前に94歳の母親を自宅でみとり、その半年後、97歳の父親が病院で息を引き取りました。大変な日々ではありましたが、女性は「認知症の母が最期の時にくれた感謝の言葉、行動、今でも忘れることはありません。子どもにも、孫にも、死について感じてもらえた」と書いています。

兵庫県稲美町の女性（78）は「家でのみとりは良かったのか、今でも自問自答しています」と記しました。くも膜下出血で入院した夫に、腎盂《じんう》がんが見つかりました。余命4カ月と伝えられたそうです。

家では「病院では見せなかった笑顔が救いでした」としつつ、「夫は3回も自分でチューブを抜き、病院でされていた拘束を、家でもしなくてはならなくなりました。とてもつらい思いでした。栄養剤を入れる時に苦しいのもかわいそうでした」とつづられていました。

90歳の母親が末期の胃がんで入院中という三木市の女性（60）の手紙には、在宅療養の難しさが書いてありました。「主人は仕事に忙しく、子ども、孫は関東にいて、助けてくれる人はいない。私も腰が悪く、私一人では無理かと思う」。それでもなんとか退院できる方法がないか、模索しているそうです。

兵庫県播磨町の女性（75）は2010年に、がんで旅立った夫のことを寄せてくれました。「家に帰りたい」という希望を聞き、主治医や看護師と調べたものの、24時間態勢で対応してもらえる往診医が見つからなかったそうです。

「1週間でも、家で自分の布団で、子どもや孫に囲まれ、過ごさせてあげたかった」と女性。「受け入れ態勢が整わないと、家に帰ることは難しい。地域によって、ずいぶんと医療の環境が違う。どこに住んでも、望んだ生き方、死に方ができる社会であれば」と求めています。

第3部

つながりましょう

住み慣れた地域で老いていきたい。1人暮らしになったとしても、長年親しんできた風景をいとおしみながら、人生の終章を迎えることができたら。各地で「みとり」の現場を取材しながら、私たちの中でそんな思いが膨らんだ。ただ、老いの日々で、がんや認知症を発症することは避けられないだろう。そんなとき、どこに支援を求めたらいいのか。シリーズ「いのちをめぐる物語」第3部では、地域で暮らし続けるための手掛かりを探る。私たちは認知症を患って突然、姿を消した2人の女性の家族に会うことにした。つらい経験を語ってくれた家族の話から、連載を書き進めたい。

【2019年10〜11月連載】

暮らし続けたい。一緒に

秋晴れの空が広がり、山から吹き下ろす風は少しひんやりしている。私たちは古い一戸建てが並ぶ小野市の住宅街を訪れた。ここで昨年9月、認知症の女性が行方不明になった。40年以上暮らしたまちから、こつぜんと姿を消した。

女性は小島光子さん＝当時（79）＝という。住宅街の一角にある自宅で、私たちは長男（45）と長女（46）に話を聞いた。

光子さんに認知症の症状が現れたのは、4年ほど前のことだ。「今から思えば、という感じですが…」と長女が教えてくれる。プロ野球観戦が好きで、よく野球場へ出掛けた。すると試合中、トイレに立った光子さんが席に戻れないことが、何度かあったらしい。持病の糖尿病の薬を飲み忘れるようになったのも、このころだ。

家族の勧めで病院を受診すると「異常なし」と言われた。しかし前後を逆にして服を着るようになり、毎日入っていた風呂は数日おきに。長女は「それでも、母は『先生が大丈夫って言うた』という感じやったんです」と言って目を伏せた。

光子さんは穏やかな人だった。本が好きでおっとりしていて、料理が上手だった。「シューマイやギョーザも手作りでおいしかったです」。元気なころの話になると、長男の表情が少し和らぐ。

次々と認知症の症状が出ることで、家族の関係が変わってしまったという。糖尿病で食事制限があるのに、光子さんは一日に何度もご飯を食べた。「そんなとき、家族は『食べたらあかん！』って強く言ってしまうんです。母は何も分かっていなかったのに」。長女の目が潤む。

インスリンの注射を打とうとする長男に、光子さんが「殺されるー」と叫んだこともあった。「何年かしたら施設に入れなあかんなと思ってたんです。でも施設で暮らすと、悪化するとも聞いたことがあるので…」。長男が悔しそうに振り返る。

アルツハイマー型認知症と診断されたのは、昨年8月のことだった。

認知症の診断から1カ月後の9月19日、光子さんは朝7時ごろに自宅を出た。家族は散歩と思って、見送っている。ところが、いつまでたっても帰ってこない。家族の通報を受け、警察と消防による捜索が始まった。

自宅を出て30分ほど後、近所の女性が、住宅街のごみステーション近くで光子さんの姿に気付いている。夜には、行方不明騒ぎを知らない顔見知りの女性が、やはり住宅街の中で光子さんを見掛けている。それが最後の目撃情報と

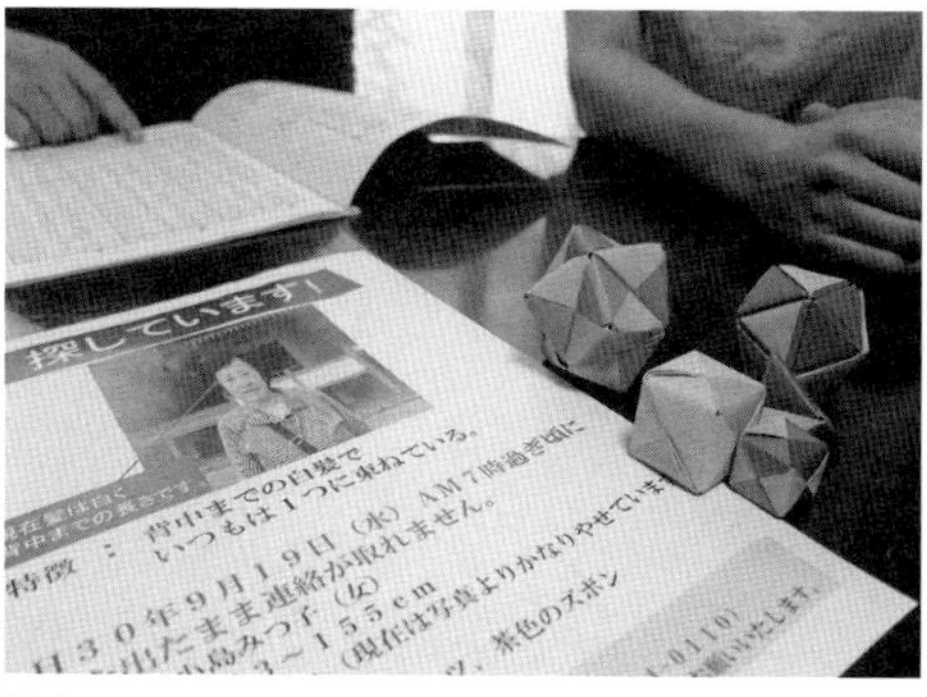
探しています！
背中までの白髪で
いつもは1つに束ねている。
特徴：
茶色のズボン

捜索用のビラを前に話す小島光子さんの長男と長女。光子さんは折り紙が好きだった＝小野市内

なった。

小島さんの一家は42年前、今の住まいに引っ越してきた。近くに長男や長女の同級生も多く、家族ぐるみの付き合いもあった。だが、光子さんが認知症になったことを知っている人は少なかったようだ。

今年の夏、光子さんの帰りを待っていた夫＝当時（80）＝が亡くなった。「父は病気だったんで覚悟をしていました。でも、母は…」。長男がためらいながら言葉を続ける。「死んだという可能性もあると思っています。死体でもいいから見つかってほしい」

生きているのだろうか。区切りのない日々が、もう1年以上続いている。

一緒にいれば…後悔、今も

「いつもご飯食べるとき、『ほら、ご飯やでー』って声掛けるんです」

私たちは神戸市兵庫区のマンションの一室で、三谷文男さん（88）に会った。

三谷さんの視線の先を見ると、テーブルに敷いたビニールクロスに色あせた紙が挟まれている。妻弘子さん＝当時（83）＝の捜索用のビラだ。写真の弘子さんはほほ笑んでいる。

弘子さんに異変が見られたのは5、6年前のことだ。買い物へ行くとき財布を捜すことが多くなる。物忘れが続き、病院で軽度の認知症と診断された。少しずつ料理ができなくなる。内容が分からないので、テレビを見なくなる。自分の名前を書けず、文男さんの名前もすぐに思い出せない。

２０１7年3月20日、弘子さんは文男さんと鵯越墓園（神戸市北区）に墓参りに出掛けた。そして墓園のバス乗り場で、いなくなった。

お彼岸で墓園は混み合っていた。墓参りを終えた文男さんはバスに一足先に乗り込み、席を取っておいた。ところが、すぐに乗って来るはずの弘子さんが姿を見せない。

「あの日ね、自分の持ってるアクセサリーを全部着けるんかっていうぐらい着けてたんです」と文男さん。ダイヤの指輪、真珠のネックレス、イヤリング…。「墓参りに行くのに、そんな格好おかしいで」と言っても、耳を貸さなかった。

文男さんの通報を受けて警察が調べると、防犯カメラの映像に、数人の女性に交じって別の方向へ歩いていく弘子さんの姿があった。多くの人が行き交う中、そのまま誰の目にも留まることなく、消息を絶った。

夫婦に子どもはいない。「もう独りに慣れんとしゃあない。そう思ってるんです」。文男さんの足元に、弘子さんがかわいがっていたネコの「ふく」がまとわりつく。

「あの日、なんで一緒にバス乗れへんかったんやろう。悔やまれて、悔やまれて…。どこにい

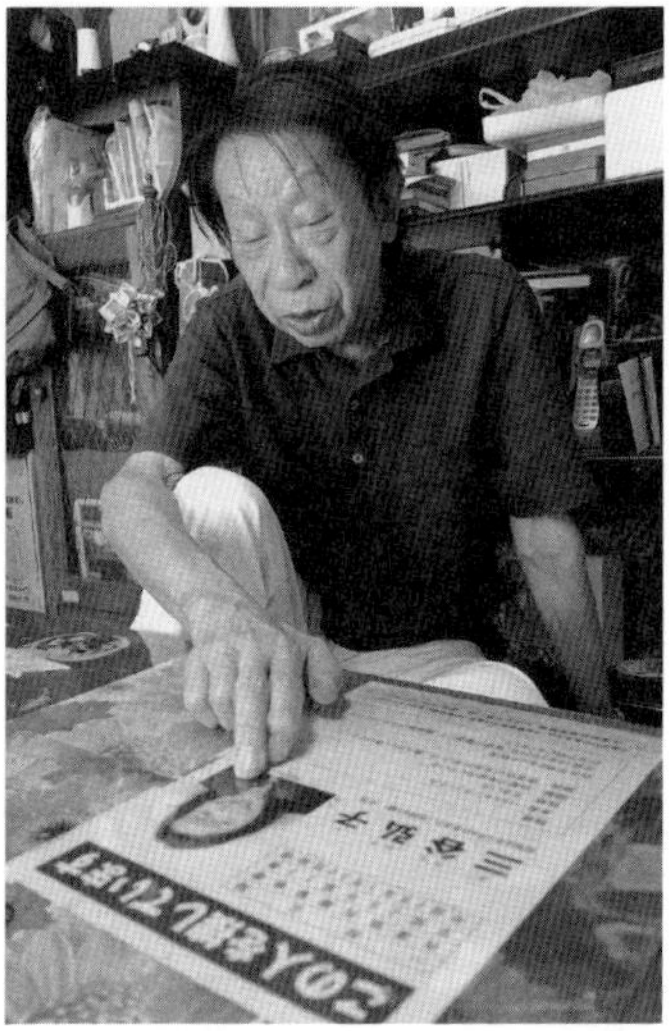
「しっかり者で、おしゃれでね」。弘子さんの捜索ビラに目をやる三谷文男さん＝神戸市兵庫区

るのか。でも、もう私のこともネコのことも全部忘れてるんでしょうなあ」

認知症患者の生活を家族だけで支えるのは難しい。施設に入っても症状が進んで暴力や暴言がひどくなると、退去させられるケースがあるという。どうすればいいのだろう。

患者の家族から話を聞いた私たちは、神戸の医師の元を訪ねた。在宅や施設で終末期を迎えた患者をみとりながら、認知症の患者の支援に取り組んでいると聞いたからだ。

地域を離れずに最期を

私たちは神戸市須磨区の「林山クリニック」にいる。高台にあり、緑に囲まれた静かな場所だ。夕暮れ時、どこからか鳥の鳴き声が聞こえてきた。

診察室に通され、梁勝則《リャンスンチ》院長（63）に話を聞く。梁院長は以前から在宅でのみとりや緩和ケアに力を入れている。1992年に発足した日本ホスピス・在宅ケア研究会の副理事長でもある。

クリニックでは現在、外来と訪問診療を手掛ける。訪問では自宅やグループホームなどで生活する約220人を診ている。年間に50人ほどをみとり、その4割は重度の認知症という。がんなどの病気に認知症が重なることも多い。

認知症が進んでも住み慣れた場所で暮らせるのだろうか。私たちは取材を続ける中で、暴言などがひどくなると特別養護老人ホームなどに入っても退去させられ、精神科へ入院するケースがあると聞いた。それが、地域で暮らし続けることを難しくしている、とも。

梁院長に尋ねると「暴言や暴力といった周辺症状を緩和できれば、その場所で暮らし続けることができるんです」と教えてくれた。「人によって投薬の量を微調整すれば、それが可能なんです。ぼくは在宅でみとるドクターなので、みとりきることが役割なんですよ」。そこまで話し終えると、「今ね、こういう施設をやってましてね」とパンフレットを取り出した。

クリニック近くにある「サービス付き高齢者向け住宅」のものだ。施設の名前は「ルミエールしかまつ」という。入居者は個室で生活し、介護保険サービスや訪問診療を受ける。認知症の人を積極的に受け入れ、ほかの施設を退去させられた人も暮らしている。もちろん、みとりも行う。

「その地域に暮らしていた人が、地域を離れずに最期を迎える。屋上に上ったら、そこから自分の家の屋根や知ってる場所が見える。そういう環境なら、人生の連続性として、『イエス』と

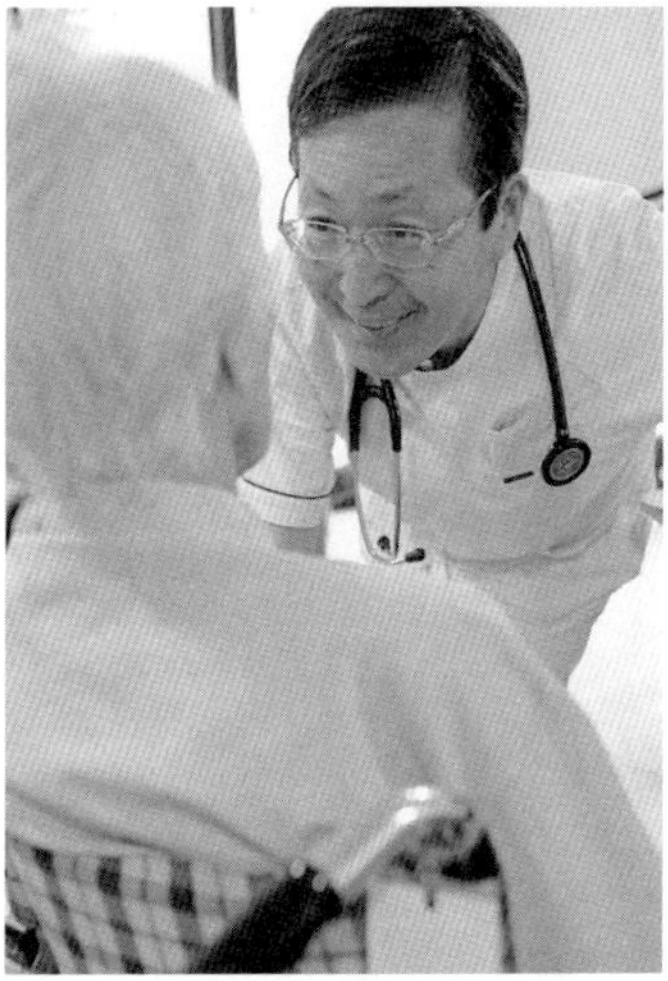

患者を診察する梁勝則院長＝神戸市長田区

言える最期なんじゃないかなあ」

入居者は地元の須磨や長田区の人が多いという。梁院長が続ける。「認知症の末期になって、住み慣れた場所からどっか病院へ、というのはつらいじゃないですか」

ルミエールしかまつ。どんなところだろう。私たちは施設の扉の前に立ち、インターホンを押した。

認知症　亡くなるまで続く

私たちは神戸市長田区にあるサービス付き高齢者向け住宅「ルミエールしかまつ」を訪れていた。認知症の人を積極的に受け入れる施設だ。須磨区の林山クリニックの梁勝則院長が理事長を務める医療法人社団「林山朝日診療所」が運営している。クリニックの近くにあり、２０１５年12月にオープンした。

「入居者の中には、ほかの施設で暮らせなくなった人も多いですね」。介護部門を担当する理事の川勝通子さん（51）が施設を案内してくれる。暴言や暴力がひどくなると、特別養護老人ホームやグループホームを退去させられることがある。そんなとき、次の受け皿が地域の中にあれば安心だろう。

1階は重度、2階は軽度の認知症の入居者が、ホームヘルプサービスなどを受けながら生活する。39室あり、みとりも行う。これまでに30人が施設で息を引き取った。

長い廊下に沿って部屋が並ぶ。ドアの色は、入居者が自分の部屋だと認識しやすいように、少しずつ違う。2階の部屋を見せてもらう。10畳ぐらいの広さでトイレも付いている。高台にあるので眺めがいい。窓の外に目をやると、住宅街が広がり、遠くにポートタワーが見えた。

「世話をする家族がしんどくなり、ここで暮らすようになった人もいます。家族も悩むんですよね。ほんまに施設に入れていいんやろかって。でも認知症って、亡くなるまで続くんで、いつ終わりがくるか分からないんです。家族の心も壊れていきますよ」。川勝さんが家族にも及ぶ認知症のつらさを教えてくれる。

1階に下りると、昼食が始まっていた。牛丼とみそ汁、タケノコのたき物などが並び、十数人がテーブルに分かれて食べている。

「いろんな人がいるんですよ」と川勝さんがほほ笑む。壁にある電気のスイッチを分解する男性、いつも口に手を入れている女性…。大声を出す人もいる。認知症と一口に言っても、本当にいろいろな症状があると思わされる。

それにしても、どうして、認知症の人を積極的に受け入れることになったのだろうか。「そうですねえ、きっかけの一つは…。ほら、あそこでご飯を食べてる女性」

川勝さんが示す方向に目をやると、窓際に白髪の女性が座っていた。

認知症になった母のため

「あの人、梁先生のお母さんです」。川勝通子さんが教えてくれた。

「ルミエールしかまつ」の理事長で医師の梁勝則さんの母、金山春子さん（84）は、窓際のテーブルで昼ご飯を食べていた。そばに行って話し掛けると、「お世話になってるね」と笑顔で短い言葉を返してくれた。

私たちは再び、梁さんが院長を務める林山クリニックを訪ねた。

「母はね、韓国で生まれて、5歳で日本に来たんです」。梁さんが春子さんの人生を語り始める。6人きょうだいの次女。母国での生活が困窮したため一家で山口県の農村に移り、炭焼きなどをして生計を立てた。

「学校は小学校の2年生までしか行ってなかったそうですよ。だから『字も満足に書けない』って言ってました」。19歳でお見合い結婚し、3人の子どもをもうけたが、夫は家族を置いて出て行った。

当時暮らしていた島根県で、餅屋の仲卸を始めたのは38歳のときだ。工場から車に餅を積んで市場へ向かい、別の商品を仕入れて帰る。ほぼ毎日、往復80キロの道のりを車で走り、家族の生活を支えた。66歳まで仕事を続けた。

認知症の症状が出始めたのは2011年ごろのことだ。「今、顔を合わせても、僕のことを息子と分かるのは4割ぐらいですよ」。梁さんが苦笑いする。

母親が認知症になったとき、どう思ったのだろう。「まあ、来るべきものが来たなっていう感じですよ。ただね、暴言や暴力とかがひどくなると、精神科に入院する場合があるでしょ。母や自分のことを考えたときに、入院は嫌だなあって思って。好きな物も食べられないしね」

だから重度の認知症の人を受け入れる施設をつくったという。

私たちは後日、もう一度、春子さんを訪ねた。話し掛けると何となく会話が成立する。「楽しかったことは何ですか？」

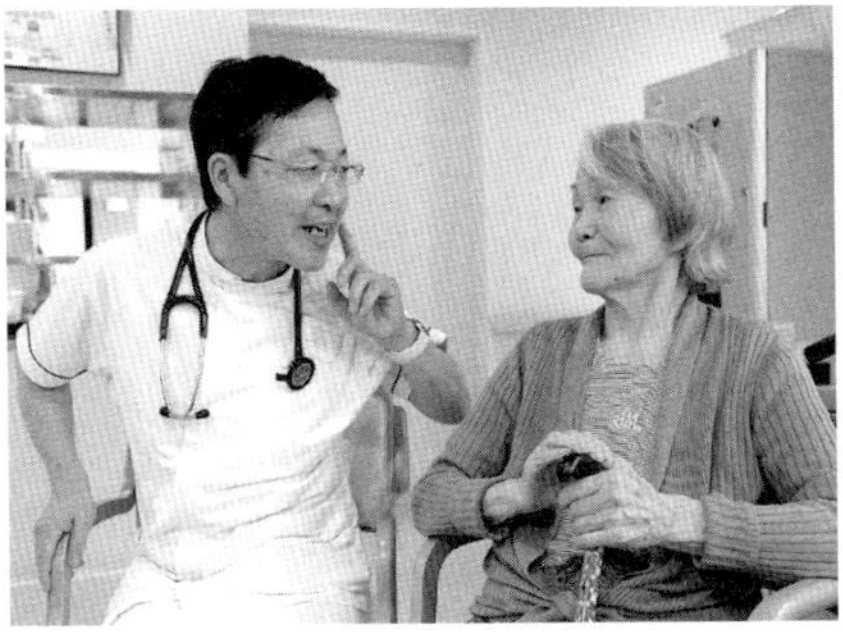

梁勝則院長と母の金山春子さん。何となく会話が進んでいく＝神戸市長田区

「子どもを連れて、海で泳がしたことがあったね」。島根の海だろうか。そして、少し誇らしげな顔で言葉を続ける。「一生懸命ね、子ども育ててね、学校出しましたよ」

入居2年　赤ちゃんみたいに

神戸市長田区にあるサービス付き高齢者向け住宅「ルミエールしかまつ」は、重度の認知症の人も積極的に受け入れている。私たちが、ここで2年間暮らしている大森里子さん（82）＝仮名＝に出会ったのは、2度目に施設を訪れた8月中旬のことだった。

昼ご飯を食べている入居者の中に、車いすに座った里子さんがいた。気になるのか、口の中に指を入れて入れ歯を触っている。

長女の山下香さん（56）＝仮名＝に話を聞く。里子さんは家族と長く神戸市長田区に住んでいた。「ルミエールしかまつ」からも近い場所だ。夫は1994年12月に亡くなり、年が明けて阪神・淡路大震災が起きる。既に香さんは結婚し、長男も仕事で神戸を離れていた。

住み慣れた家は全壊と判定された。里子さんは神戸市北区の市営住宅に入るが、震災から5年ほどたったころ、自力で自宅を再建する。「自分の家に帰りたかったんやと思います。人と話すのが大好きで、ご近所付き合いもあったので」。香さんが里子さんの気持ちを代弁する。

認知症の症状がひどくなってきたのは「ルミエールしかまつ」に入居する少し前のこと。外出して帰れなくなったり、ごみを近所の家の前に出したりすることがあった。

ある日、香さんが里子さんの家を訪れると、食パンが50袋ぐらい山積みになっていた。冷蔵庫にはうどんがたくさん入っている。「『どうして、こんなに買ったの』と聞くと、母は『そうやねん、分からんねん』って、自分のことでないような感じでした」

それでも、入居したばかりのころは自力で歩いていた。地元で暮らしている安心感もあったのだろう。施設の職員に「私の家、この道、真っすぐ行くねん」と話すこともあった。脇腹をくすぐられると「もーっ」と笑った。

だが、今は会話ができず、表情もほとんどなくなっている。「赤ちゃんみたいになっちゃって」。香さんがいとおしそうに見つめる。

里子さんは住み慣れた地域で、人生の終章を静かに生きている。

「ルミエールしかまつ」での取材を終えた私たちは、滋賀県東近江市へと向かった。住民同士で見守り合う地域があるという。

地域で見守り合う関係を

私たちは滋賀県東近江市の旧永源寺町にいる。広い空に鈴鹿山脈。鳥のさえずりが耳に心地いい。

人口は約５２００人。郵便局や信用金庫が並ぶまちの中心部に、３階建てのコミュニティーセンターがある。その一室に、介護施設の制服を着た女性や市役所の職員ら30人ほどが集まった。医療や介護の専門職に民生委員やボランティア、住民も加わった「チーム永源寺」の会議だ。

何か特別な話し合いが持たれるわけではない。いざというときに助け合えるよう、月に１回、顔を合わせる。この日の会議は40分ほどで終わった。大半の時間を割いて、作業療法士の男性が運動習慣の大切さを説いた。

終了後、参加者同士がしばらく立ち話を続ける。輪の中に、よく日焼けした男性がいる。センターのそばにある東近江市永源寺診療所所長の花戸《はなと》貴司医師（49）だ。

「地域のボランティアや民生委員と、僕ら医療や介護関係者の間にはどうしても壁ができてしまう。でも普段から顔の見える関係だと、何かあってもすぐに連絡し合えるわけです」と教えてくれる。ポロシャツとジーンズ姿の花戸医師に、いつもそんなにラフな格好なのか尋ねると、もう何年も白衣は着ていないという。

滋賀県長浜市の出身で、県内の総合病院で5年ほど働き、2000年に永源寺診療所へ着任した。赴任当初は病院時代と同じように、白衣で診察し、薬を処方した。「でも、なんか違和感があって。うまくいかないなと感じていました」と振り返る。

訪問診療で地域を巡ると、その理由が少しずつ見えてきた。患者は畑に出たり、楽しそうに世間話をしたりしている。おかずを持って様子をうかがいに来る近所の人がいる。住民同士で互いを気に掛けている。

「一人暮らしや認知症の人は、医者の往診だけではカバーできないですよ。地域全体で見守り合うような関係が欠かせない。医者が、お高くとまっていてはそこに入れない。うまくいかないはずです」

しばらくして、花戸医師は白衣を脱いで診療するようになった。そんな花戸医師を中心に、いろんな人が集まるようになる。住民に市職員、民生委員に介護関係者…。

こうして「チーム永源寺」が始まった。何となく、そんな流れに、という感じで。

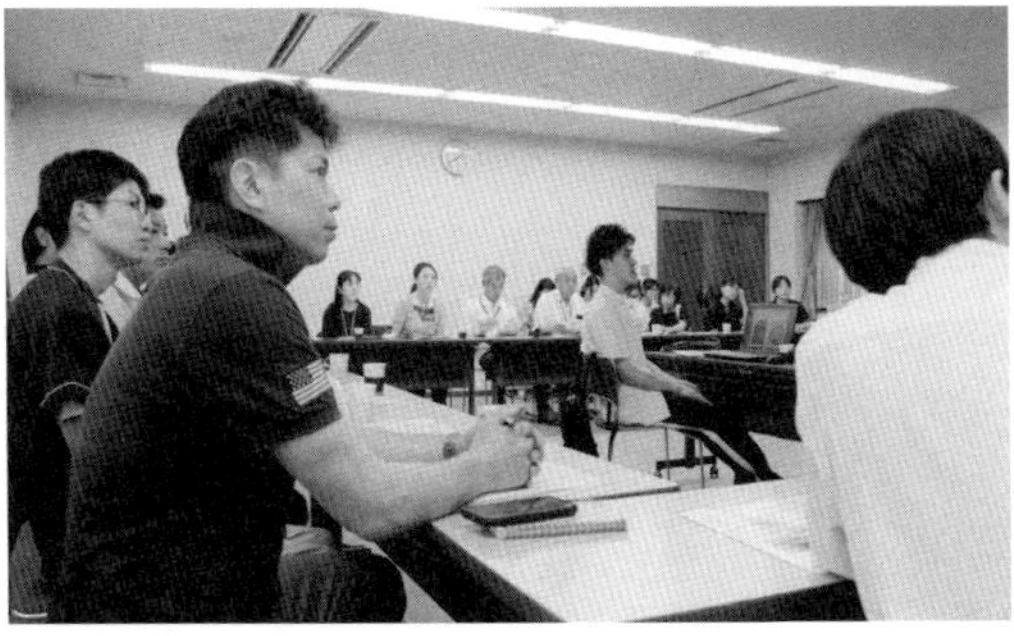

月に1回の「チーム永源寺」の会議に参加する花戸貴司医師（手前左）＝滋賀県東近江市

職種超え　顔見える間柄に

私たちは滋賀県東近江市の旧永源寺町で、「チーム永源寺」の会議をのぞいている。医師に看護師、作業療法士、薬局の薬剤師。それから民生委員、ケアマネジャー、消防本部や市役所の職員、ボランティアの住民もいる。いろんなつながりで集まったメンバーが毎月、支援が必要な住民の情報を持ち寄り、地域での見守りに生かしている――。

と、聞いてやってきたものの、会議は定例の顔つなぎという雰囲気で私語も多い。事務局はなさそうだ。いつもこんな緩い感じなのだろうか。心もとなく思いながら、住民のメンバーに話を聞いてみた。

「チームの会議では、何ということのない話が多いですよ」。古民家の広い応接間で、九里《くの》重義《り》さん（68）がゆったりとした口調で言った。

「参加者が言いたいことを言い合う。そういう関係がいいんですよ。いろんなつながりが交差して、自然と地域で見守るという雰囲気が出てきてるんじゃないんかな」

旧永源寺町では年間60人ほどが亡くなり、その半数は住み慣れた自宅で最期を迎える。全国平均は全死者数の1割ほどで、旧永源寺町の在宅死の高さは際立っている。

九里さんが一枚の名刺を取り出した。肩書に「おいでぇな高野　代表」と記されている。「高野」

はここの地区名だ。２０１７年に有志13人で立ち上げたグループだという。カラオケやグラウンドゴルフ大会、地域史の勉強会などを企画し、地域の人たちが集まる機会を増やす。

「行事を通して、皆の体調とか暮らしぶりとかが分かるんです。そんな話をね、チームの会議で世間話をしながら花戸先生に伝えるんです」

住民らに「花戸先生」と頼られる、永源寺診療所所長の花戸貴司医師がチームのけん引役を務める。

普段から顔を合わせ、話がしやすい関係。それが、いざというときに威力を発揮する。チーム永源寺ってそういう集まりなのですか？　花戸医師に聞いてみた。

「例えば、認知症になってもやれること、できることはいっぱいある。家や地域にはその人の役割や居場所があるんです。病気になっても、その人なりの生活を続けた方がいい。それをいろんな職種の人で、地域で支えようというのがチーム永源寺なんです」

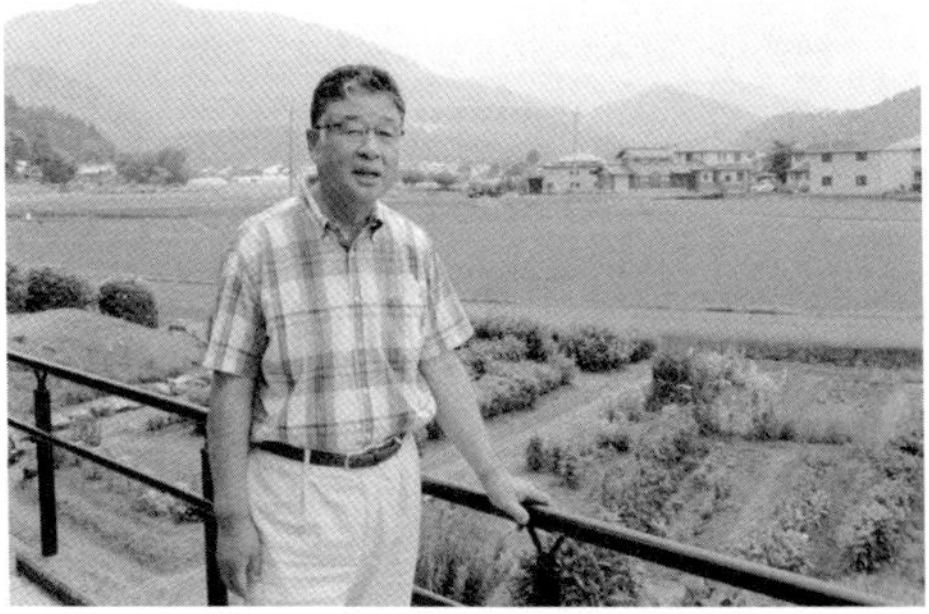

住民の一人として、チーム永源寺に加わる九里重義さん＝滋賀県東近江市

母の異変ご近所がキャッチ

川沿いの国道を車で進む。運転するのは永源寺診療所所長、花戸貴司医師だ。私たちは診療所から約10キロ離れた上田満さん（93）、昌子さん（85）夫妻の訪問診療に同行した。

「昌子さんは重い認知症、満さんは寝たきりです。息子さんが向かいの家で暮らしています」。車中で花戸医師が私たちに説明してくれる。

夫妻の家に到着すると、満さんは和室の介護ベッドで、あおむけになって目をつむっていた。3月ごろに大腿骨《だいたいこつ》を折り、寝たきりになったそうだ。隣で横になっていた昌子さんが起き上がり、花戸医師を見て「はな、はな」と口にする。花戸医師が「当たってる」と頰を緩めた。

上田さん夫妻の斜め向かいに住む長男哲《さとし》さん（59）を訪ねた。両親の介護生活は4年半ぐらいになるという。初めは満さんが大腸がんの手術を機に弱ってしまい、昌子さんが面倒を見ていた。ところが、昌子さんにも異変が見られるようになる。ちょっとした変化に気付いたのは家族ではなく、近所の人だった。

哲さんが当時を振り返る。「すぐそばのお寺で地域の住民が集まる会があって、そこで母が何回も同じことを話したり、物忘れをするようになったりして…。みんなが『おかしい』って」

昌子さんは病院で認知症と診断され、あっという間に食事を作れなくなった。満さんの体もさらに弱り、花戸医師の訪問診療が始まる。

哲さんや妻のきよみさん（58）には仕事があり、日中は両親だけの生活になる。「2人がもう少し元気な時、『このまま一緒にいたい』と言っていた。不安もあるけど、ここまできたら自宅で過ごさせてあげたいね」。哲さんがしみじみと語った。

「元気かー」。上田さん夫妻の家を近所の人たちが訪れ、声を掛ける。散髪屋を営んでいた女性は、はさみやバリカンを手にやってきて、夫妻の髪を整えてくれる。

「それに、花戸先生やケアマネジャーがうちの妻のことを気遣ってくれ、本当に助かっている。先生には『朝起きて、父の心臓が止まってても救急車は呼ばず、先生に連絡する』って話してる」

淡々とした哲さんの口調に覚悟がにじむ。

10年かけ築いた結びつき

滋賀県東近江市の旧永源寺町に住む上田満さんに最期のときが近づいている。満さんは妻の昌子さんと2人暮らし。昌子さんは重い認知症だ。

斜め向かいに長男の哲さん一家が住んでいるが、哲さんも妻のきよみさんも、日中は仕事で留守にすることが多い。それでも「2人でずっと過ごしたい」と話していた両親の意思を尊重し、住み慣れた自宅で介護することを選んだ。

哲さんの選択を、きよみさんの助けと花戸貴司医師への信頼が支える。「妻には感謝している。先生は、困ったときに頼れるところがあるっていう安心感が大きい。自分たちの先生っていう感じだな」

10月最後の日曜日、満さんは自宅で息を引き取った。妻の昌子さんと、哲さん夫妻がそばにいた。穏やかな表情だったという。

私たちは診療所で花戸医師の話に耳を傾けている。

旧永源寺町は交通が不便で、医療や介護の人材も不足している。「患者も家族も家で最期を迎えたい。じゃあどうすれば、今ある人的な資源で、家で安心して最後まで暮らせるようにできるのか」

考えた末に行き着いたのが「地域」だった。「こちらから助けを求めに行きました。『こんなおじいさんがいるけれど、どうしたらいいやろ?』って。民生委員に、近所の住民に相談を持ちかけた」。すると、住民からも困りごとを相談されるようになる。「10年ぐらいかかったかな。腹を割って話せ

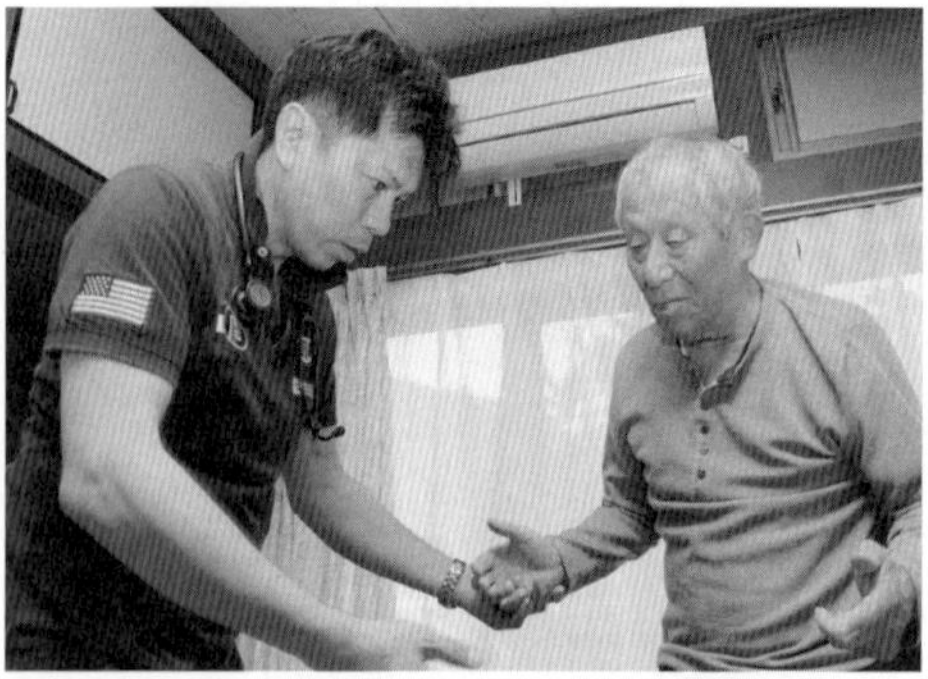

訪問診療する花戸貴司医師＝滋賀県東近江市

るようになるのに」と思い返す。

相談が相談を呼び、人と人がつながって、何となく集まりができた。それが「チーム永源寺」。中心に花戸医師。事務局はなく、集まって情報を持ち寄り、関係を築く。いざというときは協力し合う。緩い集合体だが、強く結びついている。

花戸医師は取材中、何度か「永源寺の取り組みは、都市部でもできると思います」と口にした。都市部には趣味の仲間や勤め先の同僚など、地方のコミュニティーとは違う結びつきがある。「この指止まれって感じで、医療や介護の専門職と、そういうコミュニティーとを結ぶ。そして地域をつなげる。できますよ」

私たちはヒントを探しに東京へ向かった。

「ホスピスチーム」率いて

東京駅から電車とバスに1時間ほど揺られ、閑静な住宅街の停留所で降りる。私たちは東京都小平市にいる。しばらく歩くと、学校のような3階建ての建物が見えてきた。「ケアタウン小平」だ。

1階には在宅医療専門クリニックと訪問看護ステーション、デイサービスセンターが入っている。２、３階は賃貸住宅の「いつぷく荘」で、21部屋に一人暮らしの高齢者や夫婦が暮らす。

敷地内の芝生のグラウンドで、小学生ぐらいの男の子２人が遊んでいた。利用者や入居者だけでなく、地域の人も自由に出入りできる。

クリニックで、院長の山崎章郎《ふみお》医師（72）に話を聞く。山崎医師は１９９４年、小平市の隣、小金井市にある病院で独立型のホスピス棟をつくった。そこで「ずっと家にいたかった」という患者の声をよく聞いたという。

どうすれば願いをかなえられるのだろう。ヒントを探そうと、２００１年10月から休職し、東南アジアのホスピスや福祉国家として知られるデンマークを訪ねた。

視察を重ね、たどり着いたのが「ホスピスチーム」だった。医師や看護師が連携し、終末期の患者の自宅で診察する。こうして２００５年、ケアタウン小平が生まれた。

１階に医療施設、２、３階に住宅。周辺に住む人たちも訪問診療の対象に入れた。「在宅医療はチームワークが大切。拠点があれば医師と看護師が直接やり取りでき、患者のニーズに近づけ

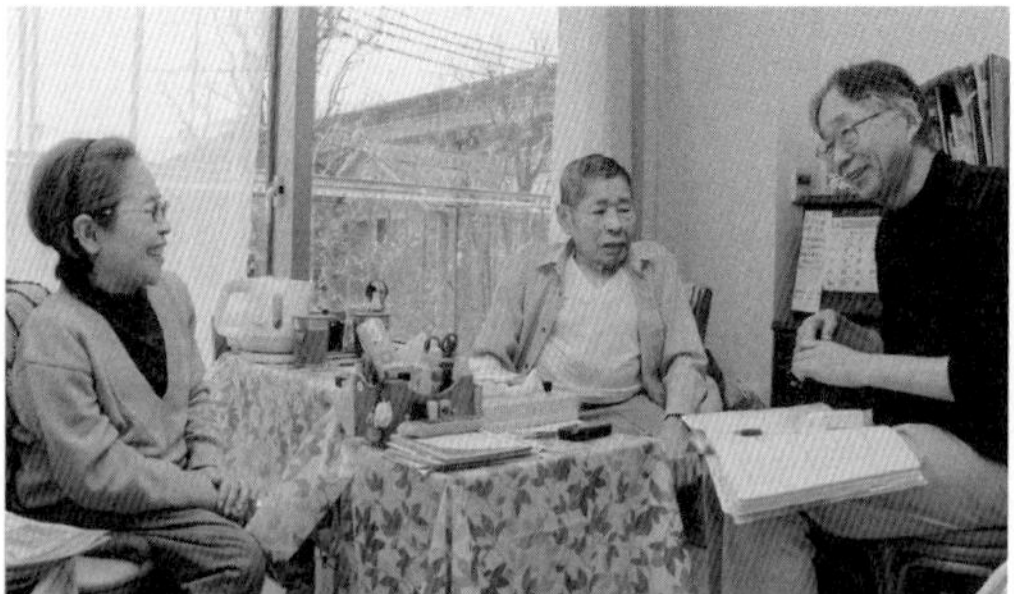

「いつぷく荘」に暮らす竹下さん夫妻を診療する山崎章郎医師（右）＝東京都小平市

ます」。山崎医師が力強く言った。

クリニックを出た山崎医師が「いつぷく荘」の一室を訪ねる。竹下正義さん（83）、百合子さん（72）夫妻が住んでいる。2人とも幼い頃に結核を患い、正義さんは肺の機能が落ちているそうだ。山崎医師が正義さんの血圧を測る。体調を尋ねた後、「これで終わりますね」と声を掛け、力強く手を握った。

なぜ手を握ったのですか？　部屋を出た後、そう尋ねる私たちに山崎医師が笑って答える。「いつも最後はみんなと握手するんだよ。『あなたは私と、ちゃんとつながってますよ』っていう思いが伝わるじゃない」

住み続けられる安心感

東京都小平市にある「ケアタウン小平」を訪れた私たちは、1階のデイサービスセンターで岡安雄さん（76）に出会った。エプロンとバンダナを着け、利用者の昼食を準備していた。

ケアタウンでは地域住民ら約100人がボランティアで、デイサービスのほかグラウンドの芝生の手入れなどを手伝う。岡さんはその一人だ。

ボランティアは、まず妻の恵子さんが始めた。「私は退職後、趣味の絵画ぐらいしかしてなかったから、妻が声を掛けてくれたんだろうね」。岡さんが懐かしそうに言う。

恵子さんは昨年1月、長年暮らした自宅で亡くなった。67歳だった。

恵子さんは大腸がんが肺に転移していたが、最後まで「家にいたい」と望んだ。自宅マンションはケアタウンから歩いて数分のところにある。ケアタウンの在宅専門クリニックに訪問診療を頼んだ。

クリニックの山崎章郎医師がやってくるようになり、痛みがあれば医療用麻薬で取り除いてくれた。在宅なので自由はある。体調のいい日は酸素吸入用のボンベを持って、夫婦で買い物や食事に出掛けた。亡くなる3日前には、長男と長女、孫が集まって食事をした。「翌日も僕が作った料理を食べ、好きな音楽を聴いていていました」

人生の終わりが近づく中、恵子さんの望んだ暮らしが続いたのだろう。穏やかな最期だった。岡さんの隣で寝ていた恵子さんの息が、いつの間にか止まっていた。

「山崎先生が痛みで苦しまないようにしてくれた。患者だけでなく、一緒に住む家族のケアにもつながっていると

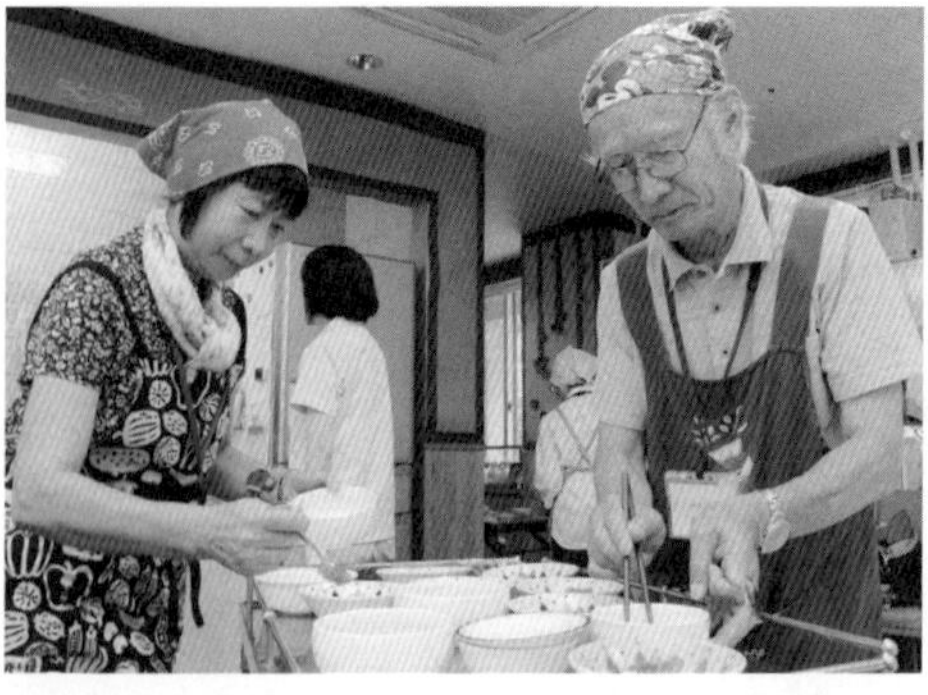

ケアタウン小平でボランティアを続ける岡安雄さん（右）＝東京都小平市

思ったね」

岡さんは一人暮らしになった。日々の中で、ケアタウンの存在が大きくなっていくのを感じるという。「これからどうなるのか不安はあるけど、認知症になってもここのデイサービスが利用できるしね。ケアタウンがあることが、地域に住み続けられる安心感につながっている」と顔をほころばせる。

ケアタウン小平の開設から14年。山崎医師たちは、自宅での最期を望む約千人の患者と家族を支えてきた。

最期まで　この町とともに

東京都小平市にある「ケアタウン小平」には、在宅医療専門クリニックやデイサービスセンター、高齢者らが暮らす賃貸住宅「いっぷく荘」が入る。芝生のグラウンドや子ども向け図書室があり、地域の人も出入りできる。

住民にとって、どんな場所なのだろう。「安心して子どもを遊ばせられる場所です」と話すのは、近くに住む真道《しんどう》美恵子さん（58）だ。ケアタウンができる前年の２００４年、隣の小金井市から家族で引っ越してきた。

ケアタウンが完成すると、園児だった長女はデイサービスセンターでお年寄りと遊び、次男はグラウンドでサッカーを楽しんだ。秋のイベントでは露店が並び、家族みんなで訪れた。

10年ほど前の秋のことだ。美恵子さんは、肺がんを患っていた父の宮坂昭二さんにケアタウン内の「いつぷく荘」への入居を勧めた。母の悦子さんも病気で、横浜に住む美恵子さんの姉のところに移っていたが、昭二さんは長野で一人暮らしを続けていた。医者嫌いの昭二さんも、自室での訪問診療ならと納得したようだ。

年が明けると、昭二さんは寝て過ごす時間が多くなり、次第に衰弱していった。2月14日未明に最期を迎える。同じ日の朝、悦子さんも姉の家で息を引き取った。

父と母の死を思い起こしながら、美恵子さんは「ケアタウンは地域に開かれていて、昔から子どもがお世話になり、父もここで亡くなった。自分が暮らす地域にこういう場所があって、本当に幸運だった」と話した。

私たちはケアタウンの在宅医療専門クリニックを訪れ、院長の山崎章郎医師にこれまでの歩みや手応えを聞いてみた。

「オープンから10年ぐらいたつと、自分や家族が病気になっても『ケアタウンがあるから相談してみよう』という雰囲気がまちに生まれてきました」。運営を支えるボランティアは今では約100人を数える。遺族会もできた。

「一人一人の死がいろんなつながりを残し、一人暮らしになっても最期まで居られる地域になっているのかなあって。そう思います」。山崎医師が手応えを口にした。

滋賀県の旧永源寺町。東京都小平市。地域でつながることで住民は安心感を覚えている。真ん中に、人々を支える医師の思いがあった。

理解者いる場所が住まい

私たちは相生市南部の相生《おお》地区を訪れている。高齢化率は50％を超え、小学校の全校児童は40人に満たない。

空き家が目立つ住宅街の中に、大きなモクレンの木が目印の高齢者向け賃貸住宅「もくれんの家」がある。

木造の平屋。近くの小規模多機能型居宅介護事業所「さくらホーム　おおの家」を運営する会社が空き家を改修し、2010年に利用を始めた。ここに認知症がある男女4人が暮らす。

10月中旬、私たちが「おおの家」を訪ねると、施設の前で週1回のリヤカー販売が開かれていた。地域の買い物不便を解消しようと、野菜やパン、花を売っている。

「いらっしゃいませー」。笑顔で接客していたのは、もくれんの家で暮らす出家《でいえ》サツキさん（90）

だ。スタッフに「看板娘やねー」と冷やかされている。

造船所に勤めていた夫と、3人の子どもを育てた出家さん。4年ほど前から認知症の症状が現れた。その後、身の回りの世話をしていた夫ががんで体調を崩し、入院してしまう。夫の退院を機に夫婦で移り住んだのが、おおの家だった。昨春、出家さんは夫をみとると、もくれんの家に入った。

接客中の出家さんが、私たちに「店番は素人やけど、おもしろい」と話してくれる。美容院を営む女性が買い物にやって来た。出家さんがカットに行くと「気持ちが明るくなるから」と言って、爪もきれいにしてくれるらしい。いつの間にか、ご近所さんの女性が店番に交ざっている。顔見知りという出家さんは「みんな、しゃべるばっかり」と笑顔だ。

少し離れたところで、「おおの家」のスタッフで理学療法士の渡部政弘さん（38）が目を細めていた。「住まいって建物だけじゃなく、人とのつながりなんですね。理解してくれる人がいるから住み続けられる。だから、地域とつながりたいんです」

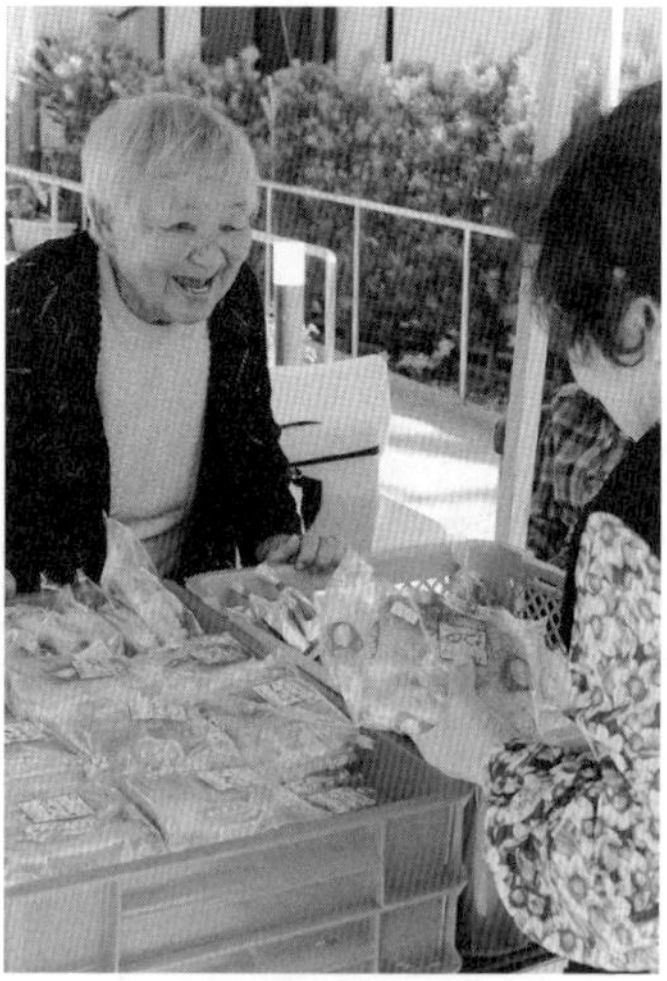

「リヤカー販売」で接客をする出家サツキさん＝相生市大谷町

もくれんの家には出家さんのほか、80代の男女3人が暮らしている。みんな認知症があり、物忘れだったり、火の始末や身の回りのことが苦手だったりする。洗濯は自分でして、庭の草引きもする。

常駐の管理者はいない。どんなふうに暮らしているのだろう。私たちは、もくれんの家に向かった。

認知症「困った人」じゃない

高齢者向け賃貸住宅「もくれんの家」では、認知症がある男女4人が共同生活を送っている。食事や入浴は、近くの小規模多機能型居宅介護事業所「さくらホーム　おおの家」のサービスを利用する。

訪ねてきた家族と会ったり、公民館の体操教室に参加したり、近くの美容院に行ったり。「できる部分は自立しながら、地域のコミュニティーの中で生きる。認知症の進行が遅く、介護度が下がった人もいます」。理学療法士の渡部政弘さんが教えてくれた。

毎朝、「おおの家」のスタッフが見守りに行く。入居者がごみを部屋に隠していることもあるが、捨てる場所を分かりやすく伝えれば、自分で処理する。季節に合わない服を着ていたら、話をして着替えてもらう。「苦手なところはフォローすればいいんです」と渡部さん。

そして、入居者の多くが「もくれんの家」や「おおの家」で最期を迎えてきた。

渡部さんたちと話をしながら、私たちは認知症のことをどれだけ理解しているのだろうと思った。

「おおの家」の副施設長で看護師の辻下奈美さん（56）が、こんな話をしてくれた。まだ病院に務めていたころの経験だ。「あの頃はね、認知症の人は『困った人』だと思ってたのよ。体の一部しか、病気しか、見てなかった。介護の世界で働くようになって、その人の全部を見るんだって分かったんよね」

「認知症の人は『困った人』じゃないんよ。忘れたり、言うことが理解してもらえなかったりするけど、その人が困った人なんじゃないの。接していた私が困っていただけなの」

「もくれんの家」ができたのは２０１０年だ。庭を開放し、住民向けの催しも開いてきた。入居者と住民が触れ合う中で理解が広がる。私たちは近くの理容店で男性店主（70）に話を聞いた。

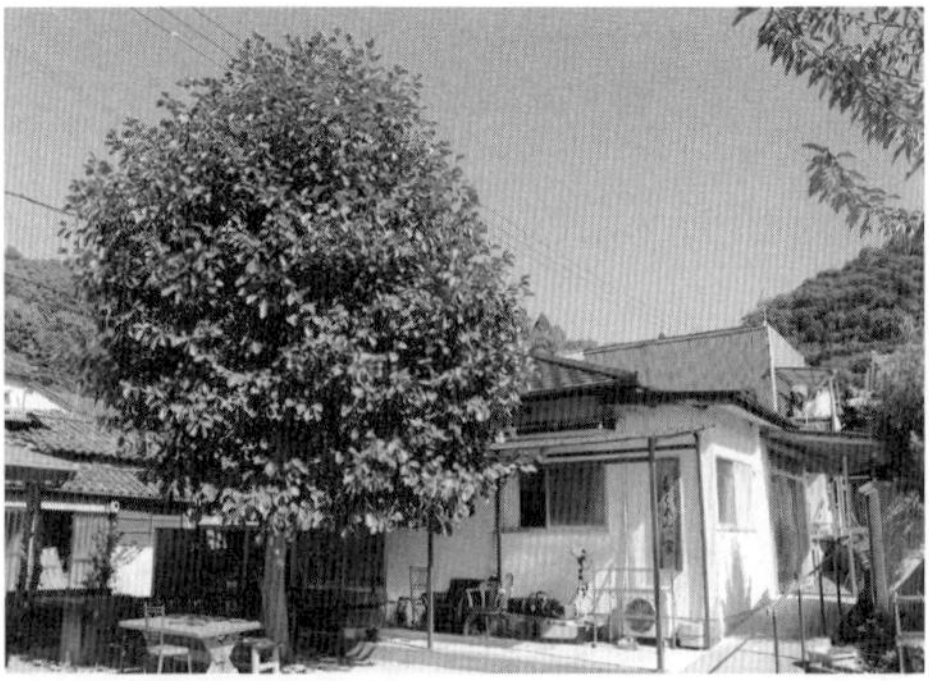
高齢者向け賃貸住宅「もくれんの家」。庭に大きなモクレンの木が育つ＝相生市

「夜11時ぐらいにテレビを見てたら、おばあちゃんが扉をコンコンって。はだしで立っててね。2回あったよ」。すぐに「おおの家」に連絡した。「スタッフも入居者も、みんな顔なじみ。特別なことちゃうよ」

「もくれんの家」は、そんなご近所さんに支えられている。

超高齢化はおもしろい

「もくれんの家」の庭で、月1回の「いきいきサロン」が開かれていた。認知症がある入居者に加え、地域のお年寄り約30人が集まった。

傘踊りや三味線を披露し、炭坑節に合わせてみんなで踊る。人一倍笑顔だったのは「もくれんの家」で暮らす出家サツキさんだ。「楽しいねえ。ふるさとの味がする」と話してくれる。

小規模多機能型居宅介護事業所「さくらホーム　おおの家」のスタッフとともに、月1回のサロンを企画するのは地域の女性グループだ。開催日の前日になると、一人暮らしの住民に声を掛けて回る。

代表の八木和美さん（79）が言う。「『行くわ』って言ってた人が来てなくて、また誘いに行ったら『何のこと?』って。軽い認知症やね。そんなこともあるので、どんどん集まる場をつくって、仲間をつくって元気にならな」

サロン以外にも、お酒を楽しむ「紳士達の夜の集い場」を月1回開く。〝仕掛け人〟は「おおの家」の施設長で、「ふみちゃん」と親しまれる羽田冨美江さん（63）だ。理学療法士でもある。

「認知症の人や体が不自由な人が、地域で住民として暮らしていけるまちをつくりたいんよ」。縁側に腰を掛け、羽田さんが話し始める。

相生地区で生まれ育ち、結婚後は広島県福山市の病院に勤めた。義父の介護を機に15年前、福山で小規模多機能型居宅介護事業所「鞆の浦・さくらホーム」を開いた。

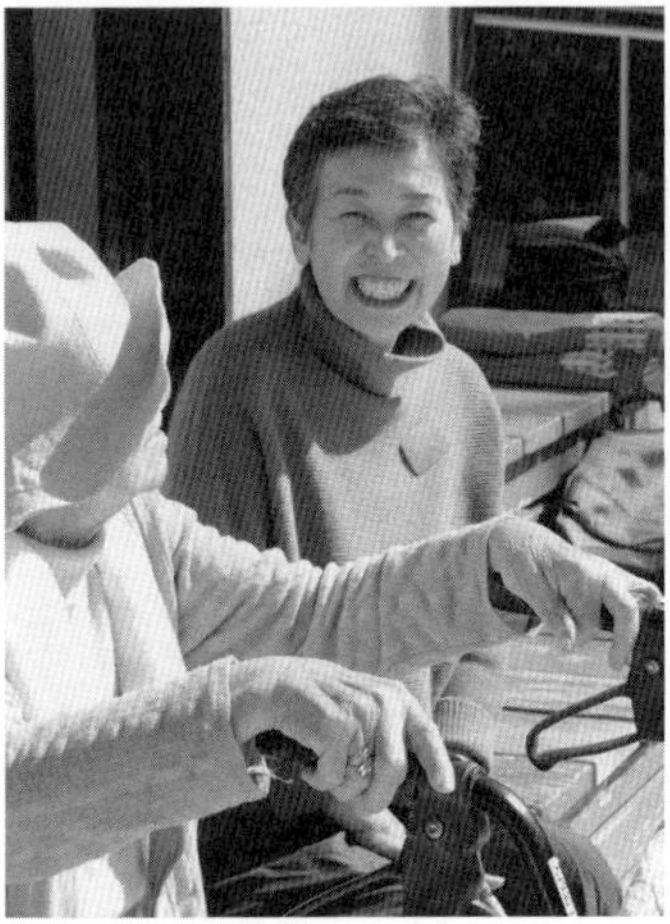

笑顔でお年寄りと話す「さくらホーム　おおの家」の施設長、羽田冨美江さん＝相生市

脳梗塞を患った義父は半身まひになり、気を落として家から出なくなった。だが、秋祭りの準備に顔を出したとき、「どうしたらいい？」と声を掛けられたことで気持ちが一変する。「わしがやらんと」と、やる気になった。

「地域に受け入れられることは生きる意欲になるんですね」。羽田さんは２００８年、地域密着を掲げて故郷で「おおの家」をつくった。

話を聞いていると、縁側を爽やかな風が抜

けていく。

「超高齢化はおもしろいよ。一人暮らしが多くなると、周りがお節介になるから。わがことになるから。そうなれば、地域に変化が起きてくる」と羽田さん。

そうなれば、人と人がもっとつながる。「これからますますおもしろくなるよ」

「頼れる人、いません」

私たちは滋賀県東近江市や相生市などで、認知症や終末期の人たちを地域で支える様子を見てきた。ほかに各地で相談窓口の開設などの動きが広がるものの、支援が届かない高齢者、1人で介護を抱えて悩みを深める家族はまだまだ多い。

連載の最後に、近畿地方の刑務所に服役している山田弘子受刑者(70)=仮名=の話をしたい。

山田受刑者は2018年9月、神戸市の自宅で認知症だった夫で70歳の孝夫さん=仮名=を殺害したとして逮捕された。

私たちは2019年5月、神戸地裁の法廷で初めて山田受刑者の姿を見た。灰色のブラウスとズボンをはき、白髪を後ろで束ねている。開廷前からずっと泣いていた。裁判では、2人は1983年に結婚し子どもはいなかったこと、孝夫さんが2016年にアルツハイマー型認知症と診断されたことなどが明らかにされた。
被告席の山田受刑者が弁護士の問いに答えていく。「トイレやお風呂で機嫌が悪くなる。肉体的にしんどかった。トイレでお尻を拭こうとすると『きちゃない、はよ取れ』と言われる。睡眠はあまり取れていなかった」
質問が犯行当日のことに移る。殺害方法はベルトやストッキングで首を絞め、座布団で顔を押さえつけるなどしたとされる。「主人のベルトが目に入ったとたん、首にかけていた」と山田受刑者が振り返った。
弁護士「当日まで普通に過ごしていたのに、なぜ?」
山田受刑者「前日かその前の日、寝る時に『ご飯まだ?』と言われ、『食べたでしょ』と返すと、いきなりほっぺたをたたかれ頭を殴られた。不安が増しました。すごく疲れていて腰が痛くなってきていたし、動けなくなったらどうしよう、と。今は私のことを『おかあちゃん』って呼んでくれてるけど、誰か分からなくなったらどうしようと不安が込み上げた」
弁護士「殺すのは極端な行為だが、どうしてそこまでしたのか?」
山田受刑者「どうしてだか分かりません」
この後、裁判官が質問した。「相談できる人は?」
山田受刑者「いませんでした」

裁判官「（服役を終えて）社会に出た時、頼れる人はいますか?･」

山田受刑者「いません」

「相談すればよかった」

私たちは、認知症だった夫を殺害した山田弘子受刑者の裁判員裁判に通った。「相談に乗ってくれる人は?･」「頼れる人は?･」。裁判官の質問に、被告席の山田受刑者は「いません」と繰り返した。「では、近所づきあいはありましたか?･」。そう問われて、初めて気付いたように、理容業を営む田中明子さん（69）＝仮名＝を挙げた。

「安易に殺害を選択して短絡的」として、懲役3年の判決が言い渡された後、私たちは田中さんに会いに行った。

田中さんの理容店は、山田受刑者の自宅すぐ近くにある。夫とともに、30年以上の客だったという。

「2人はいつも一緒に歩いてた。でも、2人がどこの誰なのか、知る人はほとんどいないと思う。自治会活動もないし、民生委員も誰か分からない」と田中さん。

神戸の都市部の住宅街。ここでも高齢化が進み、飲食店の閉店が目立つ。地域のつながりは見えてこない。

山田受刑者と夫はそれぞれ乳がん、胃がんを患っていた。借金もあった。夫の認知症はどんどん重くなっていく。そして、事件は起きた。

田中さんが言った。「ご主人が認知症なのは知ってたけど、奥さんがそこまで思い詰めてたとは思わなかった。気付いてあげられへんかった」

事件後、田中さんは「ほっとかれへん」と拘置所に手紙を出した。すると、「本当に私は取り返しのつかない事をしてしまいました」と書かれた返事が届く。やりとりは刑務所に移った後も続く。

どんな支えがあれば、よかったのだろう。

9月になり、田中さんは思い切って刑務所に面会に出掛けた。山田受刑者は涙を流して謝罪の言葉を繰り返し、「もっと相談すればよかった」と話したという。

10月、田中さんの元に届いた山田受刑者の手紙には、こうつづられていた。

「私は誰も相談する人が居ないと決め付けていました。本当にごめんなさい」

誰かに相談していれば、様子に気付いて声を掛けてくれる誰かがいれば…。そう思わずにいられない。

いろんな人を巻き込んで

彼女が誰かに悩みや不安を伝えられていたら、誰かが彼女に声を掛けていたら…。今年5月、神戸地裁で殺人事件の裁判を傍聴しながら、私たちはそう思った。

被告席の山田弘子受刑者は、神戸市の自宅で認知症の夫を殺害した罪に問われていた。1人で介護の不安を抱えていたという。開廷前から涙を流し、周囲に相談できる人や頼れる人がいなかったと語った。

懲役3年の実刑判決が言い渡された公判を見届け、私たちはシリーズ第3部の取材を始める。関わり合いながら、地域でつながる人たちの姿を探して。

住民がつながる一つの形が滋賀県東近江市にあった。私たちに「一人暮らしや認知症の人を、医者の往診だけでカバーするのは無理です。お互いに見守り合う関係が欠かせない」と熱く語ったのは、永源寺診療所所長の花戸貴司医師だった。

ここでは花戸医師を中心に医療や介護の専門職、ボランティア、行政の職員、そして住民たちが集まって「チーム永源寺」をつくっている。地域で暮らす人たちの情報を持ち寄り、顔を合わせて話し合う。緩い雰囲気だが、つながりは強い。診療所の新しい所長として患者の思いにどう応えるか。悩んだ花戸医師があちこちに相談を持ちかけ、次第に人の輪が広がった。「この指止まれって感じで、地域をつなげる。どこでもできますよ」

神戸市長田区の医療法人社団理事長、梁勝則医師の言葉も示唆に富んでいた。梁医師の施設では、重い認知症になった地元の住民たちが穏やかに人生の終章を過ごしている。「ここの屋上から自分の家の屋根や知っている場所が見える。そういう環境なら、人生の連続性として『イエス』と言える最期なんじゃないかな」

認知症や重い病気になっても、それまでの営みがプツッと切れてしまわない。近くに家族がいなくても、一人暮らしでも、一人一人の人生が最期のときまで連なっていく。それを可能にするのも地域のつながりなのだ。私たちはそう実感した。

相生市で高齢者向け賃貸住宅「もくれんの家」を運営する介護事業所施設長、羽田冨美江さんは明るい口調で、これからの地域社会を予言した。「一人暮らしが多くなると周りがおせっかいになる。そうなれば地域に変化が起きる。超高齢化は面白いよ」。心強い言葉だった。

一人の医師、あるいは一つの施設の働きかけが地域に広がっていく。私たちは各地でそんな光景を見つめた。

出会った人たちは、つながることで安心を得ていた。互いに干渉し合うものではない。心を配り合う関係、と言えばいいだろうか。そこに、いろんな人を巻き込んでいく。

地域でつながれば、地域が開かれる。超高齢社会へ――。つながりましょう。

読者の声　「見送るまで元気に過ごす」

認知症や終末期の人たちを支える施設や地域を取材してきた私たちの元に、メールが届きました。認知症の家族と向き合う悩みが切々とつづられています。私たちは2人の女性に会いに行きました。

「母がグループホームから退去を迫られています」。そうつづられていた神戸市北区の女性（54）の自宅を訪れると、高齢者施設の資料が積まれていました。母親（86）の入所先を探し、1カ月で10カ所を見学したそうです。

大阪市で一人暮らしをしていた母親は、２０１０年に認知症と診断されました。神戸市内のサービス付き高齢者向け住宅に引っ越しましたが、ある日、昼すぎに出掛けたまま、行方不明になってしまいます。約10時間後に発見されたものの、「責任を持てません」と住宅からの退去を告げられました。２０１７年に移ったグループホームでも、他の利用者とトラブルになったり、物を投げたり…。そして、今年10月上旬に「他を探してください」と言われたそうです。

女性は、有料老人ホームや介護老人保健施設などを見て回りました。過去には精神科への入院を勧められたこともあるそうですが、「母はご飯は自分で食べられるし、トイレも自分でできる。できることがあるのに、入院は決断できませんでした。ありのままで受けいれてくれる施設があれば」と話していました。

取材から3日後、女性から有料老人ホームへの入所が決まった、とメールが届きました。「穏やかに過ごしてくれるのを願うばかりです」と書かれていました。

「自宅介護の現実は過酷《かこく》で残酷なもの。経験したら綺麗《きれい》事は言えません」。姫路市の女性（69）のメールには、そう記されていました。

2013年、夫（69）が若年性アルツハイマー型認知症と診断されました。退職して2カ月後のことでした。3年ほどで症状が悪化します。夜に叫んだり、床を何度もたたいたり。穏やかな性格だったのが怒りっぽくなり、女性は背中を蹴られたこともあったそうです。2016年、夫は精神科病院に隣接する高齢者施設に入所しました。

女性は「一緒に死ぬことばかり考えていた」と涙ながらに振り返ります。介護殺人を扱うテレビ番組を見て「自分もそうなっていたかもしれないと思った」と言います。

今は週1回施設を訪ね、孫たちの写真を見せているそうです。女性を認識できているかどうかは分かりませんが、施設からは「最期までみますよ」と伝えられています。

女性は「あのつらい生活を思うと施設には感謝しかない」と言い、「主人を見送るまで元気に過ごす。それが主人のため、家族のためだと思っています」と話しました。

第4部

独りでも、まあいいか

シリーズ「いのちをめぐる物語」の取材を通して、私たちは人生の最終章の光景を見つめてきた。医師や介護スタッフ、家族が寄り添いながら臨終を迎える。それはどちらかといえば、多くの人が理想とする最期だったのかもしれない。読者から届いた手紙やメールを読みながら、私たちはこんな一文に胸を突かれる。「他人様でもそばにいてほしい」。夫をみとり、今は独りで暮らしているという70代の女性の手紙にあった。家族がいなくても経済的に苦しくても、納得できる最期を迎えられるのだろうか。シリーズ第4部は、独り暮らしの終章に目を向ける。

【2019年12月連載】

「仕方なかった」孤独死

「父のことは、仕方なかったんやって思ってるんです」

私たちは大阪府東大阪市のファミリーレストランで増野節代さん（50）＝仮名＝に会っている。10月半ばだというのに日差しが強く、暑い日だった。

周囲の客を気にしているのだろうか、増野さんの話し声は少し小さい。父親の昌弘さん＝同＝は今年8月、東大阪市の自宅で死後10日近くたった状態で見つかった。85歳。孤独死である。

スマートフォンに残している記録を見ながら、増野さんが振り返る。

近所の人から「1週間ぐらい、お父さんを見ていない」と連絡があったのは、8月10日のことだ。翌日、増野さんは自転車で30分ほどの実家に向かう。合鍵で玄関を開けたが、開閉を制限するドアガードが掛けられている。ドアの隙間に手を入れると冷気を感じた。熱中症は大丈夫そうだ。寝ているのだろう。以前にも同じようなことがあった。

3日後の夜、警察から「異臭がするという通報があった」と連絡が入る。警察官が中に入ると、1階のリビングのソファで昌弘さんはうつぶせで亡くなっていた。死因は分からない。

「私も1、2週間に1回ぐらい、様子を見に行ってたんですけど…」。目の前のコーヒーにほとんど手を付けず、増野さんが話を続ける。

3年前のことだ。増野さんの母親が特別養護老人ホームに入り、父の昌弘さんは独りで暮らすようになった。やがて認知症の症状が現れる。怒りっぽくなった。物を盗まれたと声を荒らげる。

「『ちょっと病院でお話、聞こか』と認知症診断をしてくれる病院に連れて行ったんですけど、『お前、親をばかにしてるんか!』って怒鳴られました」。増野さんが苦笑する。

地域包括支援センターのスタッフが時々、昌弘さんの自宅を訪ねていたが、インターホンを鳴らしても出ないことが多かったらしい。

誰か、一緒に住むことはできなかったんですか? 私たちの問いかけに、増野さんは「仕方なかったんです」とつぶやき、家族の状況を説明してくれた。

増野さんはシングルマザーだ。高校生と中学生、小学生の子どもがおり、家族4人で2DKの賃貸ハイツに暮らす。パートで工場に勤め、スーパーやコンビニでお菓子を陳列する箱を組み立てている。収入は多くなく、生活保護を受給していると話す。

「妹がいたんですけどね、亡くなったんですよ」。4年前、がんで逝ってしまったという。昌弘さんは、ひどく落ち込んだ。

それぞれの家族に、他人には見えない事情がある。老いた父の独り暮らしは避けられなかったのだろう。

「仕方なかった」と話す増野さんだが、一つだけ心を痛めていることがある。

昌弘さんの葬儀の日、葬儀会社の担当者に呼ばれた。納体袋のチャックが少し開けられ、昌弘さんの顔が見えた。おでこの辺りに、虫がわいている。「参列者には見せない方がいいですよね、という確認だったんです」。葬儀でひつぎのふたが開けられることはなかった。

「みんなとお別れさせてあげることができなくて。それは、かわいそうでした」

取材ノートから顔を上げると、淡々と話していた増野さんの目が潤んでいた。

どこにでもいる家族

増野節代さんの父昌弘さんは、紳士服の仕立職人だった。増野さんが子どものころは長屋暮らしで、2部屋のうち一つは昌弘さんの仕事部屋だった。型紙や生地がたくさんあった。

両親と妹の4人家族。「頑固で厳しい父でした。正義感は強かったですね」。小学生のころ、遊びに夢中になって帰るのが遅くなると閉め出された。「夕方の5時をちょっと過ぎたぐらいなんですけど、『もう帰って来るな!』ってね。しばらくしたら母が『もうええで、帰っておいで』って迎えに来てくれるんです」。懐かしい日々。増野さんの表情が柔らかくなる。

増野さんは20代のとき、昌弘さんの反対を押し切って結婚した。5年ほど連絡を取らない時期があったものの、親子関係はいつのまにか修復される。妹が40歳で亡くなり、母は特別養護老人ホームに入った。増野さんは1、2週間おきに仕事や子育ての合間を縫って、一戸建て住宅で独り暮らしをする昌弘さんの様子を見に行っていた。

経済的に恵まれた暮らしではなかったのかもしれない。自転車で通える距離に住む父と娘。けんかはしても仲直りできる関係だったのだろう。

昌弘さんが亡くなり、増野さんは葬儀会社に紹介された業者に部屋の清掃と遺品整理を頼んだ。ホームにいる母のものを含め、使わない物は処分してもらった。

作業が終わって、ばらばらにしまわれていた写真と3冊のアルバムを手に取る。30年ほど前、城崎温泉に行った家族写真を懐かしく眺める。妹もいて、4人で写る。「感謝したいときに親はいないって言うじゃないですか。そう思って連れて行ったんです」

私たちは増野さんの話を聞きながら、自分たちが育ったような、どこにでもいるような、平凡で普通の家族を思い浮かべる。怒ると怖い父、優しい母。子どもたちは独立して家を出て、母はホームに入る。そして、父は独りで亡くなった。孤独死は身近な話だと、私たちは感じている。

現場に残る「SOS」

一戸建て住宅の2階に上がると、尿の臭いと強烈な腐敗臭が鼻を突いた。小バエが飛び交っている。

私たちは大阪市内の住宅街で、遺品整理会社「メモリーズ」（本社・堺市）の仕事に同行している。東大阪市の増野節代さんが、孤独死した父の家の片付けを依頼した業者だ。

この家で独りで暮らしていた大山浩二さん＝仮名＝は10日ほど前、家の中で亡くなっているのが見つかった。70歳。姉が1カ月以上前から何度か訪ね、電話もかけたが連絡が取れなかったという。

「まずは手を合わせます」。作業を担当する横尾将臣社長（50）ら2人がキッチンに立ち、大山さんが倒れていた奥の居間を向いて手を合わせる。私たちも目を閉じ、合掌する。

キッチンの流し台に食器がたまっている。茶わんや皿、鍋にフライパンもある。棚にインスタントラーメンと缶詰。壁に掛けられたカレンダーは3カ月前のままだ。当たり前だが、ここで人が暮らしていたのだと実感する。

片付けの作業が始まる。大山さんが倒れていた居間は、カーペットが焦げたように茶色く変色していた。ビニール手袋をはめた横尾さんが、へらや特殊な薬剤を使って汚れを落とす。今回は応急処置で、家族が家の中に入られるようにする程度らしい。3時間ほどで作業は終わった。

どんな人だったんですか？　私たちは、代金の支払いに訪れた姉に話を聞く。

「年金でほそぼそと暮らし、たまに友人とカラオケに行って。料理も上手で…。でも近所付き合いはあまりなかったですかね」。きょうだいとは盆と正月、お彼岸には顔を合わせていた。

「大山さんですが、ＳＯＳのサインは出てますね」。作業中の横尾さんが教えてくれた。

「ごみが捨てられなかったり、インスタントラーメンの食事が増えたりしているのが分かる。孤立した状態で生きるって大変だと思うんです」

別の日に横尾さんに会うと、これまでに足を運んだ孤独死の現場で撮ったという写真を見せてくれた。その中に、死の直前に書き残したとみられるメモがあった。私たちは目を見張った。

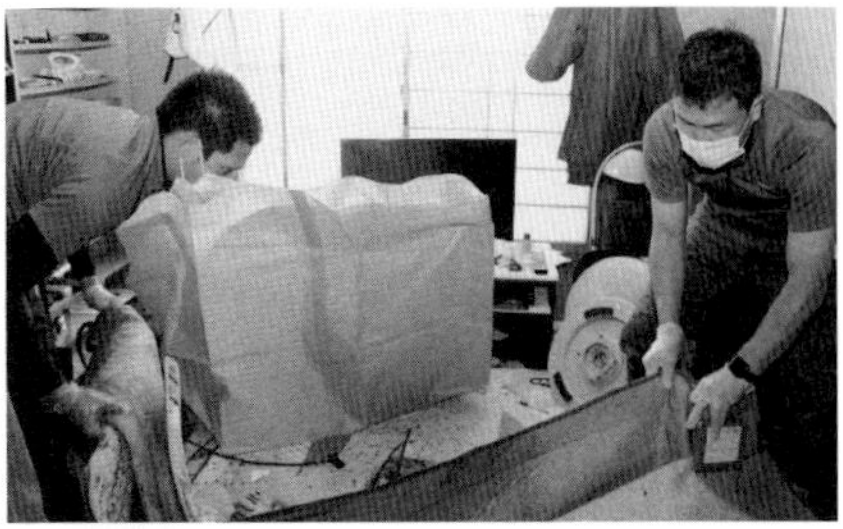

男性が孤独死した部屋を清掃するメモリーズの横尾将臣社長（右）ら＝大阪市内

孤独死はいい、孤立はだめ

「これは神戸の現場にあったものを撮りました」

横尾将臣さんはそう言って、一枚の写真について説明を始めた。手のひらほどのメモ用紙を写した写真だ。

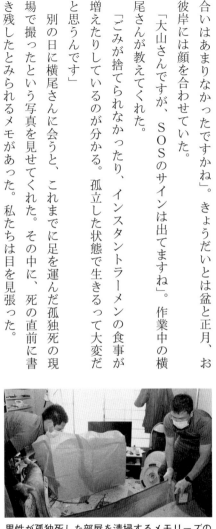

横書きで「さむい」「さようなら」とある。よく見ると「さむい」は鉛筆で、「さようなら」はボールペンで書かれている。続けて書いた文字ではないのかもしれない。

写真を撮ったのは神戸市兵庫区の集合住宅の一室。5年ほど前の春のことだ。70歳を前にした男性が亡くなっていた。布団に横たわり、死後4、5日たっていた。

「物が少なくて、寂しい部屋でした」。1DKで押し入れに服が少しだけ。警備員の仕事をしていたのだろうか、反射材が付いた上着があり、誘導用の棒が転がっていた。

こたつの上に食べかけの弁当が腐った状態で置いてあり、虫がわいていた。メモはその横にあったそうだ。「寒かったけど、苦しかったけど、誰にも相談できなかったんでしょうね」。横尾さんの言葉に、私たちはうなずくことしかできない。

もう一枚、2009年の夏に大阪市内の現場に残されていたメモの写真について話を聞く。冷蔵庫に張られていたらしい。

「明日もまた　生きてやるぞと　米を研ぐ」。誰かの川柳を気に入って書き写したのだろうか。亡くなっていたのは60歳前後の男性だった。近所付き合いはなかったようだ。

「こんな紙張って、『おれは死ねへんぞ！』みたいな感じですよね。年を重ねると経済的、身体的な不安が押し寄せてきて、人とつながってないと頑張れないと思います。それなのにうまく人とつながれず、すごい葛藤してたと思うんです」

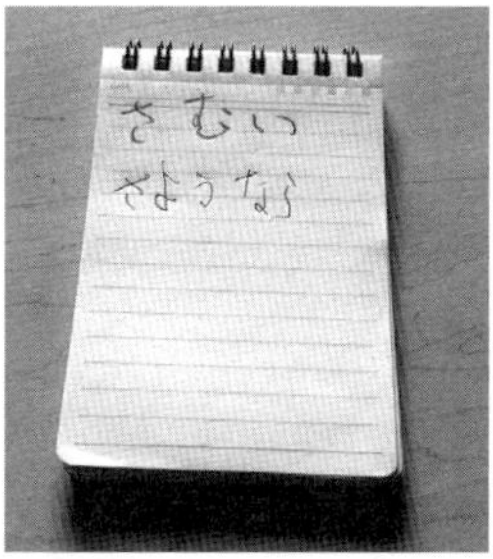

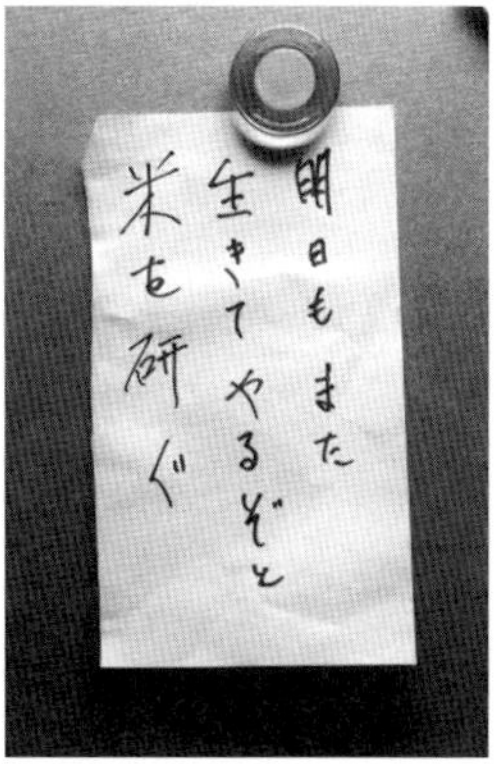

孤独死の現場に残されていたメッセージ（メモリーズ提供）

２００８年に「メモリーズ」を設立した横尾さんは数々の現場に足を運んだ。今年は7~9月だけで約60件。「スケジュールが合わず断ることも多かった。孤独死はなくなりません」。横尾さんはそう言い、言葉を続ける。「住み慣れた家で死にたいっていう人、多いですよね。家で孤独死してもいいと思うんです。でも孤立はだめ。『見つけてあげる』という支え方が必要じゃないでしょうか」

引き取り手なく無縁仏に

雨が降っている。目の前に1台の白いワンボックスカーが止まった。喪服を着た運転手が車の後ろに回りドアを開けると、中のひつぎが見えた。

私たちは尼崎市の斎場にいる。葬祭業の「優和セレモニー」代表、浦西和良さんから、引き取り手のない女性の遺体の火葬手続きをすると聞いて訪れた。女性には内縁の夫がいるが、無縁仏として供養されるらしい。

少し遅れて、浦西さんがやって来る。ひつぎの中の女性は2週間前に83歳で亡くなり、ようやく火葬できることになったと説明してくれた。

浦西さんが窓口で火葬の手続きを済ませ、ひつぎが斎場の中に入っていく。私たちも浦西さんと運転手の男性とともに、遺族が故人と最期のお別れをする告別室に入る。

ひつぎのふたが開けられ、中に白髪の小柄な女性が横たわっているのが見えた。全員で手を合わせる。運転手の男性がたばこを1箱入れた。「内縁のだんなさんに『たばこ好きやったから、入れたってくれ』って頼まれたんです」と、浦西さんが神妙な顔で言う。

遺体の足元にビニールのかばんが見える。亡くなった病院にあった下着や歯ブラシが入っているという。「その人にとって何が大事か分からんから、あったもんは全部入れるようにしてるんです」

ひつぎのふたが閉められ、炉の前へ移動する。ひつぎが炉に入れられ、職員がボタンを押すと金属製の扉が閉まった。火葬が始まる。斎場に入って、わずか5分ほどの出来事だった。

外に出ると、さっきよりも雨が強くなっている。斎場の前に白い霊きゅう車が到着した。運び出されたひつぎには鳥の彫刻がほどこされ、多くの遺族に囲まれている。先ほど、浦西さんと一緒に見送った83歳の女性との違いに、少し胸が痛くなる。

それにしても女性の遺体は亡くなってから2週間、どこで安置されていたのだろう。内縁の夫がいたと聞いたが、どうして遺体を引き取らなかったのだろうか。私たちには、分からないことがたくさんあった。

遺体を引き取れなかった

尼崎市の斎場で無縁仏として弔われた女性の遺体は、火葬までの2週間、大阪市西成区の葬儀会社に安置されていた。ここの社長は、女性の火葬手続きを担当した浦西和良さんの仕事仲間だ。「1カ月おった人もいてますよ」。私たちが訪ねると、社長が遺体を保管する冷蔵室に案内してくれた。いくつかのひつぎと、布にくるまれた遺体が安置されている。同業の仲間に頼まれ、身内が引き取るかどうか確認できるまで置かれることも多い。

無縁仏となった女性には内縁の夫がいたが、遺体は引き取られなかった。私たちはその理由を聞くため、再び尼崎市に向かった。

女性の内縁の夫、本田義郎さん（75）＝仮名＝の住まいは、学生が住んでいそうなワンルームマンションだった。6畳ほどの部屋に独りで暮らす。カーテンレールにシャツが何枚か掛かっている。

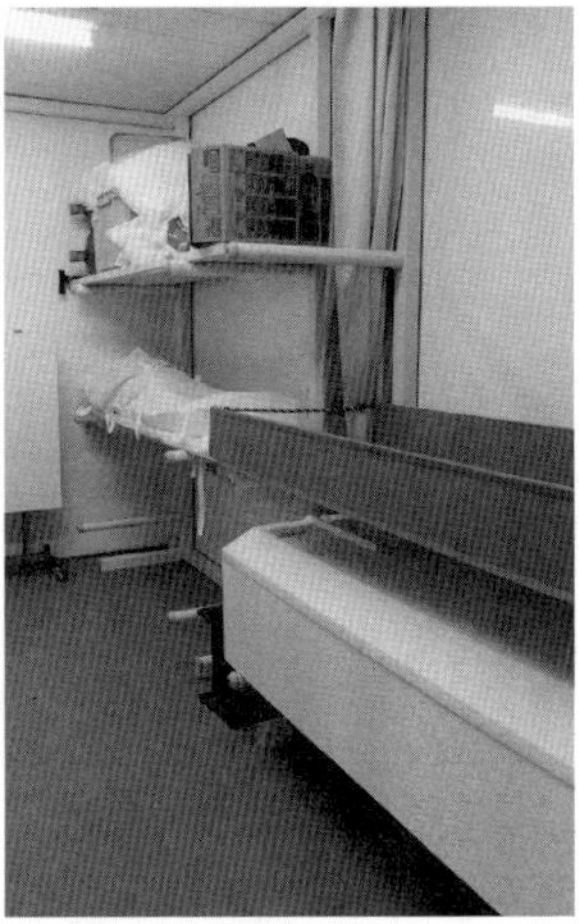

葬儀会社の冷蔵室。遺体が納められたひつぎが置かれている＝大阪市西成区

肺気腫を患い、心臓も悪い。鼻からチューブが延び、その先は酸素を供給する機械につながっている。ヘルパーが週3回、食事や掃除をしてくれるそうだ。「あいつとは若い時から一緒やったから。そら、寂しいよ」。義郎さんが話し始める。時々、むせて言葉が詰まる。

女性は認知症だった。3年ほど前から症状が現れ、薬の管理も、料理もできなくなった。交通事故の影響もあり、車いす生活が続く。介護は義郎さんが担った。

「最初はな、腹立ったんや。曜日は分からんし、薬も飲まれへんし。でも俺、ちゃんとやったよ。しょっちゅう、公園連れて行ったしな」

女性はショートステイの利用中に体調を崩し、病院に運ばれた。「病院行ったら、もう亡くなっててな。俺、『よー頑張った』って声掛けて」

火葬の日、義郎さんは入院中だった。「ほんまは葬儀、したかったんや。情けないけど、体がな…」。そして言葉を続ける。「遺骨もな、ほんまは手元に置いときたい。でも俺もこんな体で、いつ死ぬか分からん。あいつの骨置いて死んだら、なんか粗末にすることになるんやないかと思ったんや」。私たちは黙って話を聞くことしかできない。

尼崎での取材を終えた私たちは、兵庫県の東播地方にある古い団地に向かった。独り暮らしの高齢者が多く住んでいると聞いたからだ。

何とも言えぬ思い残った

私たちは東播地方の団地を訪れている。番号の付いた5階建ての集合住宅が整然と並ぶ。まち開きから50年以上が過ぎ、今では高齢化率が4割を超える。昼間でも行き交う人は少ない。「ここができた時から住む人は私よりも上の世代です。子どもは外に出て、独りか夫婦で暮らす高齢者が多いの」。集会所で住民の林牧子さん（70）が教えてくれる。

林さんは15年ほど前から、民生委員として独居高齢者の生活を見守る。これまでに何度か、住民の孤独死を目の当たりにしたことがある。「最初に携わった孤独死が尾を引きずってるの」。そう言って、林さんが民生委員になって間もない頃に関わった男性の話をしてくれた。

男性は50代ぐらいで妻に先立たれた後、家に引きこもりがちになった。家賃を滞納し、生活保護を申請するように勧めても乗り気でなかったそうだ。林さんは毎日、朝と晩に男性の部屋を訪ね、手紙を添えたおにぎりを玄関のドアノブに掛けたが、いつもそのまま残っていた。

しばらくして、団地の管理者の一行がやって来て「強制執行します」と告げた。男性の部屋から出てきたところへ「元気でしたか?」と声を掛けると、1人が首を横に振った。

男性は生前、腕に黒い斑点があり、体が弱っているように見えた。林さんは「病気があるかもと思ったけれど、何もしてあげられなかった」と後悔を口にする。

男性が自殺したのか、それとも衰弱した末の死だったのか、分からないままだ。

今年9月、林さんが10年ほど関わった男性が自室で亡くなっているのが見つかった。近所の人が階段に漏れ出た臭いで、異変に気付いたという。10月には別の独居男性が部屋で倒れたまま、誰にもみとられず息を引き取った。

「私が担当する号棟だけで孤独死が2カ月続いた。団地全体ではそれなりの頻度で起こってると思うし、起こり得るんよね」と林さん。

「孤独死は携わっていた人や発見者に、何とも言えない思いを残す。本人もつらかったと思うけど、家族もつらいよ」と言って、こうつぶやいた。「私の身内も孤独死しているの」

親族が孤独死　明日はわが身

林牧子さんの兄、植田隆之亮(本名・高史)さんは能楽師で、同じ団地に独りで暮らしていた。

20代に入って両親を相次ぎ亡くし、林さんら妹4人を親代わりとなって育てた。50代で心臓を手術し、入退院を繰り返しながら舞台に立ち続けた。

2007年7月のことだ。林さんが部屋を訪ねると、せきを繰り返し、体調が悪そうだった。病院へ行くよう勧めたが、耳を貸さなかったという。翌朝、再び様子を見に行くと、こたつの横で倒れて亡くなっていた。70歳だった。

「兄は舞台で死んだら本望と言ってました。独りで生きてきて、こういう最期も覚悟してたんじゃないかな」。林さんが淡々と口にする。

翌8月、植田さんの四十九日法要を前に、林さんの長姉の夫が別の団地で孤独死する。連絡を受けて部屋に駆け付けると、義兄が倒れていた畳が真っ黒に変色し、異臭が満ちていた。警察官からは「遺体を直接見ない方がいい」と告げられた。

林さんは、近くに入院していた長姉に夫の死を伝える。「姉は死を覚悟したように見えました。もう生きんでもええんとちゃうかって」。長姉はその1カ月後に病院で亡くなった。きょうだいが見舞った後、病室で独り息を引き取ったという。

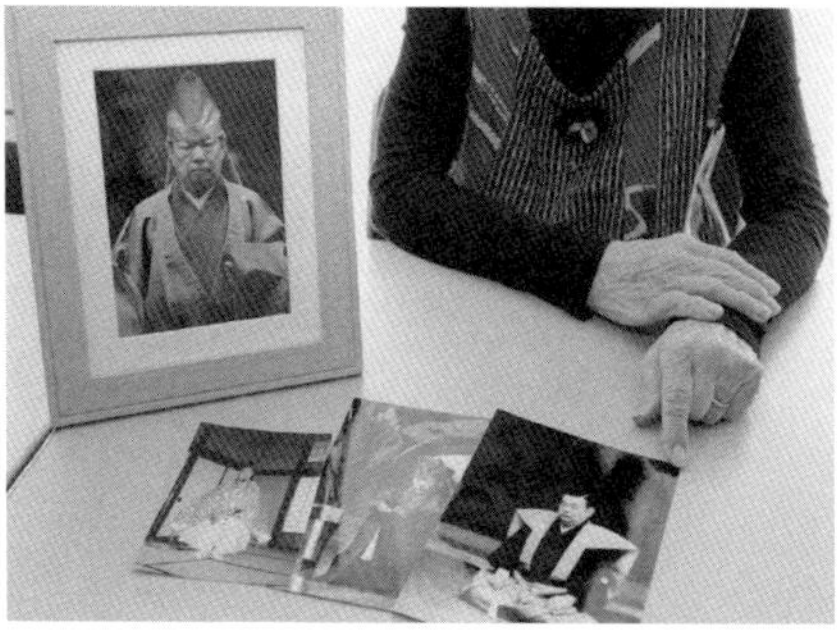

能楽師だった兄植田隆之亮さんの写真を見ながら、最期を振り返る林牧子さん

「なんでこんなにどんどん亡くなるのって。あの時期はつらかった。兄の部屋も1年ほどそのままにしていました」。林さんが目を潤ませた。

孤独死という言葉に明確な定義があるわけではない。つらい話をした後、林さんが私たちの方を見て力を込めた。「誰にもみとられずに亡くなっていくことが孤独死だと思うんです。人はいつ亡くなるか分からない。突然、死ぬこともある。そう考えると、孤独死って誰にでも起こることです。本当に明日はわが身と思いますよ」

聞きながら、私たちは思った。独り暮らしの人って、どのように人生を終えようと考えているのだろう。

最期は家　わがままですか？

「私は70歳の一人暮らしです。夫と長男は18年前に病気で亡くしました」。この秋、こう書かれた手紙が取材班に届いた。

「今年の3月に悪性腫瘍の告知を受けました。膵臓《すいぞう》がんで転移も複数。手術は不可能で完治は望めず」。延命治療は拒み、緩和ケアのみ希望するとし、「出来る限り在宅で」とつづられている。

10月、私たちは差出人の小西明子さん＝仮名＝に会うため、姫路に向かった。

ショートカットで、ほっそりとした女性が迎えてくれる。「20歳で結婚してから、50年住んでいる」という一軒家。和室で向かい合い、病気の経過から教えてもらう。

今春、主治医に余命を尋ねた時のこと。はっきりとした答えはなかったが、「1年ぐらい」と理解したという。それから、兵庫医科大への献体の登録や墓じまいなどの終活を進めてきた。今は抗がん剤を飲みつつ、衣料品を袋詰めする内職や趣味の絵手紙を続けているそうだ。

冷蔵庫に張られたはがきサイズのメモを見せてもらう。救急隊員に宛てて書いた。「延命治療は望みません」と意思表示している。

終始、穏やかに話をしてくれる小西さんに「孤独死への不安はありませんか」と聞いてみる。「独りで亡くなってもそれも運命。夜に亡くなっていても、この隣保では午前中に発見してくれるはずです」と返ってきた。近所の2軒には「雨戸が開かなかったり、洗濯物が干しっぱなしだったりしたら、気付いていてね」と頼んであるという。

突然死は想定内。ただ、「在宅で誰かにみとってもらえたら、理想です」と小西さん。一方で「独りやし、無理かな」とも。話すうちに言葉が熱を帯びていった。

「寝たきりになっても家にいたい。入院した時に思ったんです。病院は風が入ってこない。時間の流れがなくて、生きている感じがしません。私は、家におりたい」

11月末、再び小西さんの家を訪ねる。「今年で最後かな」と思いつつ冬を過ごしているという。

甘酒を仕込んでスダチのジャムを作って。「家で亡くなれたらいいけれど、人に迷惑は掛けたくありません。家におりたいっていうのは最後のわがままかな」

わがままなんだろうか？　そんなことはないはずだ。明快な回答を聞きたくて、私たちは１人の医師を訪ねた。

「円」になって支える

独り暮らしでも、最期まで家にいて、穏やかに旅立つことはできるのだろうか。私たちはその答えを求め、岐阜県に向かった。

11月上旬のこと。ＪＲ岐阜駅から5分ほど歩くと、「24時間・３６５日対応　老々介護の方ひとり暮らしの方」という看板が見えてきた。

着いたのは「小笠原内科・岐阜在宅ケアクリニック」。院長で、日本在宅ホスピス協会会長を務める小笠原文雄《ぶんゆう》医師（71）が、にこやかに迎えてくれる。

孤独死とは異なる「在宅ひとり死」を提唱し、ベストセラーとなった社会学者の上野千鶴子さんとの共著「上野千鶴子が聞く　小笠原先生、ひとりで家で死ねますか？」に登場する「小笠原先生」、その人だ。

私たちは小笠原医師と看護師の車に同乗させてもらい、この日退院したばかりという松原芳子さん（63）に会いに行った。一軒家に独りで暮らす。夫はすでに他界し、子どもは独立している。膵臓がんで肝臓にも転移があり、10月初めに体調不良で救急搬送された。1カ月ほど入院したが、「家に帰りたい」と強く希望した。

松原さんの顔を見て、小笠原医師は「元気になっちゃった?」と明るく一言。前日に病院で面会した時とは表情が違うと話し、「病は気から」と続けた。1階のリビングに看護師、ケアマネジャー、福祉用具の担当ら計9人が集まる。在宅療養について話し合うカンファレンス（検討会議）の始まりだ。

9人の自己紹介に続き、小笠原医師が説明した。「腸閉塞《へいそく》とか、いろんなことが起こるかもしれないけれど、痛み、苦しみは早く取れます。歩けなくなっても、その時、その時の悩みは解決します」

松原さんが言う。「24時間対応してもらえるのが、心強いです」

医療や介護のプロが松原さんを囲むように座り、カンファ

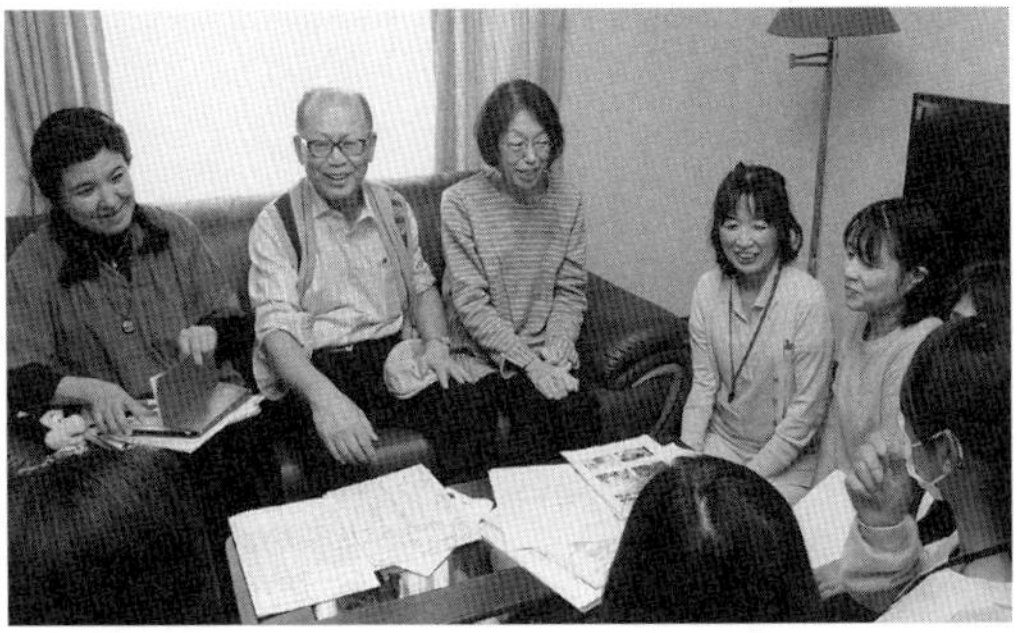

松原芳子さん（中央）を囲む小笠原文雄医師と看護師ら＝岐阜県本巣市

レンスが進んでいく。30分ほどの話し合いで、投薬の量や訪問の頻度が決まった。

その様子をカメラで撮影していた私たちに、小笠原医師が言った。「在宅療養で大事なのは、『○（まる）』になることなんです。つながって、円にならないとね」

松原さんが周囲と目を合わせ、「ふふふっ」と笑った。独り暮らしだけど、独りじゃない。支えるチームがいる。

「独居は孤独」じゃない

松原芳子さんがすでに遺影を用意したといって、小笠原医師や私たちに見せてくれる。

「やり残したことを、これから一つずつやっていきたいです。孫を（名古屋の）東山動物園に連れていきたい」

大好きな韓流ドラマを見たり、好物の生ものを食べたり。「何かあれば夜でも来てもらえるし、安心しています。後は楽に、痛みなく死ねたら…」と静かに語った。

松原さんと別れた後、岐阜市のクリニックに戻る車内で、小笠原医師が話してくれる。「このまま病院にいたら孤独死してた、って話す女性がいてね。人は大勢いるけど、孤独だったたって。家では看護師さんやヘルパーさん、毎日誰かが来てくれて、心が通い、元気になったたって」

天井の雨漏りの跡を見て昔を思い出し、心が温かくなった、と話す患者もいた。「独居は孤独、という概念を覆したいんです」と小笠原医師。平成元年の開院以来、約1500人を在宅でみとった。このうち独居の患者は85人。この3年で33人が住み慣れた家で息を引き取ったという。

最期まで家にいるには、何が必要なのだろうか？

私たちの問いに、小笠原医師は「痛みや苦しみを取る医師や看護師のスキル。24時間態勢で暮らしを支える多職種のチーム」と答えた。

独居こその悩みは多い。トイレに行けなくなったらどうしよう。夜も不安だ。「それなら24時間巡回型の訪問介護や、薬でぐっすりと眠って朝はちゃんと目覚める夜間セデーションなどの方法があります」と小笠原医師。認知症で要介護4だった82歳の女性も自宅で亡くなったそうだ。

お金の不安も聞いてみた。「自費で家政婦を頼んだりすれば金額は膨らむけれど、ほとんどは医療保険と介護保険の枠内で収まる。生活保護の人もいましたよ」

最期まで家にいるには、という問いに再び戻る。小笠原医師はこう言い切った。

「最も大事なのは、人生観や死生観。独り暮らしでも幸せだと本人や家族、親族が知ることです。笑って生きて、笑って死ぬんだったら、独りで死んだっていいじゃない」

私たちは、独り暮らしのみとりに力を入れる岐阜県の小笠原文雄医師を取材しながら、「こういうことができるのは小笠原医師がいるから？　岐阜だけ？」と考えてしまう。

すると、小笠原医師が「兵庫にはこんな人がいるよ」と言って、1人の女性の連絡先を教えてくれた。藤田愛さん（54）という。看護師で、神戸市須磨区にある「北須磨訪問看護・リハビリセンター」の所長を務めている。

小笠原医師が会長の「日本在宅ホスピス協会」が、在宅医療のキーパーソンとして認定する「トータルヘルスプランナー（THP）」の1人。THPは全国に42人いるそうだ。私たちは藤田さんに会いに行った。

事業所は北須磨団地の近くにあった。12人の看護師や理学療法士がいて、約200人の在宅療養を支えている。24時間態勢の「定期巡回・随時対応型」の介護事業所や医師らと連携しながら、独り暮らしの人もケアしてきた。

藤田さんが、ここ数年の記憶をたどって振り返る。脳梗塞の後遺症があった90歳手前の男性は「家族みたいなヘルパーさん」のこまめな訪問に支えられ、団地の一室で息を引き取った。老衰だった。

「病院が嫌いで、病院から〝脱走〟した人もいましたよ」。60代の男性でがんを患っていた。離婚してマンションに独り暮らし。自宅で1カ月半ほど過ごし、呼吸が止まっているところを発見された。

「体調不良で救急車を呼んだけど、やっぱり家がいいと言って戻った人もいました。みんな迷いながら、生き抜くんだと思います」

「今日も明日も、家にいたい。その理由は何か。価値観を理解することが大事です」と藤田さん。そして阪神・淡路大震災のときのことを話してくれた。当時は西宮市の保健所に勤務し、仮設住宅を回った。独居の人も多かった。

「私は保健所の前に病院で働いていたので、『はよ入院させな』とか、そんなことばかり考えていた。ことごとく覆されました。今日一日、ここで過ごしたいのが、この人の人生やって。大切なことを選んで貫いてるんやから、それを見守らないと。そう教えられました」

だから「私の礎は仮設住宅での経験です」。

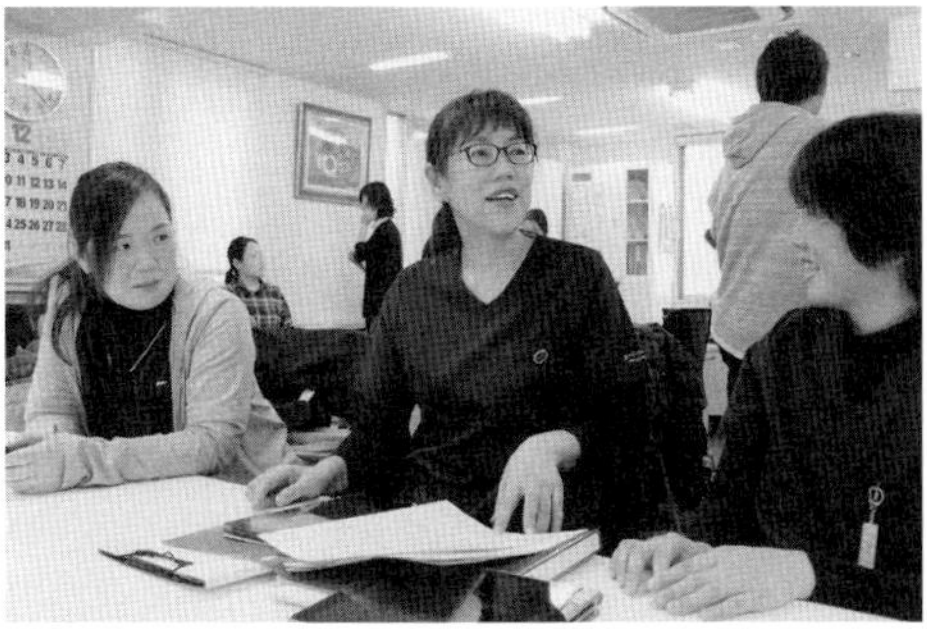

看護師と話し合う「北須磨訪問看護・リハビリセンター」所長の藤田愛さん（中央）＝神戸市須磨区

寂しくない最期だった

バス通り沿いに集合住宅やファミリーレストランが立ち並ぶ。私たちは神奈川県藤沢市のニュータウンにいる。

都市再生機構（UR）の団地の6階に、「ぐるんとびー駒寄」はある。団地の住民や近所の高齢者が利用する「小規模多機能型居宅介護事業所」だ。中に入ると、利用者が新聞を読んだり、スタッフと話したり、自由に過ごしている。運営会社の菅原健介社長（40）に話を聞く。

菅原さんは東日本大震災の避難所でボランティアをしていた。「避難所は多くの人が集住し、『困った』という声が聞こえやすかった。人が集まってる方が、お互いに支えやすいなあって感じたんです」。その経験から、団地に注目したという。

利用者とスタッフがルームシェアしていたことがあった。3年ほど前のことだ。「目の前で起こってることに、僕らは何ができるのか？　そういうことなんですよ」。菅原さんが話し始める。

自宅から「ぐるんとびー」に通う利用者に、川島かづ子さんという女性がいた。アパートに独りで暮らしていたが、転倒することが増え、その度に大声で悲鳴を上げたことから退去を求められた。

「施設には入所させたくなかったんです。環境の変化が苦手で、幻覚も見えていたんで…」。そう振り返るのは「ぐるんとびー」の管理者、神谷直美さん（53）だ。

年金暮らしだったので、団地の一室でスタッフらと同居し、負担を軽減することになる。これまでに2人のスタッフが一緒に暮らした。最後は高栖望《たかす》さん（26）。「帰ると『だーれー？』って声がするんです。歌声が聞こえてくるときも。人の気配がする生活でした」と懐かしむ。

今年10月中旬、川島さんは「ぐるんとびー」で亡くなった。自室からやってきていすに座ったものの、呼吸が乱れベッドに移る。スタッフが代わる代わる声を掛ける中、大きく息を吸い込み、そのまま永眠した。89歳だった。

親族とともにスタッフも、体を清める「エンゼルケア」に加わった。高栖さんは口紅を塗ってあげた。寂しくない最期だったと思っている。

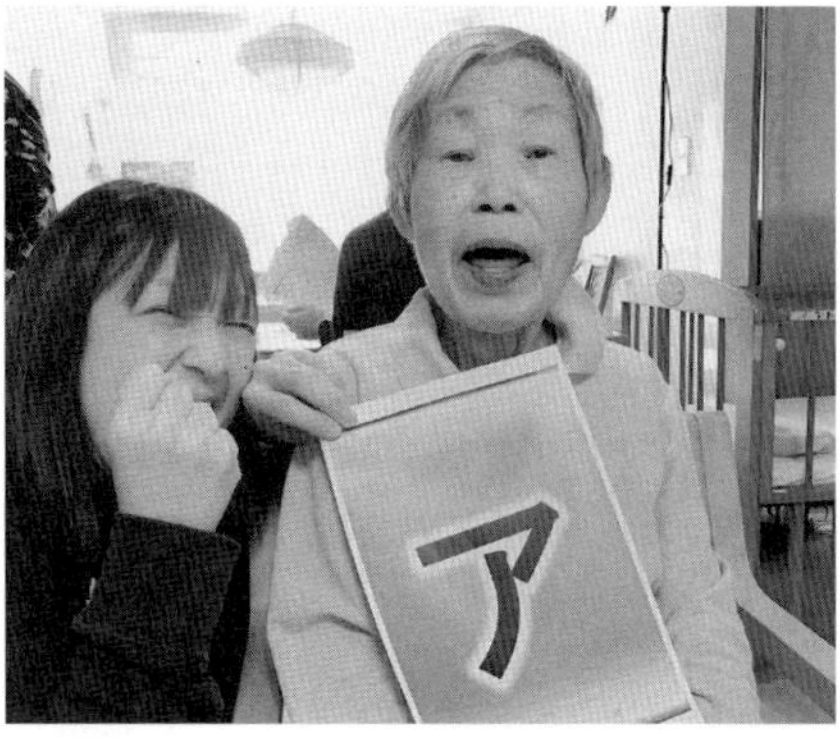

川島かづ子さん（右）と高栖望さん。同居は1年余り続いた＝神奈川県藤沢市（高栖さん提供）

どんな暮らし待ってるの

遠くに富士山が見える。師走の空気が冷たい。私たちは神奈川県藤沢市にある集合住宅「パークサイド駒寄」を訪れている。小規模多機能型居宅介護事業所「ぐるんとびー駒寄」が入る団地だ。

6階の一室で11月末、認知症の女性とシングルマザーの親子とのルームシェアが始まった。

玄関を入ってすぐの部屋をのぞくと、田中道代さん（87）＝仮名＝がテレビを見ていた。若い頃の話を少しする。「銀座にいたのよ。これがいいからね」。指で輪っかを作って教えてくれる。東京で稼いだ後、藤沢で小さなスナックを営んだ。7年前に夫が亡くなり、古い一戸建て住宅に独りで暮らしていた。認知症の症状が現れたのは3年ほど前のことだ。

「ぐるんとびー」で働く孫娘（39）に話を聞く。２０１９年10月、道代さんは台風19号の直撃に備え、娘夫婦のマンションに避難する。「でも台風が去った後も『帰りたくない。独りだし』と言って…」。体調を崩したこともあり、「ぐるんとびー」の宿泊を利用することにした。

さて、どうするか。娘夫婦と同居するにはマンションは手狭だ。道代さんが暮らしていた家で、となると改修費用がかさむ。特別養護老人ホームは待機者が多く、サービス付き高齢者向け住宅は月20万円ほどかかる。「祖母の年金は月12万円で、それ以上になると両親の老後が不安になってしまうんです」

そこへ舞い込んだのが、吉岡史絵さん（47）と息子の伊織君（9）とのルームシェアの話だ。

「10回転んだら、5回見つけてくれればいい」と孫娘は言う。家賃の負担は道代さんの方が多いものの、ありがたい話だった。

私たちはリビングに移り、史絵さんと伊織君の話を聞くことにする。ここに来るまでは自然豊かなところに住んでいたそうだ。「今度は人間関係にどっぷり、はまってみたくて」と史絵さんが笑う。

道代さんとは別々のスペースを使っているが、お互いの気配は感じる。「朝方や深夜にテレビの音が聞こえたりして、人がいるっていう感じがします」と史絵さん。

「伊織も、家帰って1人より、道代さんがいる方がいいでしょ？」

「うん。楽しい」

どんな暮らしが待ってるのだろう。共同生活は、まだ始まったばかりだ。

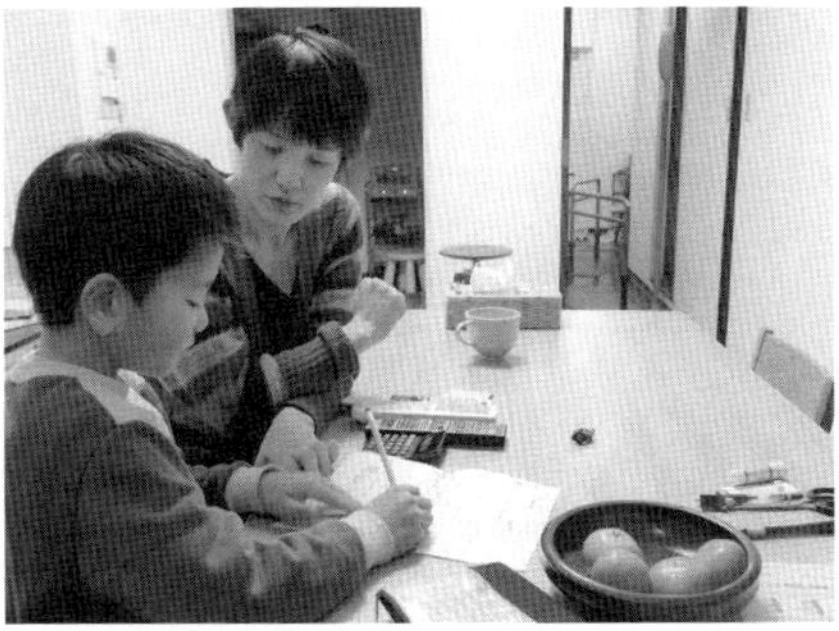
吉岡史絵さんと伊織君。田中道代さんの部屋はリビングの向こうにある＝神奈川県藤沢市

納得の終章、選べれば

独り暮らしの晩年には寂しいイメージがある。独りにさせてしまった、と負い目を感じる家族もいるだろう。それでも連載を読み終えて、「まあいいか」と受け止めてもらえるような物語を届けたい。私たちはそう話し合い、シリーズ第4部を書き進めた。

最初に取り上げたのは「孤独死」だった。大阪府東大阪市の女性の父親は今年8月、死後10日近くたった状態で発見された。誰かが同居できればいいが、女性はシングルマザーだ。生活保護を受給しながら3人の子どもを育てている。妹は亡くなり、母は老人ホームにいる。

誰でも独り暮らしになる可能性がある。誰にもみとられずに逝くかもしれない。私たちはそう実感した。

だが「孤独死」は不幸なのだろうか。「家で死にたいと思う人は多い。孤独死はいい。だけど孤立はだめ。『見つけてあげる』という支え方が必要じゃないですか」。遺品整理会社「メモリーズ」（本社・堺市）の社長、横尾将臣さんの言葉に私たちはうなずく。多くの現場を見てきただけに説得力があった。

「私は、家におりたい」。そんな胸の内を明かしてくれたのは、夫と長男を亡くし、今は姫路市に独りで暮らす女性だ。末期の膵臓がんという。延命治療は望んでいない。住み慣れたわが家で最期を迎えたいという女性は、わがままなのだろうか。岐阜県に向かった私たちは、独り暮らしの「在宅みとり」に力を入れる小笠原文雄医師に会った。

「独居は孤独、という概念を覆したい」と小笠原医師は語る。最期まで家にいるには、24時間態勢で暮らしを支える医師や看護師らのチームが必要と教えてくれた。実際、多くの独居の患者をみとっている。

小笠原医師の紹介で訪ねたのが、神戸市須磨区の「北須磨訪問看護・リハビリセンター」所長、藤田愛さんだ。約200人の在宅療養を支える藤田さんは「みんな迷いながら、生き抜くんだと思います」と話してくれた。

連載の初めに「他人様でもそばにいてほしい」という読者の声を紹介した。私たちはその願いが形になったような取り組みに出合った。神奈川県藤沢市の団地で、認知症の女性がシングルマザーの親子とルームシェア（同居）を始めた。見ず知らずの他人だが、それぞれ経済的なメリットがある。独り暮らしだった女性は、何より人の気配がある生活に安心感を得ているようだった。

独りでの生活でも、終章の生き方や思い描く臨終を選ぶことはできる。不安は完全には消えないけれど、緩やかでもいいから人とつながり、納得できる最期を迎えられたら―。そんな選択肢は確かにある。だったら、独りもそんなに悪くはないはず。私たちはそう思っている。

読者の声

孤独死でも笑顔であれば

独り暮らしの人たちの終末期を連載してきた私たちの元に、読者から手紙やメールが届いています。その一部を紹介したいと思います。

小野市の「篠原医院」院長、篠原慶希医師からは連載の開始直後に手紙が寄せられました。長年、終末期患者の在宅療養やみとりを支えてきた医師で、私たちはその日々をシリーズ第2部「家に帰ろうよ。」で連載しました。

Ａ４用紙2枚の手紙は「私は孤独死という言い方は暗い印象で良くないと感じ、『いわゆる』をつけます」と始まっています。

そして「いわゆる孤独死の何がいけないのかと思います。寂しいもの、かわいそうだと捉えるのは他人の目線であり、本人は本当にそうなのでしょうか。好きな場所で静かに死んでいく、そのどこがいけないのでしょうか」と、私たちに問い掛けます。

遺体を調べる検視の経験から、「風呂場の死、テーブルやトイレで座ったままの死、布団の中の死。発見が早かった人は皆、穏やかな死に顔です」とし、「いわゆる孤独死」の唯一の問題点として、死亡後の発見が遅れることを挙げていました。発見が遅れ、遺体が腐乱したりすることがないよう、「誰かが安否確認をする環境が必要だと思います」とありました。

独り暮らしの当事者からも手紙を頂きました。

末尾に「播磨町の障害年金受給者より」と記した便箋には、「来年かぞえで60歳になる男です。母を亡くして1年6カ月になります。現在、一人、暮らしています」とあり、連載の感想として「読んでよく気持ちが分かります。私は今、一人ぼっちでだあれも、助けてくれない」と書かれていました。

「不安は山ほどあります。体の不調、認知症、ひとりで生活している身には、自分の足で歩けなくなるのはこわいです」とつづったのは、生活保護を受給しているという神戸市の60代の女性です。子どもとはあまり連絡を取っていないと記し、「ある日こっそりと孤独死してるんじゃないかなと思う、今日この頃です。この先のこと…まるで見えないし、正直こわいけれど、ただ1日1日を過ごしていくしかありません」。

4年前に夫と死別し、子どもはいるけれど独り暮らしという60代の女性から届いたメールには、「人生、死はいつでも訪れる。独り暮らしなんだから、孤独死も仕方がない。私自身はそれでいいと考えていました」との死生観が書かれていました。メールは「周りに悲しまれるのが嫌 ニコニコ笑顔で死んでいたい」と締めくくられていました。

第5部

三歩進んで、二歩下がり

　大切な家族が逝ってしまう。父や母、あるいは連れ添った夫や妻、幼い子どもが先立つこともある。長い闘病の末なのか、それとも事故や災害による突然の別れなのか、命の終わり方もさまざまだ。シリーズ「いのちをめぐる物語」第５部は、家族を亡くした人たちの話を届ける。深い悲しみがふと和らいだり、何げない景色や言葉に感情が揺さぶられたり。そうした毎日を繰り返すうちに時間は前へ、前へと進んでいく。各地で遺族の話を書きとめる私たちの取材ノートは日々、膨らんでいった。最初に西宮市で暮らす夫婦の物語から始めたい。

【2020年2月連載】

死別。それでも続く日々

「人って出会いがあって、別れがあって。僕の経験ですけど、『先に死んだ方が楽やなあ』って思ったりしてね。残された者はずっと生きますから」

私たちは西宮市内の喫茶店で、吉田利康さん（71）と恵子さん（57）の話を聞いている。利康さんの言葉に恵子さんがうなずく。夫妻は「命」をテーマにした絵本をいくつも発表している。文章は利康さん、絵と構成はグラフィックデザイナーの恵子さんが担当する。

2人は再婚で、利康さんは21年前に前妻と、恵子さんは17年前に前夫と死別している。

「生まれること、愛すること、生きること、それぞれ大事。でも、いつか終わるということを意識しておかないと。命って、そんなもんじゃないかなあ」と利康さん。

医療者の視点ではなく、患者や家族の目線で「命」の話を伝えたい─。2人で考えた末にたどり着いたのが物語であり、絵本だったという。

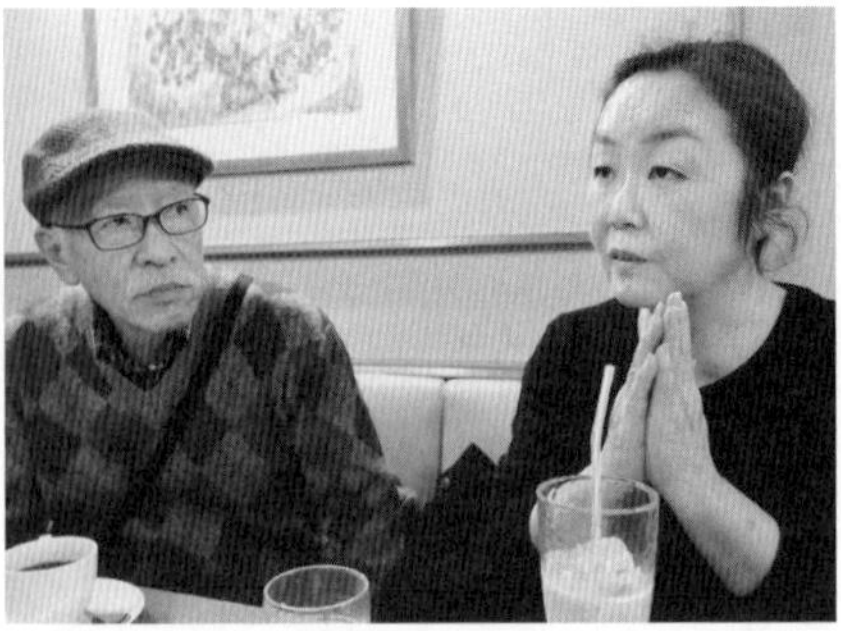

吉田利康さん、恵子さん夫妻。お互い伴侶と死別し、再婚した＝西宮市北口町

初めて出版した絵本は『いびらのすむ家』。利康さんのみとりの体験を基に、亡くなった前妻の章江さんと家族の物語がつづられる。タイトルには「いびき」も「おなら」もできる場所、との思いを込めた。まずは利康さんの話をしたい。

章江さんが急性骨髄性白血病と診断されたのは、1997年秋のこと。当時49歳で、看護師として大阪の診療所に勤めていた。息子2人は大学生と中学生だった。

息子たちにどう伝えようか。利康さんはまず次男を自宅近くの食堂に誘う。好物のカツ丼をかき込む次男に「お母さんな、死ぬかも分かれへん病気なんや」と切り出す。「でも治療したら治るんやろ?」。「先生は『最善を尽くす』って言ってた」。会話はそこで終わる。

同じ日の夜、長男にも「お母さん、白血病なんや」と伝える。長男はぽろぽろと涙を流していた。

大学病院に入院した章江さんは、抗がん剤の影響で髪が抜け、足がひどくむくんだ。「入院が長引くと、見舞いに行くのが怖くなってしまって。『昨日より悪くなってたらどうしよう…』って思うんです」と利康さん。長男と次男も、母親の弱っていく姿を目にするのが怖かったのか、病院に行くことが減っていったそうだ。

「この絵、微妙に2人の間が空いているでしょ」。章江さんとの日々を振り返りながら、利康さんが絵本「いびらのすむ家」のページをめくる。病室のベッドに座る夫婦が、夕暮れの大阪湾を眺めている光景が描かれている。確かに2人の間に少し距離がある。医師に「これ以上、打つ手はありません」と告げられた頃だという。

「この時期は見舞いに行っても10分、20分したら『早く帰って、子どもらにご飯、作ったって』とか言われて…。とにかく一人になりたがってましたね」

1カ月ほどたつと、章江さんに笑顔が増えてくる。何かのきっかけで心境に変化があったのだろうか。利康さんが「これからどうしたらええんやろか…」と弱音を吐くと、ワイシャツの袖をぎゅっとつかんで励ましてくれた。

何度かそんなことがあったある日、章江さんは遠慮がちに「お父さん、話があるんやけど…」と切り出す。「家に帰ってもいいやろか?」。利康さんは即答する。「帰っといで!」

1999年5月14日、章江さんが住み慣れたわが家に戻ってくる。家の中が一気に明るくなる。ここは「いびき」も「おなら」もできる場所だ。

章江さんの最期の日々が始まった。家族とともに。

夫と息子たちに見守られ

章江さんが最期の場所に選んだのは、家族のいるわが家だった。2人の息子は大学生と中学生だった。家族は最期の日々をどう過ごしたのだろう。

「本当に病人？　って感じやったんです」と利康さんが言う。1999年5月14日。病院から自宅に戻った章江さんの表情は、生き生きとしていたそうだ。病院ではほとんど食事を取れなかったが、ファミリーレストランに出掛けて大好きなパスタを口にした。

看護師だった章江さんは育児のためいったん仕事を辞め、子育てが一段落すると再び働き始めた。次男はまだ小学4年生だったので、寂しい思いをさせたと思っていたようだ。病気が分かると、「（次男が）大学に入るまでは生きていたい」と漏らした。

それが無理だったとしても残りの時間は精いっぱい、家族に愛情を注ごうと思っていたに違いない。自宅に戻った章江さんは毎朝、夫や息子たちを玄関で見送った。

退院から半月がたった5月29日、利康さんが朝4時ごろに目を覚ますと、章江さんは上半身を起こし、たんすにもたれていた。

「大丈夫か？」と利康さんが声を掛け、息子たちも起きてくる。すると返事の代わりに、章江さんがニコッと笑った。それが最後のコミュニケーションとなる。

すぐに医師を呼ぶ。強心剤を打たれた章江さんが眉間にしわを寄せる。「体をさすると、手ではらいのけるんです。七転八倒というか、とにかく痛みがきつそうでした」

翌日の朝。利康さんと息子たちが見守る中、布団に横たわっていた章江さんはぐっと上半身を起こし、大きく息を吸い込む。そのまま倒れ、臨終を迎えた。

章江さんの最期の光景を語り終えた利康さんが、疲れた顔を見せる。一呼吸置くと、今度は残った家族のことを話し始めた。

「亡くなって半年ぐらいたってからですかね、困り始めたのは。男ばっかりやからか、会話も減っていくんです。『いただきます』『ごちそうさま』ぐらいで…。僕自身は、酒に助けられたかな」。そう言って、力なく笑った。

悲しみ　時とともに変わる

「死に別れてすぐの頃は、『自分は正しかった』と言い聞かせていました。自分を肯定しないと立っていられなかった」。吉田利康さんは言う。

「悲しみって、時間とともに変化するんですよ。僕が嫁さんに一生懸命にしていたことも、逆に苦しみを長引かせたんじゃないだろうか。そう思うこともありました」

章江さんが逝き、利康さんと2人の息子との暮らしが始まる。家の中は静まり返っていた。そんな生活が半年ほど続いた冬の日、利康さんはペットショップで痩せたシェットランドシープドッグを見つける。店員に聞くと、一緒に入ってきたきょうだいが先に売れてしまい、餌を食べなくなったらしい。

「孤独になって、めし食われへんって、俺と一緒やなあ。そう思って飼うことにしました」

大学生の長男がアキと名付ける。「章江のアキです。『そんなん、お母さんの名前やで。しつけられへんわ！』って言ったりしてね」

家の中が少し明るくなる。しかし1年ほどで、また会話がなくなってしまった。

同じ頃、利康さんは家にあった青いかばんを開ける。章江さんが入院中に使っていたかばんだ。ずっと触ることもできなかった。「あるのは分かってたんですけど、開けられない。過去に触れたくないという怖さですよね。なのにその時は、ちょっと開けてみようか…と思って」。中には歯ブラシやタオル、手帳、血液検査の結果などが入っていた。

利康さんの話に耳を傾けながら、私たちは章江さんの死後、行きつ戻りつしてきた心模様に触れた気がしていた。自身を肯定したり、否定したり。前を向いたかと思えば、喪失感にさいなまれる。そんな日々の積み重ねが続いていたと思わされた。

利康さんの話を聞いた私たちは現在、広島市で暮らす長男の順さん（42）に会うことにした。新しい年を迎え、兵庫に帰省していた順さんに、まず章江さんの病気が分かった頃のことを聞いてみる。すると順さんは困った顔でこう言った。「何も覚えてないんです」

あの頃のこと、覚えてない

章江さんが白血病と診断されたとき、父の利康さんは順さんに病名を告げたと話していた。順さんがぽろぽろと涙をこぼしたとも。でも、当時のことを聞くと、順さんは困った顔をした。

「何も覚えてないんです。たぶん何も考えないようになってたと思うんです。そうじゃないと、生きていけなかった。あの頃の記憶については、『欠損』っていう言葉が一番近いっすね」。当時は大学生だった。

「おかんが死んでしまうのに、何もできない無力感とか、ふがいなさとか…」。順さんは腕を組みながら、言葉を探しているようだ。

章江さんは明るく、元気な人だった。その母がいなくなって、順さんは遊び歩いて家に帰らなくなる。「おやじがね、必死に僕と弟の気を引こうとするんです。ご飯、作ったりね。僕は僕で、反抗期がもう一回来たみたいな感じでした」

だが、海外で暮らしたり、就職で東京に住んだりするうちに、少しずつ母の死に向き合えるようになる。

「就職した後ですかね。おかんの人生、振り返りたいなあって思ったんです」。そして、祖母や伯母に昔の写真を見せてもらう。友達とおしゃれをして写る若い母がいる。勤め先の慰安旅行の写真もある。進路で悩んでいたことなど、初めて聞く話もあった。

「いろいろ聞いてると、母である前に一人の女性なんやなあって。時を重ねていろんな経験を積んで、結婚して、母になって…。そういうのを知ったのが、うれしかったですね」。順さんが笑う。

もうお母さんの死は整理できたのですか。

「完全には無理。でも年々、落ち着いていってますね。もしどっかでおかんが見てたら、喜ぶ方がいい。おかんが喜ぶことをする。それが僕の行動の軸になってます」

順さんが大切にしている物を教えてくれる。ゾウの絵が付いたタオルケット。幼い頃、章江さんがおなかに掛けてくれた。「就職で家を出るとき、押し入れから引っ張り出して持って行きました。もう何色やったんかも分からんけど、捨てられないっす」

居たいけど、近寄れない

21年前に前妻を自宅でみとった西宮市の吉田利康さんは、2005年に再婚した。「僕が生きていくために、再婚しました」。今、相手の恵子さん（57）と夫婦で「命」をテーマにした絵本を発表している。

恵子さんも再婚で、17年前に前夫を亡くした。「絵本を作ってるのって、人のためとか、そんなおこがましいものじゃないんです。絵本を作ることで、胸の中の思いを大事にしてきたということか、整理してきたんです」と話す。

五つ年上だった前夫、堤則夫さんは2003年2月、食道がんと診断される。当時、2人は東京で暮らしていた。恵子さんの話を届けたい。

「私、腰抜かしてしまったんですよ」。恵子さんがくすっと笑う。則夫さんとともに、医師に告知されたときのことを振り返っている。「恐らく、食道がんです」と伝えられ、恵子さんは病室の隅で立てなくなったそうだ。「『きょうはここに居させて!』って言ったんです。でも、則さんは『俺は大丈夫。帰っていいよ』って」。結局、恵子さんは一人で帰った。

則夫さんはその後、いったん退院したものの、夏に再入院する。何も食べられない日が続き、医師に「もうしてあげられることはありません」と告げられる。則夫さんはベッドの上でずっと天井を見ていたという。

恵子さんは「私、帰るね」と言って病室を出る。「一緒に居たいんだけど、ね」。どうしても近寄ることができなかった。

則夫さんが最期の場所に選んだのは、別の病院のホスピスだった。2人でホスピスを訪れ、医師や看護師と向かい合って座る。「あなたは死を受け入れていますか。どうしてここに来たのか、分かっていますか?」。医師が則夫さんに尋ねる。

「私は痛みを取ってもらいに来ました。痛みがなくなれば、また治療したいと思っています」と則夫さん。「ここは治療するところではありませんよ」。医師が諭すように言う。

「分かってるんです。でも、僕の口からは言えません」。そう言って、則夫さんはむせび泣いた。

消えてなくなりたい

2003年11月1日。ホスピスに入って数日がたっている。則夫さんが「みんなを呼んでほしい」と恵子さんに頼む。自分でも電話をかけて、翌2日、朝から趣味の登山仲間や職場の人たちがたくさんやって来る。

友人たちが帰り、則夫さんと恵子さんの2人きりになる。「恵子、今までありがとうございました」。則夫さんらしい丁寧な口調だった。目の端に、ベッドに正座する則夫さんが入る。恵子さんは直視できない。「何、言ってんの」と返すのが精いっぱいだった。

その日の夕刻、則夫さんの容体が急変し、激しい痛みを訴えて「助けてくれー」と大声で叫び始めた。恵子さんら家族に看護師が「痛みを取るのは難しい。でも眠らせる薬があります」と伝える。

病院の説明では「眠ったままになるかもしれないし、起きるかもしれない。このまま亡くなる可能性もある」とのことだった。「則さん、どうする?」。恵子さんが聞き、則夫さんが「お願いします」と言う。そして、薬を使って意識を落とす「セデーション」（鎮静）が施される。

深夜、呼吸がおかしくなる。口を開け、繰り返し大きく吸う。舌が内側に入って紫色になっている。3日未明、則夫さんは息を引き取った。

恵子さんは20代の頃、母を亡くしている。「母が亡くなったときは、『あーしてあげれば、こーしとけば良かった』と思ったり、私はどうやって生きていこうかと考えたりしたんですけど…。夫のときは何だろう、自分が消えてなくなりたいって思いましたね」

そう言って、ゆっくりと則夫さんを亡くした頃の感情について話し始める。

一緒に行った近所の豆腐屋やスーパーに入れない。仲の良さそうな夫婦を見ると、自然と涙がこぼれる。「『自分にはもう夫はいないんだな』と思うと、駄目でした」。人混みで則夫さんの姿を探す。よく似た人の後を追いかけたこともある。

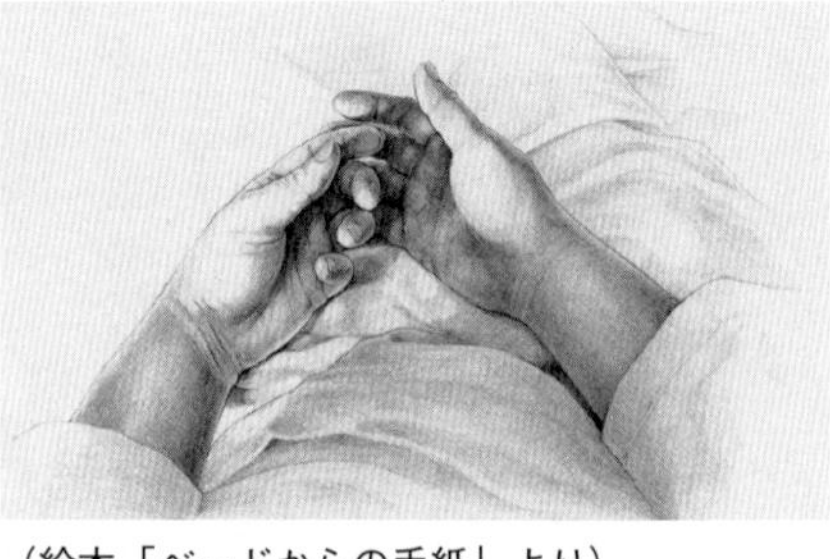
（絵本「ベッドからの手紙」より）

「亡くなって3カ月ぐらいは、どうにもならなかった。居場所がなかったんです」

止まっていたのは、私だけ

前夫の堤則夫さんを亡くした後、吉田恵子さんは、則夫さんと一緒に行った場所を避けるようにして生活した。

「そうそう」と思い出したように恵子さんが言う。「私ね、夫が亡くなった後、コップにお酒を入れて置いてたんです」。どうしてですか？「お化けでもいいから出てきてほしかった。朝起きて、お酒のコップが空になってたらいいなあって。でも駄目でした」

則夫さんは出てきてくれなかった。でも不思議なことがあった。夫を亡くした恵子さんは、自分の居場所がなくなった気がしていた。消えてなくなりたいと思っていた。

「亡くなって1年ぐらいだったかなあ。まだ全然、整理できていない時期なんではっきり覚えてないんですけど、『恵子、前、向いて行け』って則さんの声がしたんです」。恵子さんがうれしそうに話す。お化けでもいい、会いたい。そう強く思っていたから、声が聞こえたのだろうか。

その頃、恵子さんは白い陶器のケースに、分骨してもらった遺骨の一部を納め、かばんに入れて持ち歩いていた。「ある日ね、ケースのふたを開けたんです。そしたらずっと持ち歩いてたからか、骨がくずれちゃってて…。それで少しポロポロってこぼれたんですよ」

どうしよう。則夫さんの一部を少しも失いたくない。恵子さんはとっさに、骨を指でこすり取って口に入れたそうだ。

則夫さんが逝って2度目の春が巡ってきた。花粉症に悩まされた恵子さんは、かつて則夫さんが入院していた病院で診察を受ける。病院の中を歩きながら、夫の主治医がもういないことに気付く。そういえば、院内のラーメン屋さんもなくなっている。食道がんが進行し、食事を取れなくなった則夫さんに気をつかい、こっそり一人で食べた店だ。

「あー、時間って、動いてるんだなあって思いました。止まっていたのは、私だけなんだと」

恵子さんの時計がもう一度動きだす。則夫さんが逝って1年半がたっていた。

死は、きれいごとじゃない

私たちは、前夫を亡くした吉田恵子さんの話を聞いている。気がつくと、3時間近くたっていた。

前夫の堤則夫さんは食道がんだった。闘病中、恵子さんは病気の進行や治療法の情報を得ようと、医師や看護師、患者の家族が書き込むインターネット掲示板によくアクセスしていた。

則夫さんが亡くなった後、恵子さんは誰かに話を聞いてもらいたいと、再び掲示板をのぞくようになる。「でもね、同じように夫を亡くした人でも子どもがいると違いますもんね。『この子が大きくなるのが生きがいです』とか書いてあると、ちょっと私とは違うなあって」

同じように掲示板にアクセスしていた中に、前妻の章江さんをみとった吉田利康さんがいた。2人はメールでやりとりするようになり、２００５年に再婚する。

「再婚と彼の死は全く別です。再婚で整理できることはないです」。恵子さんがはっきりと言う。そういえば、利康さんも同じようなことを言っていた。

再婚当初、恵子さんは則夫さんの写真を、利康さんは章江さんの写真をそれぞれ飾っていた。家の中で、それぞれ前の伴侶のことを語り合う。「友人たちに『4人で暮らしてるみたいね』と、よく言われました」。そう話す恵子さんの表情は柔らかい。

則夫さんが逝って17年です。今はどうですか？

「昔より思い出すことは減りました。きれいごとじゃないんですよね。悲しみとかどろどろしたものが溶けて、自分の体に染みこんだみたいになるんです。今の私をつくってくれたんだと思います」。自分の体を抱きしめるようにして、恵子さんが言う。

利康さんと再婚して15年。「最近ですよ、やっと2人とも、いいところも悪いところも見えてきて、夫婦らしくなってきたと思います」

夫妻は現在、賃貸マンションの一室で暮らしている。利康さんが章江さんと結婚後に暮らし始め、最期をみとった場所でもある。この春、2人はそこを引き払って新しい住まいに移る。

父の臓器提供　いいねんな？

3年ぶりに会った父親は人工呼吸器がつけられていた。目を閉じたまま、呼び掛けても反応がない。

「私は人前で泣きたくない性格。でも父の姿を見ると、さすがに涙が出ました」。大阪市の福岡紗妃《さき》さん（29）の言葉に、私たちはじっと耳を傾けている。

福岡さんの父親は職場で倒れ、兵庫県内の病院へ救急搬送された。脳出血だった。

「私は3年前に父とけんかをして、家を出てしまったんです。それからは母と暮らしていました」。父親は福岡さんの2歳上の兄と、神戸で生活していた。

その兄から連絡があり、福岡さんは父親が倒れたことを知らされる。「臓器提供の話を一緒に聞いてほしい」。兄は病院で、父親が脳死に近い状態で回復の見込みがないこと、臓器提供という選択があることを告げられていた。

脳死下の移植は心臓が動いている状態で死が宣告され、そのまま臓器が摘出される。父親は臓器提供の意思表示カードを持っておらず、家族に判断が委ねられた。

「正直、体は傷つけたくないけど…」。母親が福岡さんと兄に語り掛ける。「移植を取り上げたテレビ番組を一緒に見たとき、『最後ぐらいは誰かのためになりたい』って話してた」。父親のその言葉を尊重し、母親は「提供しようと

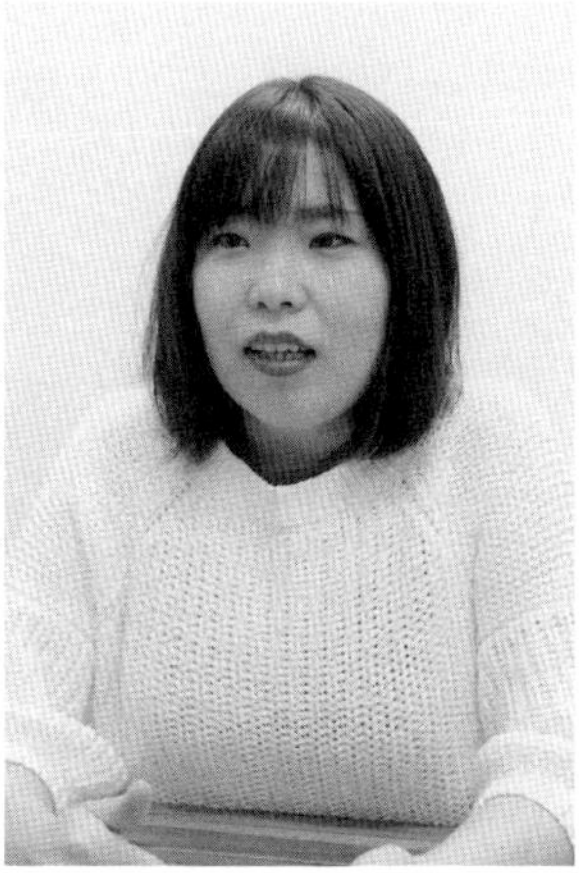
臓器提供に向けた家族の話し合いを振り返る福岡紗妃さん＝大阪市内

思う」と言った。

福岡さんも賛同した。「つらいけれど、どこかで役立ってほしいとも思って。あまり悩まなかったな。なんでかなあ」と振り返る。兄は臓器提供を避けたがっているようだった。ただ表立っては反対せず、母親や妹に「自分らがしたいならいいんちゃう」と繰り返していた。

福岡さんは「父は以前から体調が悪かったみたいです。兄には『病院に行かせておけば』という後悔があったのかもしれないですね」と気持ちを推し量る。

家族で2時間ほど話し合い、臓器提供を決めた。兄と母親が名前を書き入れた承諾書が、福岡さんに回ってくる。「ほんとに、ほんとにしていいねんな」。2人に問い掛けると、兄が「するって言ってるやろ」と返した。

「署名はあえて最後にさせてもらいました。もやもやした気持ちが嫌で、全員が納得せなあかんと思ったんです」

翌朝、脳死状態かどうかを判定する検査が始まった。

最後の判定「反応して！」

家族の承諾を得て、臓器提供のために脳死状態かどうかを判定する検査が始まる。

母親は「そんなん『だんなさんは死んでます』って伝えられる時間や。見られへん」。2歳上の兄は体調を崩し、福岡さんが1人で検査に立ち会うことになる。

たった1人で、怖くなかったのだろうか。私たちが尋ねると、福岡さんは「私はそれまで人の死に触れたことがほとんどなかった。立ち会って最期を見届けないと、父の死を納得できないと思ったんです」と答えた。

脳死判定は集中治療室の個室で進められた。福岡さんは父親の足元に立ったまま、じっと様子を見守っている。医師が脳波を計測し、瞳孔の動きを確認する。耳に水を入れ、まぶたに綿棒を当てて、反応を調べていく。

1回目の判定は「脳死」。6時間ほど空け、同じ手順で2回目が実施される。検査が終盤にさ

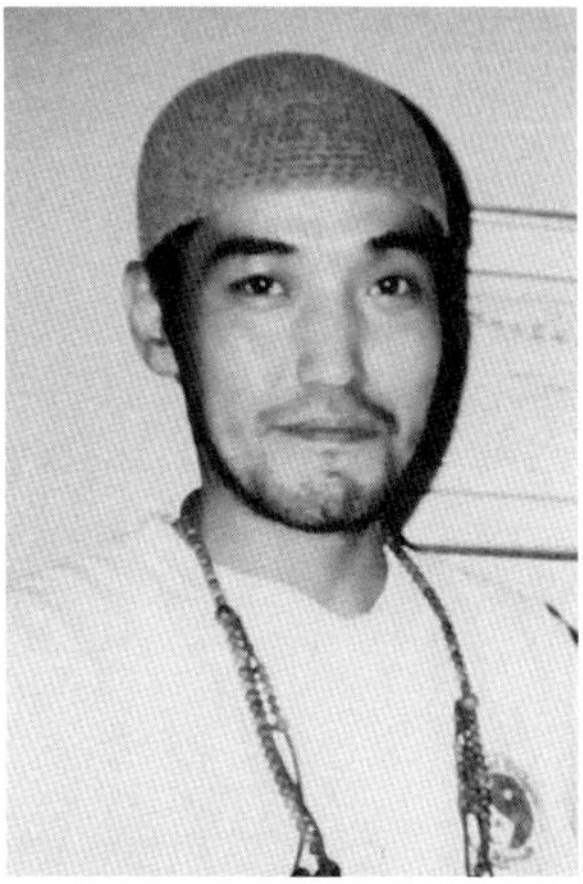
福岡紗妃さんの父親。脳死と判定された（福岡紗妃さん提供）

しかかったとき、福岡さんは悲しみを抑えられなくなる。「あれは、一番最後にする無呼吸テストの前の検査でした」と福岡さん。

「父の脚をバンバンとたたいたんです。『これ反応せんかったら、終わりやねんで。反応してよ！』って泣いてね」。医師から「中断しましょうか？」と声を掛けられたが、福岡さんは「大丈夫、私は強いから」と断る。家族で話し合って決めた臓器提供をやめるわけにはいかない。

「でも、やっぱり反応してほしかったなあ。これが最後なんやって、父が亡くなるのが悲しかったです。父の死が自分の中にガーンと入ってきたのが、このときでした」

そう振り返って、福岡さんがかばんからハンカチを取り出す。そして「やっぱ泣いてまう」と、目元をぬぐった。

父親は2回目の判定でも、自発呼吸や刺激への反応が確認されず、死亡が宣告される。最後まで見届けた福岡さんは医師に頭を下げ、父親に「おつかれ」と声を掛ける。

臓器摘出手術は翌日に決まった。病室に戻った父親は人工呼吸器がつけられたままで、死を告げられたはずなのに体が温かい。「不思議な時間でしたね。母も『まだあったかいね。変な感じ』

と言っていました」

昔と同じ　温かい父の手

「まだ温かい父の手に触れて、あーこんな手やったなって昔を思い出しました」

摘出手術の日の朝、福岡さんは病室を訪ねる。「頑張っておいで」と父親の手を握ったとき、幼い頃の記憶がよみがえってきた。

「うちの家族は外出したら、私が兄と並んで歩き、父と母が手をつないでいました。でも、父の仕事が休みの日は幼稚園へ迎えに来てくれて、父と手をつないで帰ったんです」。病室で触れた手のひらは大きく、幼い頃と同じ感触だった。

病室にいたのは5分間ぐらいだったそうだ。思い出に浸った福岡さんは、職場のエステティックサロンに向かう。「お父さんの手術に付き添わなかったのですか?」。私たちがそう聞くと、「父は仕事に誇りと責任を持っていた。私が父のために仕事を休むと嫌がるかな、と思ったんです」とはにかんだ。

福岡さんの家族には、兵庫県臓器移植コーディネーターの今村友紀さん（33）が付き添った。西宮市の兵庫医科大学病院を拠点にし、臓器提供について家族に説明する。

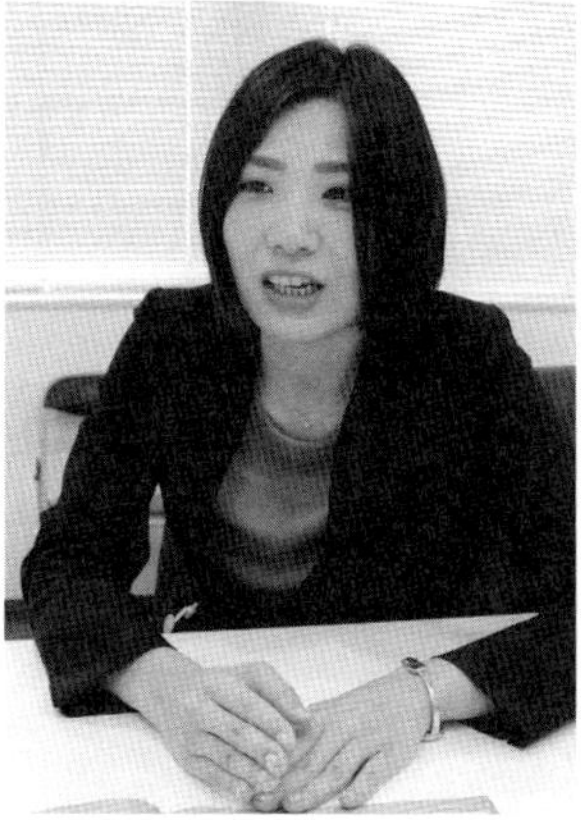

福岡紗妃さんの家族に付き添った今村友紀さん＝兵庫医科大学病院

今村さんは、手術前の福岡さんの母親の様子をよく覚えている。

「手術の準備を『ちょっと待ってください』って止めたんです」。そのまま父親の体に触れて、覆いかぶさった。目には涙があふれている。「手術室へ淡々と向かうことに、耐えられなかったのでしょうか。『私が行ってくださいと言ったタイミングでお願いします』って、周りに伝えていたと思います」。今村さんが言葉を選びながら、私たちに教えてくれる。

仕事を終えた福岡さんが病院に戻ると、父親は黒っぽいスーツを着せられていた。ネクタイはミッキーマウスの柄が入ったお気に入りの一本。

「もともと色白でしたが、朝より血色は悪くなっていました。私は脳死判定の場で父の死が自分の中に入ってきていたので、悲しさはあまりありませんでしたね」

指でそっと父親の頬に触れてみる。もう冷たくなっていた。

やる気が出なくなった

脳死と判定され、臓器の摘出手術を終えた父親の体は冷たくなっている。

エステティシャンとして働く福岡紗妃さんが最後の化粧を施す。看護師の助言を受けながら顔にファンデーションを塗る。血色を良く見せようと口紅はつやのある桜色にした。ひげは兄がそった。

「美容の仕事をしてて良かったなと思いましたね」。福岡さんが明るい表情で言った。「家族で臓器提供をどうするか話し合ってからは、ドラマのような3日間でした。今でも1カ月ぐらいの長さだったように感じます」

父親の葬儀が終わった後、母親は落ち込んで力が抜けたような状態が続いた。「死にたい」と漏らす母親に、福岡さんが「私を残して死ねるなら、死んでみ！」と言い返したこともある。

四十九日法要が近づいた頃、福岡さんの心身にも変化が生じる。「何もやる気が出ない。朝起きても、仕事の準備をするのがしんどいんです。同僚に心配されました」

以前から母親と2人の生活だったこともあり、日常に戻ると、父親の死に現実感が湧かなかった。それが1週間、2週間と過ぎるうちに、じわじわと込み上げてくる。

「どこかで生きている気がするのに、部屋には小さな骨つぼがあって…」。話しながら、福岡さんが声を落とす。「言い方は悪いですが、ニュースで事件を起こした人を見て『なんでこの人は生きて、お父さんは亡くなるの』と思うようになっていました」

体が思うように動かず、時間通りに職場に行けなくなる。研修も休んだ。

4カ月ほどして、父親の誕生日が巡ってきた。「父はもう年齢を重ねないけれど、私はこの先も生きなあかんなあって。そんなことをぼんやりと考えていました」。少しずつ、少しずつ、前を向けるようになってきたかも——。

そんな福岡さんに、ある日、一枚の報告書が届く。報告書には、父親から角膜やほかの臓器の提供を受けた人の近況がつづられていた。角膜が移植された女性の報告には、こう記されていた。

「今年の桜が頂いた角膜できれいに見えるととても喜んでおられます」

その一文を目にした福岡さんは、涙が止まらなくなる。

父が誰かの生活を潤わせる

「今年の桜がきれいに見えると喜んでおられます」。脳死となった父親から角膜を受けた女性の報告書には、そう記されていた。

「とてもうれしくて。父の目で誰かの生活が潤ってるんやって」。福岡紗妃さんはそう言って、ほおを緩める。

脳出血で倒れた父親の臓器提供について家族で話し合ったこと。福岡さんが1人で立ち会った脳死判定の検査。死亡の宣告と摘出手術。いろんな出来事があった。

日常に戻ってしばらくすると、父親のいない現実が胸に迫ってきた。「私は父の死や臓器を提供したことが、受け入れられてなかったのかもしれません」。そう振り返る福岡さんの目は、少し潤んでいるように見える。

「でも、報告書を読んで、すべてのことが心にストンと落ちたんです。父親は誰かの役に立ってるんやって思えました」

それから、何度か春が巡ってきた。毎年、通勤路にある小学校の桜が満開になる。その下にたたずむと、花が好きだった父親のことが思い出される。「父はもう桜を目にできないけれど、移植を受けた女性はこれからも見られるんやな。よかったなあ」。そんな温かい気持ちになれる。

最後に福岡さんの母親や兄の心情に触れ

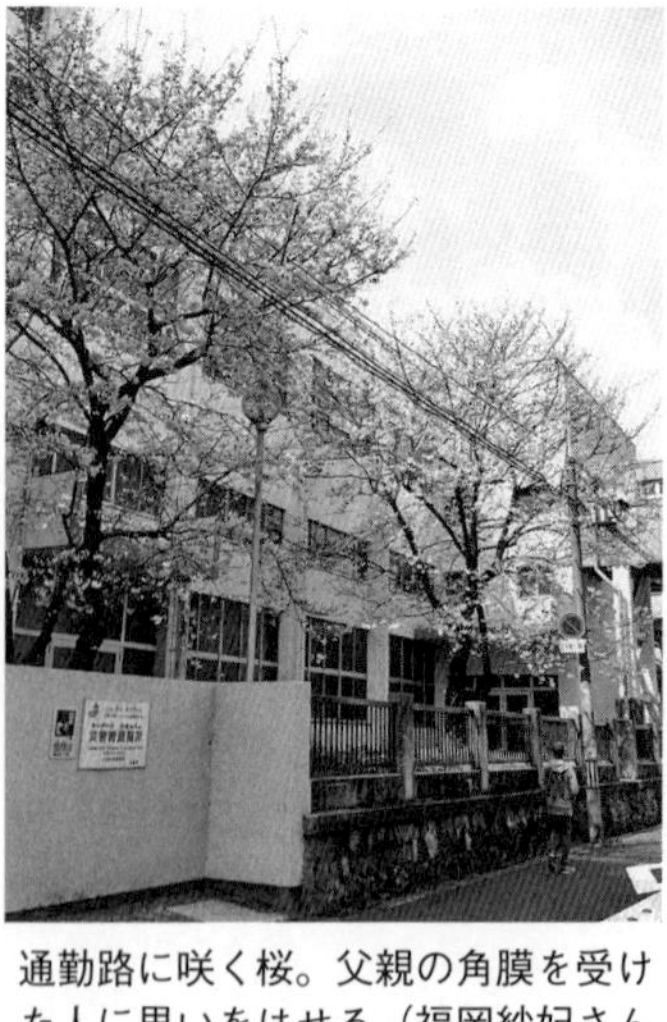

通勤路に咲く桜。父親の角膜を受けた人に思いをはせる（福岡紗妃さん提供）

たい。

福岡さんは「兄は父が亡くなったことを、受け止めても受け入れてもないように思います」と言う。兄は当初、臓器の提供に後ろ向きだった。「父の名前を出すだけで嫌がることもあるし、思い出話ができるかどうかも日によりけりで。脳死とか臓器提供の話は口に出さないです」

母親は、父親が亡くなってからしばらくの間の記憶がほとんどないそうだ。今回、私たちは福岡さんを通して取材をお願いしたが、実現しなかった。「その時の気持ちを思い出すのもつらい」と話しているという。

家族の間でも、身近な人の死から回復する道のりや歩幅は異なる。当たり前のことと言われればその通りだが、私たちは福岡さんの話に触れ、大切なことに気付かされたと思っている。

忘れられない「ママ、怖い」

仙台空港から北へ車を走らせる。私たちは宮城県の内陸にある登米《とめ》市に向かった。仙台市から70キロほど離れ、北は岩手県に面している。

市街地の小さなマンションの一室を訪ね、玄関のインターホンを押す。「どうぞー」と扉が開けられ、住人の佐々木由香さん（38）が顔を出した。短くあいさつを交わし、家に上がる。

部屋に入ると、壁際の棚に置かれた写真に目がいった。まだ幼い子どもが満面の笑みを浮かべている。「これは2歳3カ月ごろですかね」と佐々木さん。２００8年10月に生まれた長男の虎《こ》徹《てつ》君の写真という。「ミカンを投げたり冷凍庫のアイスを全部食べたり、わんぱくな子でした。私が携帯電話に夢中になってて、後ろから髪を切られたこともありましたね」と懐かしむ。

虎徹君は9年前、東日本大震災の津波で亡くなった。2年4カ月の命だった。

佐々木さんの家は当時、宮城県気仙沼市本吉町にあった。借家の一戸建てで、夫と虎徹君と3人で暮らしていた。

あの日、虎徹君が昼食を食べ終え、スタジオジブリの映画「魔女の宅急便」を見せていた時、地震が起こる。本吉町は震度5強。強い揺れで家の花瓶が倒れる。

佐々木さんは虎徹君を抱き、外へ出る。大津波警報が出されたが、自宅は海から3キロほど離れている。近所の人と「ここまで津波は来ないから」と言い合い、家に戻った。

しばらく部屋を片付けていると地響きのような音が聞こえた。慌てて2階へ上がり、泣きじゃくる虎徹君を抱きしめる。家が津波にのまれ、傾いたまま流されるのが分かる。「このまま死ぬんだな」。そう思いながら、意識が遠のいていく。

どれくらい時間がたったのか、水面から顔を出せた。家屋やがれきが水に浮いている。つかめるものがなく必死にもがき、高台の土手にいた人たちに引き上げられた。

抱いていたはずの虎徹君は、腕の中にいなかった。「息子が、息子が流された」。あざだらけになった体を震わせ、何度も訴えた。

佐々木さんがつらい体験を話しながら、私たちにつぶやいた。「あの時、息子は『ママ怖い、ママ怖い』って言ってね。その言葉が忘れられないんです」

小さな骨つぼと過ごす日々

「その日は市役所の支所の宿直室で一晩を過ごしました。ずっと、誰かが助けてくれているんじゃないかと思って、一睡もできませんでした」。佐々木由香さんが下を向き、不安だった夜を振り返る。

翌朝、津波の被害を免れた気仙沼市内の実家に戻った。佐々木さんは父親と弟の姿を見て、その場に泣き崩れた。

実家で生活し、日中は虎徹君を捜した。自宅の周辺や川の近くを歩き回る。重機を動かせる知人に頼み、倒壊した家やがれきを取り除いてもらう。「どんな形でもいいから戻ってきてほしい。その思いで捜し回りました」

4月下旬、虎徹君とみられる遺体が見つかったと連絡を受ける。すぐに安置所へ駆け付ける。

対面した遺体はズボンやおむつが脱げている。髪の毛は全て抜け、肌の色も変わっている。「発見されたのは、自宅から1・5キロほど海の方向に離れた場所だったそうです」。佐々木さんが言葉を続ける。「でもね、服を見て『間違いない』と思いました」

身に着けていたピンク色のトレーナーは、胸元に「I♡MAMA」とあしらわれていた。あの日の朝、佐々木さんが着せた服と同じだった。

虎徹君の遺体は岩手県の火葬場で焼かれ、骨は小さな骨つぼに入れられる。佐々木さんは骨つぼを置いた仏壇の前に布団を敷き、横になって毎日過ごす。食事も十分に取れなかった。

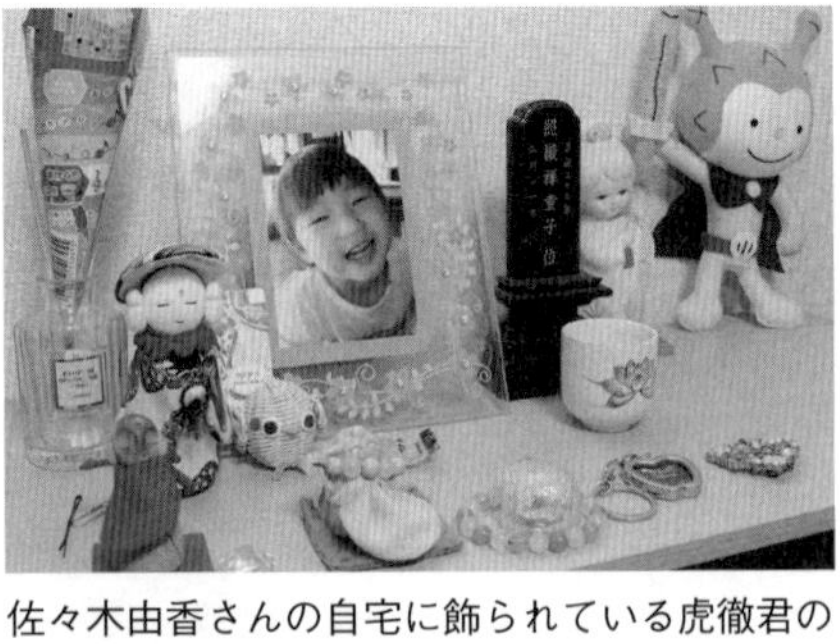
佐々木由香さんの自宅に飾られている虎徹君の遺影＝宮城県登米市

「そのうち、『息子の骨を食べる』って言ったんです。自分のおなかに虎徹が戻ってくる気がしてね」。そんな娘の様子に、親もどう声を掛けていいのか分からないようだった。「親も近所の人も、みんな腫れものに触るようで冷たい感じがしました。それはそれでつらかったですよ」。佐々木さんが神妙な表情で私たちに語る。

虎徹君の骨はお墓に埋葬された。秋ごろ、佐々木さんは実家を出て、高台にできた仮設住宅へ移った。

暖かな場所に、きっといる

佐々木由香さんは翌年、長女を出産する。娘の存在は、落ち込んだ心を癒やしてくれる気がした。「授かった命をこれ以上失いたくない」と思えるようにもなった。

だが、半年ほどして子育てが落ち着いてくると、虎徹君と娘への罪悪感が出てくる。「守ってあげられず、自分だけ助かってしまった」。「息子と比べてしまい、ちゃんと愛してあげられない」――。自分を責め、部屋で1人になると手首に刃を当て、リストカットをするようになる。薬を大量に飲み、意識を失ったこともあった。

「息子の声が聞こえるんです。泣きじゃくって、『ママ怖い』って言う最後の声が」。佐々木さんが声を落とす。「私は早く逃げずに息子を殺した、だから生きて幸せになる資格はないって考えてね。死にたかった」

そう言って、佐々木さんがパーカの袖をめくり、私たちに両腕を見せる。手首から肘の間に細い傷痕が数えられないほど残っている。

佐々木さんは精神科の病院に入院する。長女が1歳になる頃に離婚し、娘は夫が育てることになった。

病院を退院すると、幼なじみの女性が心配して連絡をくれた。宮城県栗原市の通大寺住職、金田諦應《たいおう》さん（63）の名前を出し「会ってみればどうかな」と言われる。

金田さんは大震災の後、宗教者が宗派の違いを超え、被災者の悩みに耳を傾ける移動喫茶「カフェ・デ・モンク」の活動を手掛けていた。

佐々木さんが仮設住宅の集会所で金田さんに会うと、こう尋ねられる。「息子さん、どんなところにいると思う?」

佐々木さんがしばらく黙って、答える。「私のことを怒らず、暖かなところにいてほしい」

すると、金田さんが柔らかな笑顔で言った。「大丈夫、きっといるよ」

たったそれだけのやりとりなのに、佐々木さんの気持ちは軽くなった。その後も、移動喫茶や金田さんの寺に何度か通った。「話を聞いてもらううちに、罪悪感が薄まりました。自分がいる暗い場所から、虎徹がいる明るい場所へつながる光が見え、大きくなっていく気がしました」

佐々木さんを支えた男性はもう一人いる。

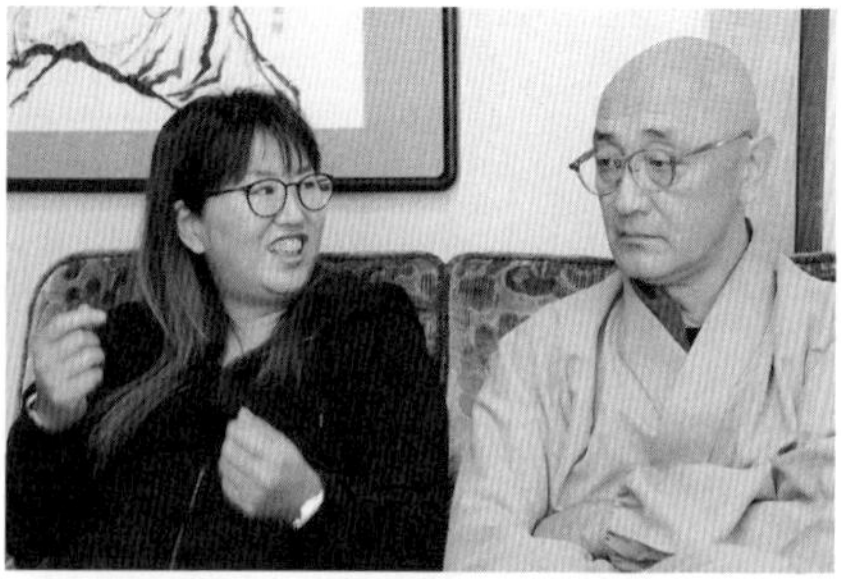
佐々木由香さんの話に耳を傾ける通大寺の金田諦應住職＝宮城県栗原市

笑顔に何度も救われた

佐々木由香さんは大震災の約2年後に離婚し、仮設住宅に1人で暮らした。酒の量が増え、毎日のようにリストカットを繰り返した。その頃に出会ったのが、今のパートナーの男性だった。一回りほど年上で電気設備業を営んでいる。

津波で息子を失ったことは直接伝えなかったが、誰かから聞いたらしい。

「俺は子どもを亡くしたことがないから分からない。けれども生きなきゃいけないんだ。虎徹とともに生きろ」。その言葉が心に響いた。

「ほかの人は『もう返ってこないから、先を生きなさい』と言うけれど、あの人は『ともに生きろ』だった。これ、全然違う言葉なんですよ。息子のために生きなきゃって思えました」。そう言って、少し笑顔を浮かべる。

落ち込んだ心を支えてくれた人はほかにいましたか？

私たちの問いに佐々木さんは考え込み、棚に置かれた息子の写真に目をやった。震災の少し前に撮った笑顔の一枚だ。「やっぱり、写真の虎徹ですかね」と答える。

津波に流され、携帯電話はだめになったが、中のSDカードの写真記録は取り出せた。「この笑顔に何度も救われました。虎徹が笑っているのになんで自分は泣いてるの、泣いていたらだめだって」。そう言って、佐々木さんが私たちに分厚いアルバムを見せてくれる。震災の2カ月ほど後に整理したという。

表紙をめくる。生まれて間もない頃の虎徹君の写真が貼られ、誕生日や体重が記されている。ページを繰ると、写真の中の虎徹君が成長し、表情も豊かになっていく。

「記憶は徐々に薄れます。髪のにおい、肌の手触りって分からなくなってくる。写真を見て思い出すんです」。佐々木さんの言葉に私たちは何も言えなかった。

パートナーの男性と通大寺住職の金田諦應さん。2人とも、悲しみに寄り添ってくれた。

「でも、最終的に1番は息子なんですよね。パートナー、金田さん、そして息子。このトライアングルに支えられました」

爪のかけら　大切な宝物

2019年10月、台風19号が東日本に上陸する。宮城県南部の丸森町では河川の氾濫や土砂災害で10人が命を落とした。

同じ宮城県の北部にある登米市で暮らす佐々木由香さんは落ち込んだ。東日本大震災の津波で2歳の長男虎徹君を亡くしている。「津波と同じ水害で家が全壊、家族が亡くなったっていうニュースを見ているとね」。気付けば部屋でリストカットをしていた。

3年ほど前の春には、こんなことがあった。パートナーの男性に誘われ、秋田県と岩手県にまたがる秋田駒ケ岳に登った。頂上の近くまでたどり着き、来た道を振り返ると雲間から光が差している。高山植物が咲き、自然の香りが満ちている。

「虎徹もこういう場所にいるんだろうなあって、不思議な気持ちになりました」

その10日ほど後、虎徹君が夢に出てきて、佐々木さんに「ぱいぱい（おっぱい）ほしい」と言ったそうだ。目を覚ますと母乳が出ていた。「あれはつらかったです」

そんな日々を振り返りながら、佐々木さんは言う。「三歩進んで二歩下がる。そんな感じで少しずつ、少しずつ前進してきました。今は85パーセントぐらい、息子の死を受け入れられているかな」

そう話す表情は、少し晴れやかに見える。「落ち込んだ心の治療や薬はありますよ。でも、泣いて笑って、一緒にいてくれる人の存在が大切だと思います」

取材の最後に、佐々木さんが色あせたポーチの中から茶色い袋を取り出した。そこに、ビニール袋に入った虎徹君の爪のかけらが収められている。足の爪なの

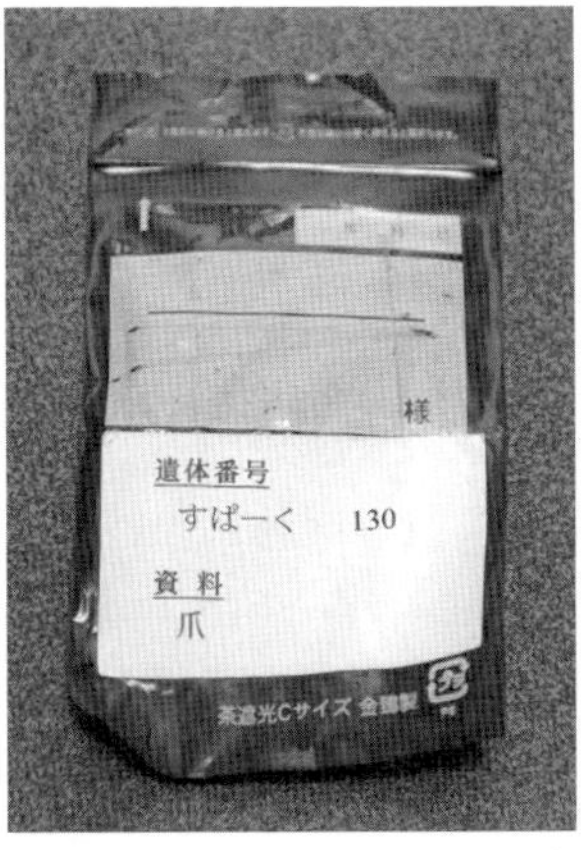

虎徹君の爪のかけらが入った袋

か手の爪なのか、よく分からない。色は少し黄ばんでいる。「息子の体の一部はこれだけです」と、佐々木さんがつぶやく。警察が身元を確認する際のDNA鑑定に使うつもりだったそうだ。

佐々木さんはその爪をじっと見つめる。「これは虎徹が生きていた証しです。私にはこの爪と写真しかないですからね。私が死ぬ時まで、大切にしたい宝物です」

これからも虎徹君とともに生きていこうと思う。

思い続け一緒に生きる

家族を失った悲しみは、いつか癒えるのだろうか？遺族に会って話を聞いてきた私たちは、グリーフ（悲嘆）ケアの専門家を訪ねることにした。

神戸市中央区、神戸赤十字病院心療内科の村上典子医師（56）は「悲しみがなくなることはありません。心も生活も、元通りにはなりません。傷口には薄いカサブタがあるだけで、引っかくとまた血が流れます」と話した。

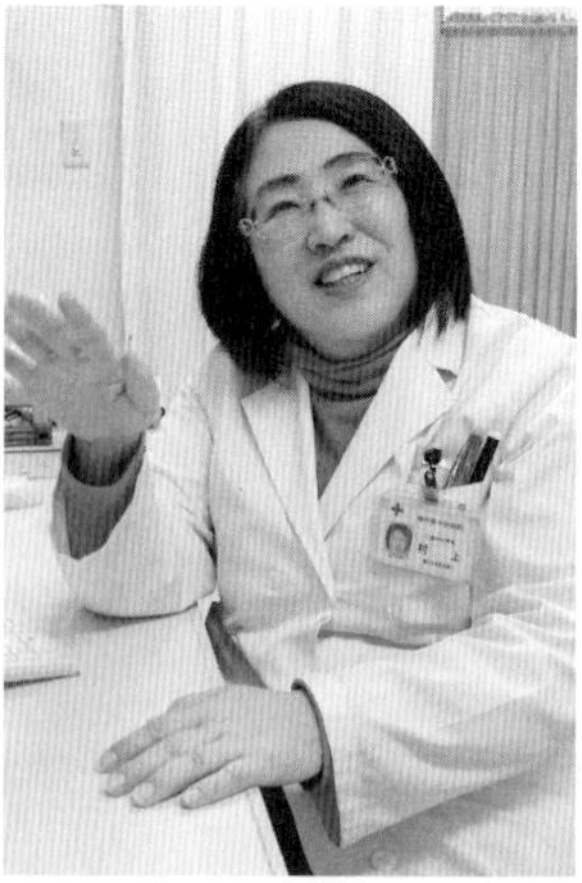
遺族のケアについて語る村上典子医師＝神戸赤十字病院

村上医師の診察室に通う患者の中に、阪神・淡路大震災で11歳の娘を亡くした神戸市須磨区の女性（66）がいる。

私たちが連絡を取ると、女性は「心療内科は否定や反論をされず、スポンジのように話ができる所。日々、息を詰めるように生活をしていた中で、呼吸ができた場所です」と答えた。

寄り添う村上医師にあらためて話を聞く。「遺族が自身の語りを通じて、心に落ちるところを得ることが大事です。私のもとを『卒業する』と言った患者さんが何人もいます。悲しみは形を変えていく。人は悲しみと付き合うすべを知っていくのだと思います」

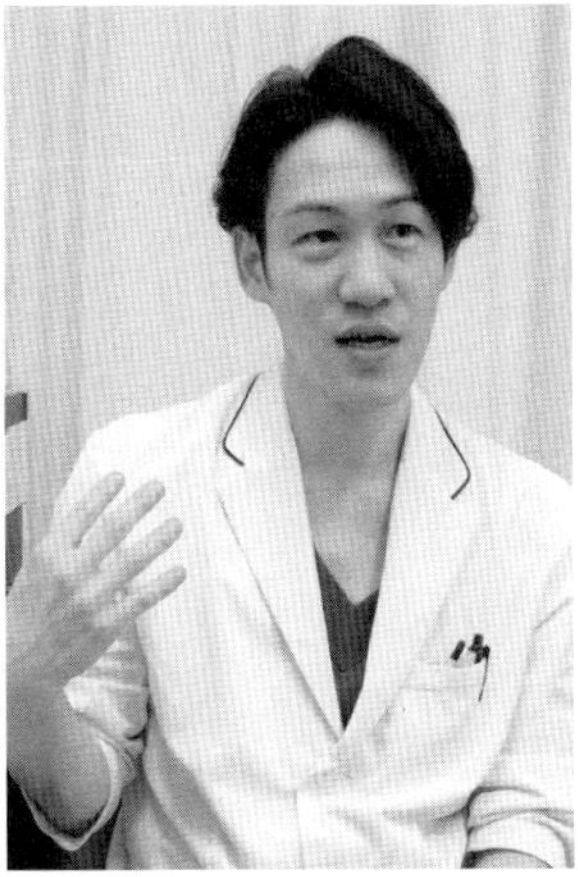
グリーフケア外来で遺族と向き合う出﨑躍さん＝淀川キリスト教病院

大阪市東淀川区の淀川キリスト教病院は２０１６年、グリーフケア外来を開設した。カウンセリングを担当する公認心理師の出﨑躍《やく》さん（36）に会うと、「公認されない悲嘆をサポートしたいのです」と言った。公認されない、とは？

流産や死産、家族ではない友人や恋人の死、死の状況が話題になりにくい自死…などが、それに当たるという。小児科に所属する出﨑さんはこれまで、生まれて間もない赤ちゃんを亡くした親の悲しみに触れてきた。病院の外に出ることのなかった小さな命。親たちは人知れず涙を流し、周囲の無神経な言葉に傷ついている。

「いつまでも泣いて、悲しんでいる自分は良くないのでしょうか?」。外来にやってきて、そう話す親たちに、出﨑さんは「悲しみ」と「愛しみ」と書いて示す。そして「愛しみは『かなしみ』と読めます。悲しみは愛なのですから、亡き人を思うのは当たり前」と説明する。

「悲しみをやっかいなものととらえないでほしい。心も体もないけれど、語り掛け、思い続けることで一緒に生きている。『見えないつながり』を感じることが、心の回復にもつながると思います」

「心に生き続ける」とは

大切な人と死別した後、人はどう生きるのだろう。そもそも、時間は悲しみを和らげてくれるのだろうか。残された遺族の心模様は家族の中でもさまざまだ。私たちは、最愛の人を失った後の暮らしをできるだけ丁寧に聞かせてもらおう、と取材を始めた。

最初に出会ったのは、「命」をテーマにした絵本を発表している西宮市の吉田利康さんと恵子さん夫婦だ。2人とも前の伴侶と死別し、15年前に再婚した。

「悲しみって、時間とともに変化するんですよ」。そう教えてくれたのは利康さん。恵子さんは

「悲しみとかどろどろしたものが溶けて、自分の体に染みこんだみたいになるんです。今の私をつくってくれた」と言った。長い歳月をかけ、亡き人と向き合う姿が印象的だった。

次に話を聞いたのは、父親の臓器提供を選択した大阪市の福岡紗妃さんだ。父の願いを尊重し、母や兄とともに臓器の提供を決断する。もちろん、そこに至るまでに家族それぞれに葛藤がある。父の死後、福岡さんの心を溶かしたのは、父親から角膜の提供を受けた女性の報告書だった。「今年の桜がきれいに見えると喜んでおられます」。その一文に涙が止まらなくなる。ただ、母や兄の心は今も足踏みしている。家族の間でも、心の振れ幅や前を向けるきっかけは違うのだとあらためて思わされる。

私たちは今回の連載のタイトルを「三歩進んで、二歩下がり」と決めた。東日本大震災で2歳の長男虎徹君を亡くした佐々木由香さんが、この9年の日々を振り返って絞り出した言葉である。激しい揺れに襲われた後、自宅にいた佐々木さんと虎徹君は津波にのまれた。佐々木さんは水の中から引き上げられたが、抱いていたはずの息子は腕の中にいない。1カ月半後に遺体で見つかる。

佐々木さんはわが子を救えなかったという罪悪感にさいなまれ、リストカットを繰り返す。何人かの人が寄り添ってくれるが、最も心を温めてくれたのは、やはり虎徹君だった。写真に残る笑顔を見ては「虎徹は笑ってるのに、泣いてたらだめだ」と少しずつ前を向くようになる。

「見えないつながりを感じることが回復にもつながる」。淀川キリスト教病院の公認心理師、出崎躍さんの言葉に私たちはうなずいた。

悲しみの底でもがいていても、何かのきっかけでふと光が見える。そうかと思えば突然、罪悪感や孤独感に襲われる。心が折れる日もあるだろう。ただそうした日々を積み重ねることは、亡き人を思い、死者と対話することにほかならない。「心の中に生き続ける」とは、そういうことなのだと私たちは考えている。

読者の声　残りの人生どう生きるか

大切な人との別れを連載してきた私たちの元に、読者から手紙やメールが寄せられています。死別経験や亡き人への思いをつづった文章の一部を紹介します。

神戸市兵庫区の50代女性からは便せん3枚につづられた手紙が届きました。舌がんで闘病していた48歳の夫と、11年前に死別したといいます。夫を亡くしたとき、女性は43歳で、高校3年から小学6年まで、3人の男の子がいました。「病院との壮絶なやりとり、夫の最期。いい事も悪い事もすべて経験し、その時は本当に『先に死んだ方がラクだ』と思いました」

今回の連載の初回で、男性が白血病で入院する妻を見舞うと「早く帰って」と言われた、という記述を読み、「私も主人にまったく同じ事を言われました」。

当時、夫の入院先まで往復3時間かけて通っていたといい、「何ですぐに帰らなあかんの！という思いがあったのですが、今考えると、主人も体がしんどいのもあったのでしょうが、一人になりたかったのですかね」と振り返ります。今は子どもたちも成人し、「これからの人生を大いに楽しむつもりです」と書かれていました。

「私の妻も2年前に旅立ちました。今思うと、また目に涙がにじみます」とは、三木市の70代男性です。妻はがんを患い、手術をするも、医師から「取り切れなかった」と言われたそうです。

「妻はベッドの中で涙を流し、私も悔し泣きしました」

亡き妻には「最期までよく頑張ったと思う」と心を寄せ、毎日、仏壇にご飯とお茶を供え「45年間ありがとう」と伝えているそうです。男性の手紙は「残りの人生をどう生きるか悩んでいます」と締められていました。

高校2年だった長女が自死をしたという女性からはメールが届きました。

「胸の中をえぐり取られる感覚で生きてきた」。そんな中、長女の同級生が自宅にやって来て、たわいない会話をしてくれ、「温かい心を持った子どもたちに支えられて生きてこられた」とつづられていました。成人式にも50人ほどが集まってくれたそうです。長女との別れから、この春で12年。「愛する家族が亡くなる悲しさは人生の最大の悲しみ」とし、「何年かかろうが、その苦しみが抜けることはなく生きていくのだと思う」と記されていました。

連載に対して「自分に重なる」との感想が届く一方、死を扱う内容がショック―との声もありました。「生と死」やグリーフ（悲嘆）ケアについて、いつから考えるべきか、などの問題提起もありました。今後も、皆さんとともに考えながらシリーズを進めていきたいと思います。

第6部
あなたに伝えたいこと

人生の最期が見えてきた時、人はどんなことを考えるのだろうか。寂しさや恐怖、残していく家族のこと、あるいは、自分らしく生を終えたいという願い…。さまざまな思いを巡らしながら日々を生きる。その姿は、周囲の人たちへの最後のメッセージだと言える。シリーズ「いのちをめぐる物語」第６部は、人生の終末期を生きる人たちの心の揺れや死と向き合う姿を見つめる。私たちはまず、兵庫県内にある二つの病院を訪ねることにした。

【2020年3～4月連載】

近づく最期　自分らしく

暖冬とはいえ、寒い日だった。ちょうど2カ月前の1月22日、私たちは明石市にある「ふくやま病院」を訪れた。

4階の緩和ケア病棟に向かい、病室の名前を確認して扉を開ける。ベッドで横になっていた森脇真美さん（57）＝明石市＝がぐっと上半身を起こす。鼻に酸素を供給するチューブがつながっているものの、くりっとした大きな目に力がある。

森脇さんが明石市内の病院で大腸がんと診断されたのは、2年前の冬のことだ。肺や肝臓にも転移していた。その年、春に初孫の誕生を控えていた。「今すぐ死にたくない。孫を抱っこさせてもらいたいなあって、思ったの」。森脇さんがこれまでの治療の経緯を話し始める。

抗がん剤治療は副作用がつらかった。「足も手も指先がただれて、皮もむけるの」。やけどのような痛みに苦しむ。服を着るのに時間がかかり、シャワーは冷水を浴びた。

昨年の夏、「余命数カ月」と告げられた。しばらくして抗がん剤治療をやめる。「余命数カ月って言われているのに苦しむなんてね。残りの人生、やれることが少なくなるのでやめました」

そして今年1月9日、ふくやま病院の緩和ケア病棟に入った。

街の向こうに海が見える。2月初旬、私たちは芦屋市の高台にある市立芦屋病院に向かった。医師に案内されて少し広い部屋に入ると、ベッドが二つ並んでいた。金森英彦さん（84）と克子さん（83）夫妻＝西宮市＝が眠っている。「父は、母がいないと寂しがるんです」。長女の宮本亜紀子さんが言う。

昨年3月、英彦さんに胆管がんが見つかった。手術をしたが、2カ月後に再発する。通院で治療していたが、状態は良くならない。今年1月、芦屋病院の緩和ケア病棟に入院する。英彦さんが入院した日、今度は克子さんが白血病と診断された。「しんどそうだったので風邪かなと思ったんですけど、医師に『即、入院になります』と言われ、もうびっくりしてしまって」と亜紀子さん。それでも「父も母も、離れるのは嫌がるな」と感じたため、「同室にできませんか？」とお願いした。

1月13日、克子さんと英彦さんが同じ病室に入った。「母は父を見て『あ、あー』って、ベッドの中で手を上げる感じでした。家でもベッドは隣だったので、病院には感謝しかありません」。そう言って、亜紀子さんが少し笑みを浮かべる。私たちが話を聞いている間、英彦さんはずっと小さないびきをかいている。この4、5日、眠っている時間が長くなっているそうだ。

同じ芦屋病院の病棟でもう一人、出会った人がいる。山下芳夫さん（82）＝仮名＝だ。私たちが初めて病室を訪ねたのは、1月21日のこと。部屋に入る前、担当の医師に「『早く死にたい』

と口にされるんです」と告げられる。

ベッドを挟んで向かい合って座る。山下さんは椅子に座り、背筋をぴんと伸ばしている。「いつね、お迎えが来てもいい状態なんですよ」。顔色は悪くなく、声もはっきりしている。

2年前の秋に直腸がんが分かり、今は肝臓に広がっている。口調はしっかりしているが、歯磨きの間、立っているのもしんどいという。「でもまあ、家より病院にいる方が楽ですよ。家にいて、しんどいだの何だのと不愉快な顔をするのは、こっちもつらいですし…」。家族に気を使っているのだろうか。山下さんは食事が食べられなくなってきている。

今年1月から、私たちは二つの病院に通い続けた。森脇さん、金森さん夫婦、そして山下さんに会うために。それぞれ、この世を去る前に多くの言葉を残し、生きる姿を示してくれた。最初に、森脇さんの物語を届けたい。

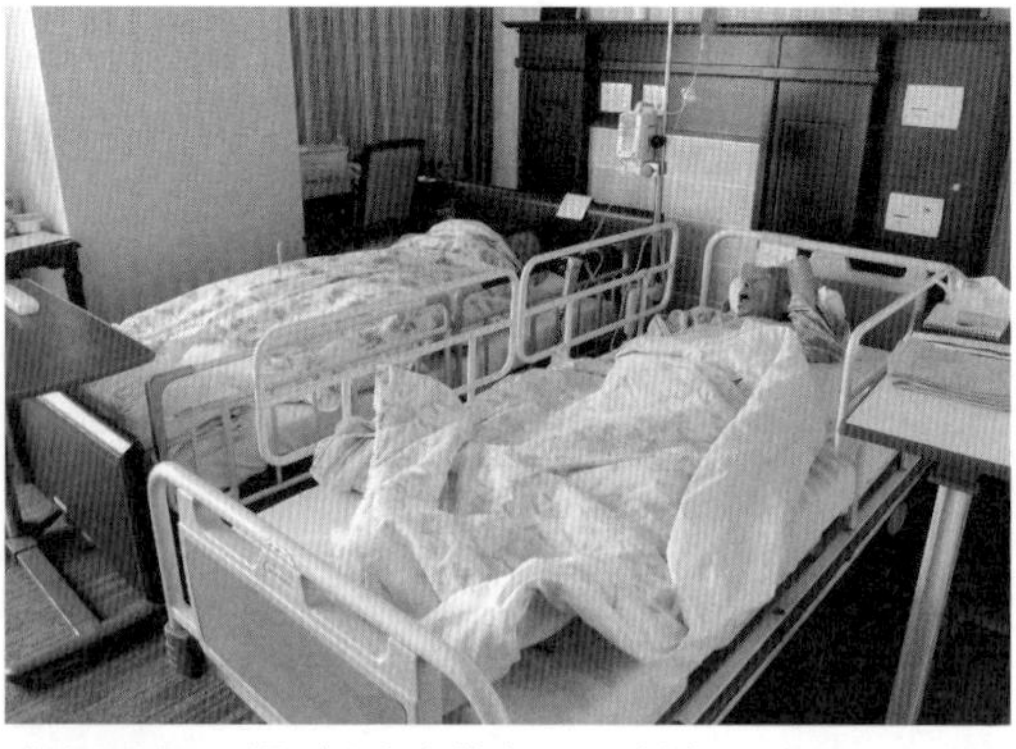
病室で並んで過ごす金森英彦さん（右）と克子さん夫婦＝芦屋市

覚悟決まると怖さはない

窓際に置かれたソファに腰掛ける。正面のベッドに森脇真美さんが座り、少し緊張した表情で私たちの質問を待つ。「楽な体勢でいてくださいね」。そう声を掛けると、ほっとしたようにゆっくりと枕に頭を沈める。

1月22日、明石市のふくやま病院で森脇さんに初めて会った。病室は4階の緩和ケア病棟にある。森脇さんは2018年1月に大腸がんが見つかった。その後、自宅で過ごしていたが、昨年末から具合が悪くなる。吐き気が強まり、声が出せないほど呼吸が苦しくなった。2週間ほど前、この病棟に入った。

「このまま息ができんようになったら…って、不安が大きくて。入院して、みんなに体をさすってもらうとほっとした。それから回復は早かったです」。がんの痛みは医療用麻薬で抑えている。

森脇さんは20代の娘が3人いる。がんが分かって4カ月後の2018年5月、長女の猪野麻帆さん（27）が初孫となる男の子を出産した。自宅にいた森脇さんは抗がん剤の副作用が強く、ひどいときはトイレまで歩くのがつらかった。麻帆さんが孫を連れて帰ってきても、子育てを思うように手伝えない。「ゆっくりさせてあげられなくてごめんね」。そう謝ったこともあった。

その年の夏には抗がん剤の投与を中断した。治療をやめると副作用は収まるものの、別の不安

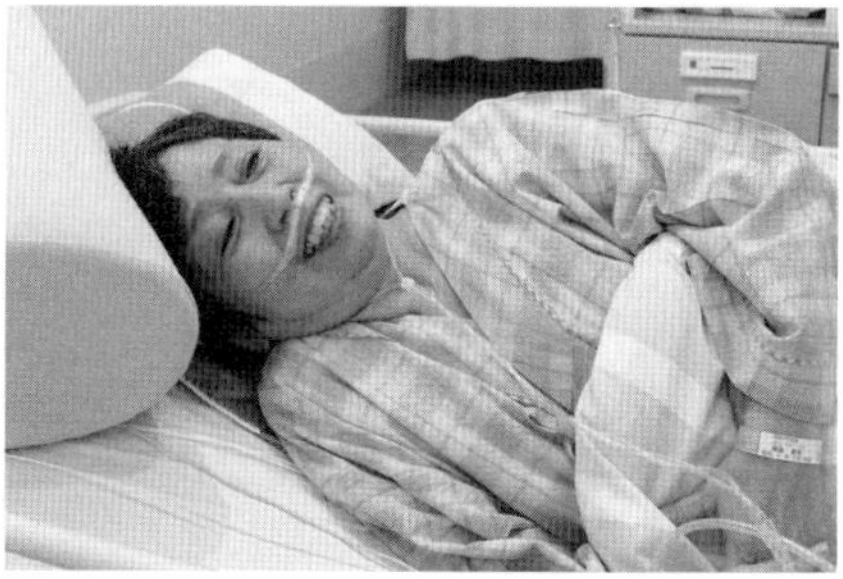

取材を受ける森脇真美さん。時折、笑顔を交えて話す＝明石市

が増してくる。「この間に、がんが大きくなっているのだろうか」。病院で相談すると、治療の再開を勧められた。

森脇さんは闘病を振り返りながら言葉を紡ぐ。「痛くて痛くて死ぬのが嫌なんです。どうしたら穏やかに死ねるのか。それを考えると、だんだんと死は怖くなってきました」

だからだろうか。昨年の夏、肺に水がたまり、主治医に余命数カ月と伝えられても大きな動揺はなかった。「もう覚悟が決まってました。奇跡を信じるのではなく、最期まで苦しまない方法を調べたいなって思いました」

昨年9月、森脇さんは東京へ向かった。行き先は、連載第1部「死ぬって、怖い?」で紹介した「マギーズ東京」だ。そこでは、看護師や保健師ががん患者らの悩みに応じている。

もう、夏は来ないもん

東京の「マギーズ東京」を訪れた森脇真美さんは、センター長の秋山正子さん（69）に柔らかな笑顔で迎えられた。昨年9月のことだ。ソファに座り、今の思いを聞いてもらう。

ここでは看護師や保健師らが、全国から足を運ぶがん患者や家族らの相談に応じる。森脇さんは大腸がんで、少し前に主治医から「余命数カ月」と伝えられていた。

「マギーズのような場所が明石にもあればいいのに」。森脇さんが口にすると、秋山さんが優しく語り掛けてくれる。「そういう気持ちでここに来てくれる行動力がすごいのよ。楽しく生きましょう」

楽しく生きる――。秋山さんの言葉を聞き、森脇さんは残された命に思いを巡らせた。「抗がん剤の副作用を我慢してまで治療をやる必要はないのかな」

そして悩んで悩んで、抗がん剤をやめることを決める。

「正解はないけれど、私にとって残りの人生を生き抜くのは抗がん剤を頑張ることじゃないなって。秋山さんに会って勇気をもらいました」

それから、親戚や友人に会うことが増えた。週末は家族と過ごし、好きな花の写真を撮りに出掛けた。「親戚にはありがとうって伝えて、主人や娘をこれからもよろしくねって。涙は流さず笑ってね」と森脇さん。

「気持ちは重かったんです。けれども、明るく振る舞ってたかな。本心のまま重い雰囲気で話すと絶対に泣いてしまうからね」。振り返りながら、目が潤む。

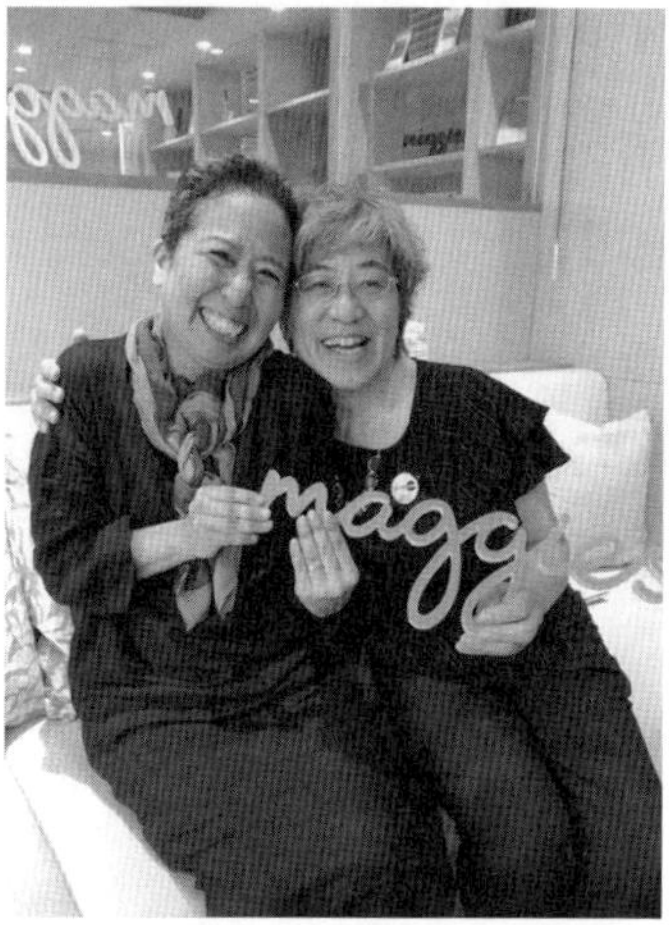

「マギーズ東京」を訪ねた森脇真美さん（左）。センター長の秋山正子さんが迎えた＝東京都江東区（森脇さん提供）

自宅にあった服やかばんは入院する前に整理したそうだ。「断捨離っていうの？夏物とかいらへんと思ってね」。３人の娘を思い浮かべ、姉妹が誰も着られなさそうな服は処分した。

「自分の心の整理です。誰かと一緒だったら悲しいから１人で片付けるの。寂しいより潔い感じよ。だって、もう私に夏は来ないもん」。森脇さんは息を切らしながら、あふれる思いを口にした。

４回目の取材の時、ベッド脇に置いたスマートフォンを手に取り、私たちに１枚の写真を見せてくれた。「家族で撮ったんよ。マギーズに行った後にね」

森脇さんの隣で夫が孫を抱き、娘３人が笑顔で体を寄せている。温かい家族の雰囲気が伝わってくる。

孫は忘れちゃうんやろな

「孫が最近、私のことを『グランマ』って呼べるようになったんよ」

1月下旬、大腸がんで明石市のふくやま病院の緩和ケア病棟に入院する森脇真美さんが頬を緩める。長女の猪野麻帆さんが男の子を出産したのは2018年5月、がんが分かって4カ月後のことだった。麻帆さんは私たちに「母はこの子の成長を生きがいの一つにしています。見るだけでずっと笑顔になるんです」と言った。

もちろん、孫が少しずつ言葉を発するようになるのはうれしい。でも、1人になると考えてしまうことがある、と森脇さんは漏らす。

「孫の記憶に私は残らない、忘れちゃうんやろなあって。もうちょっと先、せめてあの子が私を覚えてくれるまでは生きたかったなあ」

森脇さんの寂しさが伝わってくる。取材ノートに書きとめた文字が涙でかすむ。

娘さんへはどんな思いがありますか？

私たちの問いに、森脇さんは「それぞれの生活は心配ないけどね」と言い、娘たちが幼かった頃を振り返った。森脇さんは30代前半で両親を相次いで亡くしている。当時、長女の麻帆さんはまだ1歳だった。「母に手伝ってほしい、知恵を借りたい…。そう思ったことはやっぱりあったの」。森脇さんが声を詰まらせる。

娘たちの運動会を見に行き、祖父母が一緒に来ている家庭をうらやましく思ったこともある。「娘も私と同じように『お母さんがおってくれたら良かった』って考えてしまうんかなあ」。森脇さんが言葉を絞り出した。

2月に入り、森脇さんはいったん自宅に戻った。退院後の診察では、左右の肺にがんが広がり肝臓も腫れていた。「次に入院すると帰りにくいかもしれません」。主治医からそう告げられた。

2月7日、私たちは自宅を訪ねた。森脇さんは背中を少し曲げ、廊下の壁をつたって歩く。1月に病院で会った時よりも声に張りがない。退院してから、娘や夫にスマートフォンでメッセージを送ったそうだ。森脇さんがその画面を見せてくれた。

最後の家　笑って過ごせた

娘や夫に宛てた無料通信アプリLINE《ライン》のメッセージには、がんで最期が近づく森脇真美さんの思いがこもっていた。

「つつみ隠さず今の状況を家族には伝えることにしました」。メッセージはそんな書き出しから始まる。病状や体の痛みをつづり、医師に診察で告げられた言葉を記す。

「これがおそらく最後の家になるでしょう。とのことを主治医が教えてくれました」

それでも、文面は決して暗くならない。

「最後のお家といっても、その期間を奇跡で長くしたいな！」と伝え、笑顔の絵文字を付けて締めくくった。「みんなでごはん食べて、思いっきり思い出話して大笑いして大泣きしたい」

2月9日、娘や孫が集まり食事会が開かれた。

翌10日、私たちは森脇さんがふくやま病院の緩和ケア病棟に再入院したと聞かされる。体調を案じ、メールを送ると「自分でやれる事が思っている以上に急激に低下していて、その事により考え方すらまとまらない状態です」と返信が届いた。

日を置いて体の状態が落ち着くのを待ち、私たちは森脇さんに会いに行った。1月に病室を訪ねた時は上半身を起こして迎えてくれたが、この日はベッドから動けない。顔の表情もうつろに見える。

家族が集まった食事会はどんな様子だったのだろうか。「食卓にギョーザとかナゲットとか並んでね。ポテト、いっぱい食べたよ」。森脇さんが笑顔になる。娘たちが小さかった時に撮ったピアノの発表会や運動会の映像を見て、盛り上がったそうだ。

孫が昼寝をしている間に家族に感謝も伝えられた。「いいお母さん、いい奥さんちゃうかったけれど、みんなこうやって時間をつくってくれてありがとう、ってね」。ゆっくりとした口調で振り返る。目から涙があふれる。

ご家族はどんな反応でしたか？

「そんなことないで、尊敬しとうで、って言ってくれてね。大泣きする時間じゃなくて、みんなで笑って過ごせた時間だった。楽しかったあ」

取材から10日が過ぎた2月23日、森脇さんは息を引き取った。

迷いながら選び、決めた

玄関先の小さな庭でチューリップが芽吹いている。昨年の秋、森脇真美さんが植えたものだ。花が咲くのを楽しみにしていたという。

私たちは森脇さんの長女、猪野麻帆さんの家を訪れている。3月中旬、森脇さんの死から3週間が過ぎようとしていた。

麻帆さん、森脇さんの夫祐一さんと向かい合って座る。祐一さんが、亡くなる2日前に病室で撮影したという動画を見せてくれる。

ピアノ講師の麻帆さんが、森脇さんの正面でキーボードを奏でている。曲は森脇さんが好きだったアイドルグループ「嵐」の「ふるさと」だ。そばに次女と三女もいる。優しい旋律が部屋に響く。森脇さんは首を少し動かし、リズムを取っている。演奏が終わると、白い歯を見せて拍手した。

画面から顔を上げる。2人とも目元が潤んでいる。麻帆さんが「日に日につらさが増し、毎日夢に母が出ます。覚悟していたはずやのに、めっちゃつらいです」と言う。

その日の夜、祐一さんから私たちにメールが届いた。今の気持ちを整理し、つづってくれたのだろう。

「家内は家内の人生を生き、その人生で主役を全うしたと思います。化学療法に臨み、中断、再開、その後中止を決断。迷いはあっても、自ら選び決めた姿は子どもたちにも伝わっていると思います」

森脇さんが亡くなる10日前に時間を戻したい。私たちは病室を訪ね、ずっと気になっていたことを尋ねた。

なぜ、取材を受けようと思われたのですか？

森脇さんは「そうねえ」と言って天井を見つめた。「私、なんとなく死ぬのが嫌やったから、がんの人がどんな思いを持って死んでいくのか、知りたいって思っていたの」

病気になり、余命を告げられる。残された時間を生きる思いは人それぞれだろう。でも、かつての自分と同じように、死と向き合う気持ちに触れたいと思う人はきっといる―。

「私の話がぐっと心に入るかは分からないよ。でも、生きざまとか、素直な言葉を伝えたいなって思ったの」

涙を流し、胸のうちを明かしてくれた。私たちがじっくりと話を聞いたのは、これが最後だった。

2人を引き離したくない

物語の舞台を芦屋市の市立芦屋病院に移したい。私たちが金森英彦さん（84）と克子さん（83）夫婦＝西宮市＝の病室を訪ねたのは、2月初めのことだ。

英彦さんは長年、繊維メーカーに勤めた。夫婦は一緒に旅行やテニスを楽しみ、3人の子どもを育てた。昨年3月、英彦さんに胆管がんが見つかる。手術をしたものの、2カ月後に再発、その後も状態は好転しなかった。

今年1月10日、英彦さんは芦屋病院の緩和ケア病棟に入る。その日、家族が克子さんの様子がおかしいことに気づいた。つらそうにしていた克子さんに、風邪を疑った長女の宮本亜紀子さんが内科の受診を勧める。すると、亜紀子さんの元に内科の医師から連絡が入った。「白血病です。即、入院になります」

血液検査の結果が非常に悪かったという。別の医師には「このままだったら、お母さんの方が、お父さんより先に亡くなるかもしれません」と告げられた。

そんなまさか―。父が緩和ケア病棟に入った日に、母が白血病の診断を受けるなんて。戸惑う中で、亜紀子さんは仲の良い両親のことを思う。今、この状態で、2人を引き離してしまうとどうなってしまうか、と。

亜紀子さんはその日のうちに、英彦さんの主治医で緩和ケア内科の大前隆仁医師(36)らに「何とか両親を同室にしてもらえませんか?」と頼んだ。だが「難しいと思います」と断られた。病院側としては、克子さんの治療方針が定まらないうちは許可できない。急がれるのは、克子さんが抗がん剤治療を受けるかどうかの決断だった。場合によっては、無菌病室に入る必要があった。

家族で話し合った結果、克子さんの状態をこれ以上悪化させないため、抗がん剤治療を始めることが決まる。

亜紀子さんは英彦さんと話をする中で、緩和ケア病棟への入院を前に自宅で交わした両親の会話について聞かされる。克子さんは「お父さん、私を置いていかないで」と言い、夫婦で手をつないで「一緒に逝きたい」と話し合ったという。

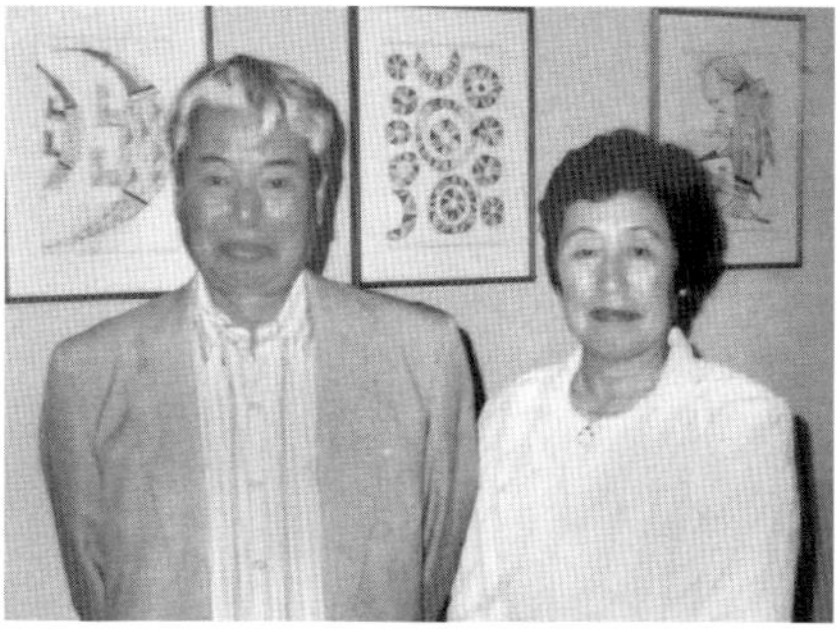
元気だったころ、2人で展覧会を訪れた金森英彦さんと克子さん(宮本亜紀子さん提供)

「やっぱり同室にしてあげたい」。亜紀子さんはもう一度、病院と掛け合おうと思った。

「夫婦一緒」が生きる力に

白血病と診断された金森克子さんは芦屋市の市立芦屋病院に入院した。夫の英彦さんは同じ病院の緩和ケア病棟に入っている。

長女の宮本亜紀子さんは、父親の主治医の大前隆仁医師に、あらためて両親を同室にしてくれるよう頼む。「どちらが先に逝くことになっても、離れ離れのまま、その日を迎えるのは避けたい」。話すうちに、涙が流れた。

克子さんの入院から4日目の1月13日、亜紀子さんは克子さんの主治医と面談する。そして、英彦さんのそばで受けることができるタイプの抗がん剤治療に取り組むことが決まった。

選択肢の中にあった無菌病室での治療より多少のリスクがある。それでも、両親が一緒に過ごすことを優先した。病室として、4階奥の一般病棟にある広い個室を使うことになる。夫婦が同室でがんの治療やケアを受ける。芦屋病院では前例がなかった。

13日午後、英彦さんが緩和ケア病棟を出て、その部屋に移ってくる。夫婦の二つのベッドが並んでいる。自宅でそうだったように。

英彦さんの主治医、大前医師はこう考えていた。「家にできるだけ近づけることが、『患者さんらしさ』につながる。自宅の寝室が夫婦で同じだったのなら、そうするのが自然であり、それが本人の生きる力を高める」と。

英彦さんがせき込むと、克子さんが「頑張って」と声を掛ける。タンがからまる音がしたら、「大丈夫?」と、ベッド柵の隙間からのぞき込んだ。「それぞれがベッドから手を伸ばして、つないでいることもありましたよ」。亜紀子さんが、笑みを浮かべて私たちに教えてくれる。

容体が落ち着いている時は、クラシック音楽番組のＤＶＤを見ながら、おしゃべりをした。海外駐在や旅行で訪れたヨーロッパの街並みが映ると、「あぁ、あそこの近く」とか、「エスプレッソがおいしかった」とか言い合って。「私には分からない会話です。２人で過ごした時間を懐かしんでいたんだと思います」と亜紀子さん。

英彦さんは１月中に亡くなる可能性もあった。カレンダーは２月を迎えている。

署名入りの「尊厳死宣言書」

長女の宮本亜紀子さんが克子さんに尋ねたことがある。

「お父さんと並んでるの、どう?」。「ええよ。やっぱり、ええよ」と克子さん。

「どうして?」とさらに聞くと、「見えるから」。

見える、そばにいる。2月上旬、亜紀子さんは私たちにこう話している。「もうすぐ父が逝くのは分かっているけれど、夫婦一緒だから、その日が来るまで穏やかに、という感じです」

同じ頃、亜紀子さんが私たちに一つの悩みを口にした。克子さんの治療のことだ。白血病が分かった日、克子さんは抗がん剤治療を「しなくていい」と言ったそうだ。しかし、英彦さんより先に亡くなる可能性があり、家族で相談して「できることがあるなら」と治療を決めた。

それから約1カ月。亜紀子さんは「母はずっとしんどそうで、前向きな言葉を聞いていません。これでいいのかと思い始めました」と言う。点滴の抗がん剤に目立った効果が見られず、飲み薬の抗がん剤をするかどうかの判断が迫っていた。

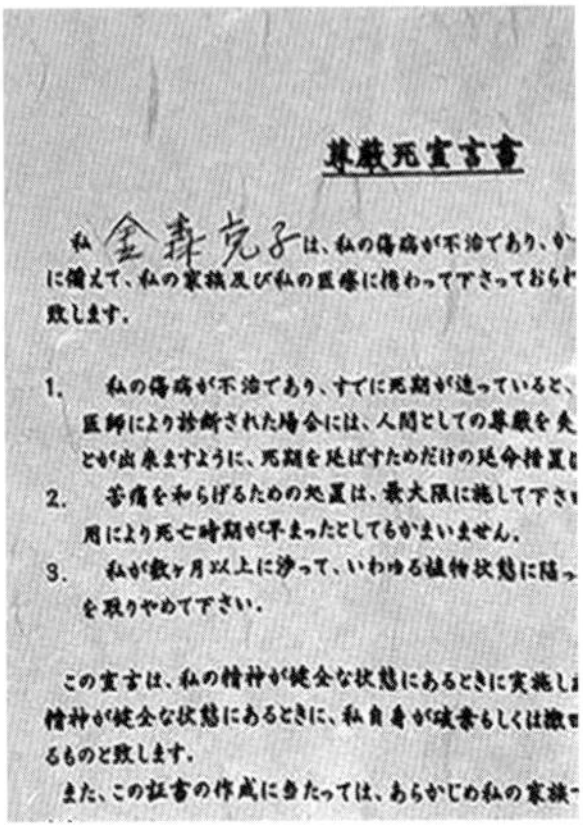
尊厳死宣言書

私 金森克子は、私の傷病が不治であり、か
に備えて、私の家族及び私の医療に携わって下さっておられ
致します。

1. 私の傷病が不治であり、すでに死期が迫っていると、
医師により診断された場合には、人間としての尊厳を失
とが出来ますように、死期を延ばすためだけの延命措置
2. 苦痛を和らげるための処置は、最大限に施して下さ
用により死亡時期が早まったとしてもかまいません。
3. 私が数ヶ月以上に渉って、いわゆる植物状態に陥っ
を取りやめて下さい。

この宣言は、私の精神が健全な状態にあるときに実施し
精神が健全な状態にあるときに、私自身が破棄もしくは撤
るものと致します。
また、この証書の作成に当たっては、あらかじめ私の家族

金森克子さんの署名が入った尊厳死宣言書（宮本亜紀子さん提供）

悩んだ亜紀子さんは、英彦さんに「治療を続ける意味、あるのかな?」と聞いた。

「すると父は『あれを』と言って『尊厳死宣言書』の話をしたんです」

亜紀子さんがＡ４サイズの紙を見せてくれる。「人間としての尊厳を失うことなく、安らかな死を迎えることが出来ますように、延命措置は一切

行わないでください」。２００８年に作成したもので、痛みを和らげる緩和ケアの希望を記し、夫婦と亜紀子さんらきょうだい３人の署名がある。

「だから、母は今の状況を望んでないと思うんです」と亜紀子さんは言った。

２月中旬、再び病室を訪ねた私たちに、亜紀子さんは抗がん剤治療をやめることにした、と話した。医師との面談を振り返りながら、涙目になる。「母の命を短くしているんじゃないか、とも考えて…。でも、母にとっては良かったと思っています」

英彦さんはこの頃、目を開ける時間が次第に少なくなっていた。

お母さんを迎えにきてね

２月25日早朝のことだった。末期の胆管がんで芦屋市立芦屋病院に入院していた金森英彦さんが息を引き取る。医師の見込みより、１カ月ほど長く生きた。

「安らかで穏やかな顔でした」。後日、長女の宮本亜紀子さんが、私たちに話してくれた。

妻の克子さんは隣のベッドで眠っていたという。夫の死に気付いていないようだった。克子さんは白血病のせいで、意識がもうろうとすることが多かった。亜紀子さんが「お父さん、天国に行ったんだよ」と告げても、理解できていないようだった。

看護師が英彦さんの体をきれいにし、お気に入りのモスグリーン色のVネックのニットと紺色のブレザー、グレーのズボンを着せてくれる。

英彦さんは1月13日から44日間、克子さんと一緒に過ごした病室を出て、寝台車に乗る。亜紀子さんと次女が同乗した。

寝台車の運転手が亜紀子さんに「どこかに寄りますか?」と聞く。両親が長年通っていた芦屋市のテニスクラブと、西宮市の自宅マンションの前を通ることにする。思い出の場所ではしばらく車を止め、窓を開けた。

その日の午後3時すぎ、亜紀子さんが病室に戻ると、英彦さんが寝ていたベッドはもうなかった。広い部屋に、克子さんのベッドが一つ。亜紀子さんが「お父さん、いなくなったの気付いてる?」と声を掛ける。「どこかに行ったの?」と克子さん。「死んじゃったんだよ」「え! 死んだの!」。それから克子さんは「あー、あー」と声を上げて、涙を流した。

英彦さんの通夜は2月26日、葬儀・告別式は27日に執り行われた。最期のお別れのとき、亜紀子さんはその顔に触れながら、「お母さんをちゃんと迎えにきてあげてね」と声を掛けたそうだ。

葬儀の翌日から、亜紀子さんは、両親が一緒に過ごした広い病室に入るのがつらくてたまらなくなる。病院に相談し、克子さんは別の病室に移ることになった。英彦さんが亡くなってから、克子さんは「もういい」「もういいから…」と口にするようになっていた。

大切な人がそばにいる意味

芦屋市立芦屋病院で、金森英彦さんが亡くなって6日後の3月2日、妻の克子さんが家族に見守られて息を引き取った。「あれよあれよという間に亡くなりました」。長女の宮本亜紀子さんが言う。「寂しがり屋の父が母を呼んで、母も行きたかったんだろうなって。でも、ここまで早いとは…」

英彦さんが亡くなって、克子さんは夫婦で一緒に入っていた病室から別の部屋に移った。しかし、白血病の病状が悪化したため、亜紀子さんらきょうだい3人が寝泊まりして見送れるよう、英彦さんと過ごした広い病室に戻ることになる。

3月2日、ベッドを移して数時間後に容体が急変する。「同じ部屋だから、父も迎えに来やすかったのかな」。亜紀子さんはそんなふうに理解した。

克子さんの通夜は3月4日、葬儀・告別式は5日に執り行われた。遺族は2週続けて同じ葬儀会館に通った。

3月中旬、私たちは西宮市にある英彦さんと克子さんの自宅マンションを訪れた。

もともと神戸市東灘区の一軒家に住んでいたが、高齢でも暮らしやすいようマンションをリフォームし、昨年春からここで過ごしていた。リビングの一角には、骨つぼと遺影が二つずつ並んでいる。テニスクラブのタオル、携帯電話…。遺品も二つずつ置いてある。

亜紀子さんは「悲しいけれど、これで良かった。一緒に逝けて幸せだったと思います。私も納得できている。きょうだいが笑顔でいられます」と話してくれた。

そして、「2人は『いつも仲良く』という自分たちの道を貫いた。今もこうして並んでいますし」と、骨つぼの方に目をやる。四十九日法要は同じ日に行うそうだ。

私たちはマンションを出た後、芦屋病院に向かった。英彦さんの主治医だった緩和ケア内科の大前隆仁医師に聞きたかった。金森さん夫婦のことをどうみていますか。「同じ部屋にいたことで、お父さんは長生きした。お母さんは追い掛けた。気持ちが体を引っ張ることがあるんです」と大前医師。

2人は大切な人がそばにいることの意味を教えてくれた。私たちはそう思っている。

迷惑掛けずに逝きたい

金森英彦さん、克子さんに続いて、芦屋市立芦屋病院で出会った人たちの話を届けたい。

私たちは4階にある緩和ケア病棟をたびたび訪れていた。山下芳夫さんに会うためだ。山下さんはいつもベッド脇の椅子に座って待っている。

1月23日朝。病室のテレビは国会中継を映している。「安倍さんもなんだかね…」とつぶやく。ベッドを挟み、向かい合って座る。顔色は良く、体調は良さそうだ。

「きょうは、おかゆを食べました。ちょっとだよ。飲んだら終わり」と笑う。

2年前の秋に直腸がんが分かり、今は肝臓に広がっている。今年1月、芦屋病院の緩和ケア病棟に入った。食事も取れなくなってきている。

山下さんには、妻と、前妻との間に生まれた2人の娘がいる。前妻は29年前、胃がんで亡くなった。48歳。次女が高校生になった春だった。

「入学式には行けなかったから、次女が制服着て、病室に行ってね」。山下さんがぽつり、ぽつりと言葉を続ける。最初は胃潰瘍だと言われたこと。毎日、病院に通ったこと。妻がいなくなり、次女との2人暮らしが3年間、続いたこと。話すうちに涙声になり、鼻を手でこすり始める。

「京都のお寺の納骨堂に骨があってね。まあ、命日とかに行くんだけど…。去年の4月、もう最後だと思って、1人で行って来ました」

どんなことを話してきたのですか? 山下さんは両手を前に伸ばして、手を振るしぐさをする。

「バイバイって…」。胸が詰まったようで、ほとんど声が出ない。

私たちは、山下さんの主治医から「早く死にたい、とよく口にする」と聞かされていた。どうしてだろう。本心なのだろうか。

「もう何かを期待するのは無理だと思うんですよね。死ぬのは分かってるんですから。まあ、家族に迷惑を掛けたくないんですよ。子どもたちには、それぞれの生活があるんですから」

家族であっても、自分のことであれこれ悩ませ、見舞いや身の回りの世話などで時間を割いてほしくない。だから、早く逝きたい――。そういう意味のようだ。

家族はどう思っているのだろう。私たちは妻と2人の娘に会うことにした。

心配事、消えればいい

1月末、病室の引き戸を開けると、いつものように山下芳夫さんが椅子に座って待っている。その日は妻の恭子さん（64）＝仮名＝と、2人の娘もいた。

山下さんは髪を短く刈っている。恭子さんが散髪したらしい。私たちが家族から話を聞こうとすると、山下さんは部屋を出て行ってしまった。「私は外した方がいいと思うので、ちょっと出てきます」と言って。

恭子さんたちと少し言葉を交わした後、山下さんが「早く死にたい」と口にすることについてどう思うのか、聞いてみる。「もう手術もできないって言われましてね。うじうじ言ってたら、家族に迷惑が掛かると思ってるのでしょうか…」。恭子さんが涙声になる。

次女の陽子さん（44）＝仮名＝が口を開く。「『来んでいい、来んでいい』って言うんです。私たちも、そのまま受け取ってはいませんけど」

山下さんは前妻をがんで亡くしている。当時、陽子さんは高校1年だった。長女は進学して家を出ていたため、親子2人の生活が続いた。

「暗黒の時代、やったんよね」と恭子さんが声を掛ける。「父も必死やったとは思うんですけど、私も反抗期で…」と陽子さん。話をしないし、洗濯物を一緒に洗うのも嫌だったそうだ。進学先は遠方の大学を選び、家を出た。

2月に入り、私たちは再び山下さんの病室を訪ねる。いつもと同じように、椅子に座って待ってくれている。「だんだんね、痛いよね。全体にね、じんわり痛いんですよ」。そう言って、手でおなかや腰をさする。

山下さんが少しずつ、人生を振り返る。「子どもが生まれた時はうれしかったね。たいした親じゃないから、とにかくかわいがろうと思ったんです。実際、かわいがったつもりです。まあ、あいつら、どんな言い方したのか、分かりませんが…」

そして続ける。「今の女房にはマンションを残

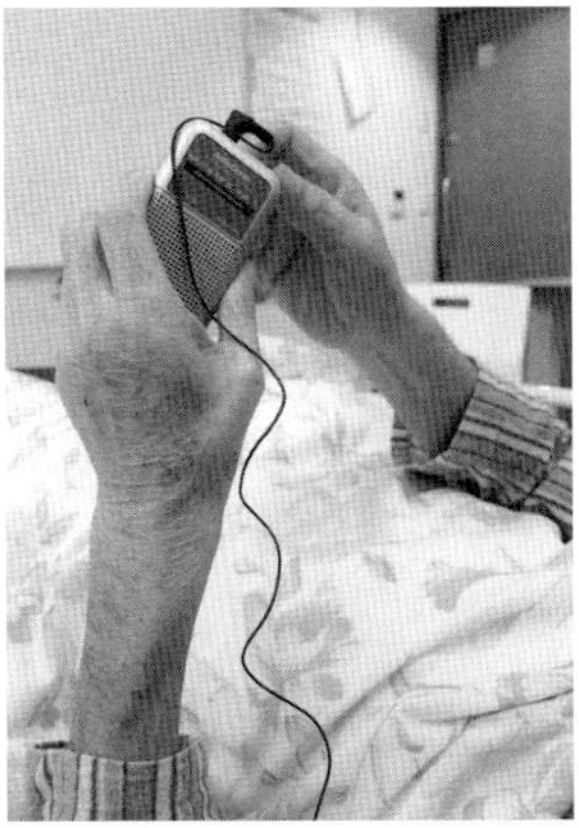

山下さんはラジオが好きだった。「聞きながらあれこれ想像するんです」＝芦屋市

したし、子どもは2人とも所帯があって、こちらから見てる分には仲良くやってます。幸せそうです。心配事が消えていけばいいんですよ。死ぬことは怖いとも、怖くないとも思わない」

私たちが山下さんと話したのは、これが最後だった。

最期の日々　2人きりの会話

2月24日朝、芦屋市立芦屋病院の病室で、山下芳夫さんは息を引き取った。妻の恭子さんと2人の娘たちにみとられて。

3月半ば、私たちは宝塚市にある山下さんの自宅を訪ねることにした。お願いして、次女の陽子さんにも来てもらう。私たちは陽子さんに聞きたいことがあった。

先日、陽子さんは父親を嫌っていたと言っていた。ただ理由ははっきり分からなかった。何があったのだろう。あらためて尋ねてみる。

「私もこの前、取材を受けた後、何でやったんやろって考えてたんです。そう、ずーっと、心の中に封印していたことがあって…。父が、母の病気のことを言わなかったんです。『胃潰瘍や』って言ってて」。陽子さんの目に見る見るうちに涙がたまる。

山下さんの前妻で陽子さんの母親は29年前の春、胃がんで亡くなった。陽子さんは高校生になったばかりだった。葬儀の日、親戚が「がんやって」と話すのを姉が聞き、初めて知る。

「父を許せなかった。もし、がんだって分かってたら、私ももっと違う態度を取れたのに、できることがいっぱいあったのに…」

悔しかったのだろう。陽子さんは父親を避けるようになる。大人になっても、わだかまりは消えなかった。

山下さんが芦屋病院の緩和ケア病棟に再入院したのは、今年1月のことだ。家が近かったこともあり、陽子さんは時々、病室をのぞくようになる。「きょうはご飯、何作るんや?」「串カツにしよかなあ」。親子の何げない会話が病室に響く。

「病院で2人で話す機会があったのは、良かったと思ってます。2人きりの会話って、うーん、いつ以来ですかね」と陽子さんが振り返る。

最期の日々について話しているうち、陽子さんは落ち着いた口調に戻っている。

病室で撮った写真がある。ベッドに横たわる山下さん。頭をなでる恭子さん。そして長女と陽子さんがいる。みんな笑っている。

山下さんは生前、「早く死にたい」と言っていた。妻や娘たちに負担を掛けたくない、だから—。不器用な人だったと思う。でも、ずっと家族のことを考えていたことは、よく伝わってきた。家族にも、私たちにも。

1月、186通の寒中見舞い

もう一人、私たちが芦屋市立芦屋病院で出会った女性について記しておきたい。短大の元准教授、山田麻子さん（67）＝仮名＝のことだ。

西宮市内で高齢の母親と暮らしていたが、２０１７年に胃がんの手術をし、昨年末、緩和ケア病棟に入った。もともとは幼稚園の先生で、発達障害がある子どもや保護者の支援に30年、関わってきた。

私たちと話していても、病状について説明しているときは少しこわばっていた表情が、子どもたちの話になると一気に和らいだ。

「子どもたちを見てると、すごいなーって」。できることが増えたり、成人して「すてきなお嬢さん」になったり…。子どもたちには可能性がある。そう言って、優しく笑った。

山田さんは入院中の1月中旬、仕事の同僚や友人、関わりがあった子どもや保護者たちに寒中見舞いを送っている。全部で１８６通、投函《とうかん》した。そこにはこう書いた。

「私はゆっくりおだやかに過ごしております。これからも幼き方々や弱き立場にいる方々のことを大切にする者でありたいと願っています」

私たちは2月12日を最後に、山田さんと面会できなくなった。新型コロナウイルスの感染予防で、面会が原則禁止になったためだ。それからはメールでやりとりをした。

3月4日。体調を尋ねると「食事はできません。口から入るのは、小さな氷だけです。痛みがあれば、すぐに対処していただいています。私の体調は、病院の中で、充分護《まも》られています」と返ってきた。

3月21日のメールには「新型コロナウイルスの影響は、深刻ですね。病室から、遠くに桜が見えています。ほっとします」とあった。横になり、窓の外を静かに眺めているのだろうか。

そういえば、山田さんはかつて、緩和ケア病棟についてこう話していた。

「人として認めてもらっている。先生も看護師さんも、お掃除の人も、いつも一生懸命してくださる。だから穏やかに過ごせます」

山田さんの言葉を受け、私たちは緩和ケア病棟についてもう少し取材をしようと話し合った。そして、緩和ケア病棟の草分けとされる大阪市の淀川キリスト教病院を訪ねた。

人には死んでいく力がある

私たちは大阪市東淀川区の淀川キリスト教病院に来ている。神戸・三宮から阪急電鉄に乗り、40分ほどで着いた。

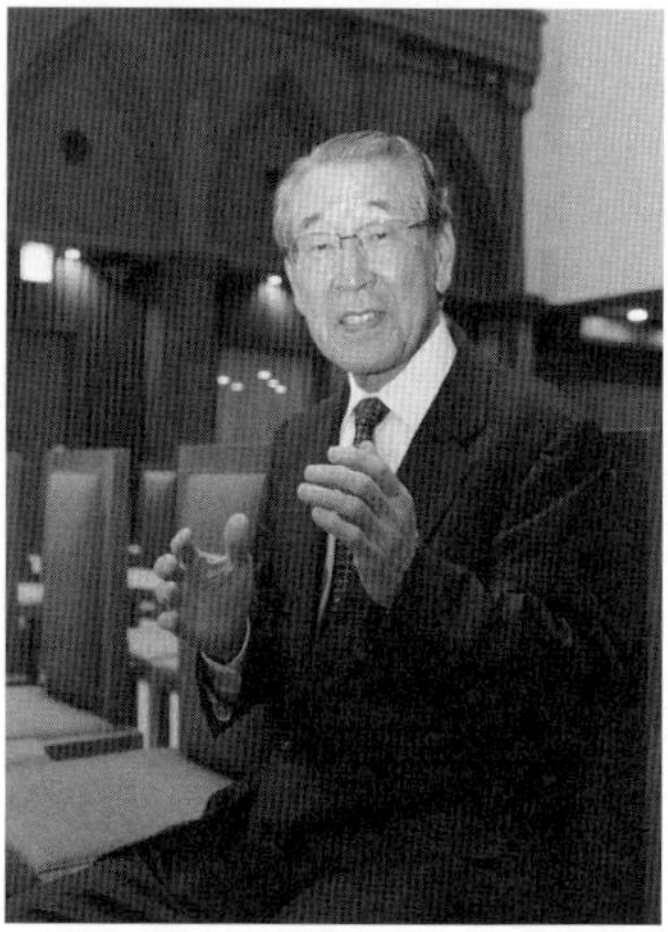
病院のチャペルで話をする柏木哲夫さん。毎朝、ここで礼拝が行われる＝大阪市東淀川区

1984年、国内2番目に緩和ケア病棟（ホスピス病棟）を開設した。現在は27床あり、2018年度は244人が入院したという。

私たちが取材を申し込んだのは、名誉ホスピス長の柏木哲夫さん（80）だ。精神科医で、緩和ケアの第一人者といわれる。約2500人のみとりを経験した柏木さんは言う。

「最期に、その人の生きざまが凝縮されます。不平を言ってきた人は不平を言って死に、感謝してきた人は感謝して死にます。人は生きてきたように死んでいくのだと、患者さんに教えられました」

終末期の患者は、体と心の痛みに直面する。「なんで私が?」といった魂の痛みも押し寄せてくる。そういう患者にどう接しているのだろう。柏木さんは、千人ほどをみとった頃から、考えが変わったそうだ。

「以前は、下から『支える』のだと思っていました。そうではない。横から『寄りそう』のが、私たちの仕事だと思うようになりました」

寄りそうとは? 「求められるのは人間力です」と柏木さん。そばにいて話に耳を傾け、分かろうとする。「人はみな、死んでいく力を持っている。みんな死ぬし、みんな死んできた。苦痛を緩和し、寄りそう人がいれば、人はちゃんと死ねると思うのです」

寄りそうことを続けてきたのが、1991年から淀川キリスト教病院で働くチャプレン（聖職者）の藤井理恵さん（60）＝芦屋市＝だ。これまでに約350人を見送った。

死が近づく中、自分の無力さと向き合い、苦しむ患者がいる。藤井さんは病室でその気持ちに耳を傾け、聖書の言葉を伝えるなどしてきた。

藤井さんが、2009年に出会った44歳の女性のことを語り始める。子宮肉腫を患い、余命はわずか。中学生の双子と小学生の3人姉妹の母親だった。

「大好き」と伝えたかった

淀川キリスト教病院のチャプレン（聖職者）、藤井理恵さんが語った女性は、大阪府豊中市の濱安《はまやす》久美子さん＝当時（44）＝という。中学生の双子と小学生の3人姉妹の母親だ。子宮肉腫を患い、病院で約1カ月半を過ごしたのち、2009年5月15日に息を引き取った。

私たちは3月、大阪市内で夫の裕さん（58）と会った。久美子さんのことを「何事にも、真摯《しんし》に前向きに取り組む人でした」と話してくれる。子どもたちに深い愛情を注いでいたことも。そして、入院当時を振り返った。「『怖い。死ぬのが怖い』と言って、私に何度も抱きついてきました。震えが止まらない。私はただただ、抱きしめるだけでした」

藤井さんと面会したのはこの頃だった。「私だけがいなくなるのです」と涙を流す久美子さんを前に、藤井さんは「人の慰めではどうにもならない」と感じた。

普段なら、初めての面会で開くことはないという聖書を開く。その中の「死んでも生きる」という言葉を伝える。「存在は残る。死が終わりじゃない」と語り掛け、病室で祈りをささげた。

その日を境に、久美子さんの震えは止まったという。裕さんは「藤井さんの言う世界を『信じ切る』という気持ちが生まれたのだと思う。穏やかに旅立つ決心ができたのでしょう」と振り返る。

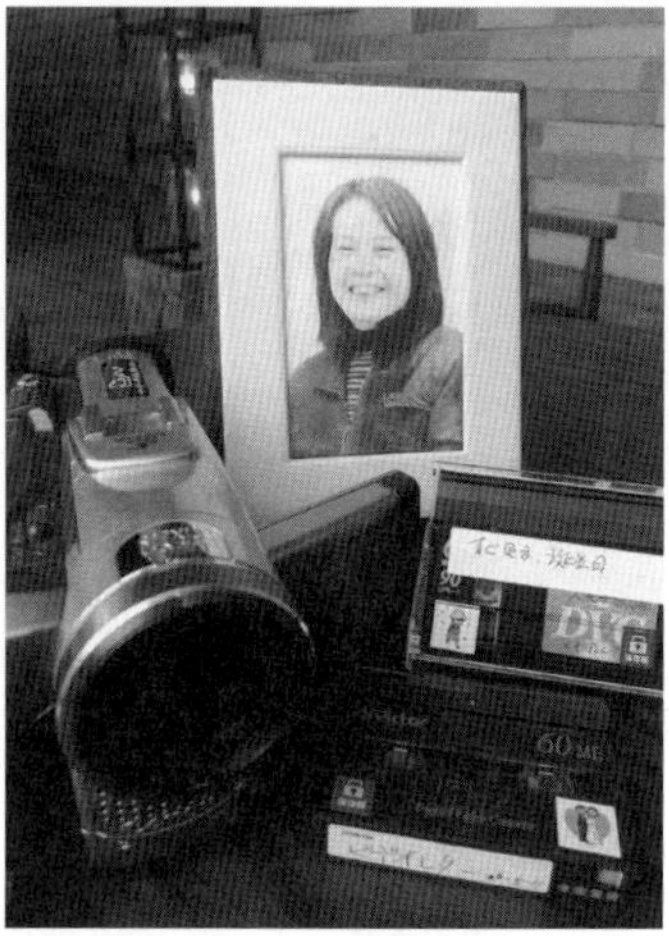
濱安久美子さんの遺影とビデオレターのテープ＝大阪市北区

久美子さんはその後、娘たちに宛てたビデオレターの作成に励むようになる。亡くなる直前の5月11日と12日。化粧をし、裕さんが回すカメラに向けて話した。

「一日一日大切に夢に向かって楽しく生きてください」

「これからもいつも明るい濱安3姉妹でいて

くださいね。天国から見守っています」

卒業、成人、結婚など節目ごとのメッセージを残し、全部で「14通」になった。

久美子さんが伝えたかったこととは―。私たちが裕さんに尋ねると、「大好きだよって、伝えたかったんだと思います」と答えが返ってきた。

今春、22歳の三女が大学を卒業し、姉妹3人とも社会人になった。裕さんは久しぶりにビデオレターを再生した。命は尽きても、失われない母の愛情がそこにあった。

タイ、生まれ変わりを信じ

「さあ、体を手放していきましょう」

ベッドに横たわる男性の耳元で、僧侶のスティサート師(41)がささやく。男性は目を閉じ、口を少し開けている。点滴と酸素供給の管が腕と鼻につながっている。ベッドの周りを家族が囲んでいる。最期が近いようだ。

「その時が来たら、体を手放していきましょう」

あの世へ送り出すような言葉に、どきりとさせられる。

ここはタイ北部のウッタラディット県。首都バンコクから約500キロ離れた田舎町だ。私たちは市街地にある県立病院にいる。

日本の医療機関の取材を通して、私たちは、死が近づいている患者に寄り添うチャプレン（聖職者）の存在を知った。仏教国のタイでは僧侶が病院を巡回すると聞き、訪れることにした。

スティサート師はタイ東北部にあるスカトー寺の副住職だ。定期的に病院を回って、患者や家族の話に耳を傾ける。医師や看護師で構成する緩和ケアチームのメンバーでもある。今回は5日間の日程で病院を訪れている。

「怖くないですよー。心を安らかにしてください」

「逝っても、後のことは心配しなくていいですよー」

スティサート師は主に重篤な患者の元に足を運び、看護師から状態を聞き取って1人ずつ優しく声を掛けて回る。巡回の途中、さきほどの男性が亡くなったと報告が入った。「体を手放していきましょう」と声を掛けられた男性だ。

それにしても「体を手放す」とはどういう意味なのだろう。院内を回り終えたスティサート師に尋ねると、

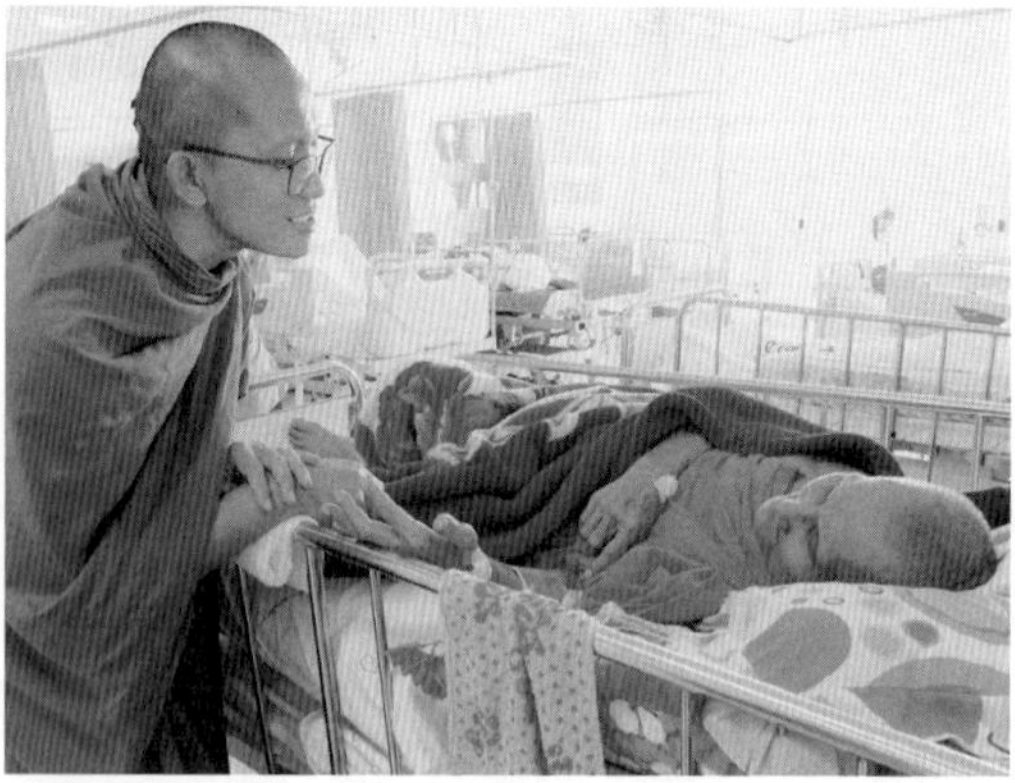

患者に顔を寄せ、優しく話し掛けるスティサート師＝タイ北部・ウッタラディット県

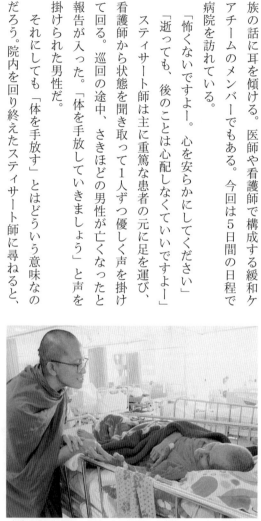

人懐っこい笑顔で答えてくれた。

「人が死ぬことは自然のサイクルの一部です。誰にも訪れることです。『体を手放して…』という言葉は、壊れそうな家にしがみつくのは苦しいですよ、といった感じです。もうそこに死期が迫っている患者に使うようにしています」

さらに、言葉を続ける。「体がだめになっても、心が元気ならいいんです。体は自分ではなく、物体なんです。タイの多くの人は、生まれ変わりを信じているんですよ」

体が「死」を迎えても、そこでぷつりと終わるわけではない。心は生きている。そういうことだろうか。

「すーっと、命を手放す」

私たちはタイ北部のウッタラディット県にある県立病院で取材を続けている。

朝、病院に着くと、血液のがんが専門の女医ナワポーン・タンシリさん（42）が教えてくれた。

「きょうの夜、昨日亡くなった女性の葬儀があります」

前日、重篤な患者のベッドを回って声を掛けていた、僧侶のスティサート師が最初に向かったのが、白血病の女性（52）のベッドだったのを思い出す。意識はなく、腕や口、鼻に管がつながれていた。スティサート師が病室を出た直後、「もう苦しませたくない」という家族の希望で呼吸器が外され、息を引き取ったそうだ。

午後7時半。ナワポーンさんの運転で、葬儀が営まれている寺に向かう。広場にたくさんの車が止まっている。スピーカーから大音量の音楽が流れている。

中に入ると、派手な装飾の棺《ひつぎ》がある。参列者はざっと400人ほどだろうか。あちこちで携帯電話の着信音が鳴り、おしゃべりしている人も多い。日本の葬儀とはかなり雰囲気が違う。火葬は4日後で、それまで毎日、夕方から葬儀が執り行われるらしい。

亡くなった女性の兄に案内され、私たちも祭壇の前に座る。長さ50センチほどの線香に火を付け、手を合わせる。「体はなくなったけど、悲しまなくて大丈夫。私たちが『逝かないで』と言っていたら、妹は苦しんだでしょう」。そう言って兄が笑う。

翌日、私たちは別の寺を訪れた。スコールに見舞われ、建物の軒先で雨宿りしていると、この寺の僧侶が話し掛けてきた。「きょうは、ここで葬儀があるよ」。そう言って敷地内の集会所に案内してくれる。小さな葬儀の準備が進んでいた。

亡くなったのは75歳の女性だ。家族に話を聞く。体調を崩したため、弟が同居して面倒を見ていた。椅子に座り、「もうだめだ」と言った後、息を引き取ったという。

「ようやく体から自由になって、心が解放されたと思いますよ。苦しまずに逝ったので、良かった」。最期の様子を説明する弟は穏やかな顔をしている。

「タイでは、その時が来れば、本人も家族も、すーっと命を手放していく。そんな感じがします」。そばで一緒に話を聞いていた通訳の浦崎雅代さん（47）が言った。

日常の中にある「死」

朝から日差しが強い。湿った空気が肌にまとわりつく。タイ北部のウッタラディット県を訪れた私たちは、取材の合間、通訳を依頼した浦崎雅代さんと一緒にまちを歩くことにする。

タイに住んで10年になる浦崎さんは、現地の僧侶の知人が多い。病院を巡回するスティサート師もその一人だ。

病院の前に、車やバスが行き来する通りがある。道を挟んだ歩道沿いには小さな食堂や屋台、コンビニが軒を連ねる。浦崎さんが立ち止まって声を上げる。「あっ、ここ、棺屋さんですよ」

中に入ると、金や銀の装飾を施した棺が置いてある。奥から店主の男性（52）が出てきた。商品は装飾や材質によって日本円で約9千～3万円と幅がある。

ラオスやミャンマーから出稼ぎにやって来た人が亡くなり、身元不明のまま火葬される場合などは無料で提供しているそうだ。

棺屋を出てしばらく歩くうち、小さな寺を見つけた。赤い屋根に黄色の壁など色彩豊かな建物が並んでいる。

一角に火葬場があった。屋根は金色に装飾されている。近寄って見ていると、隣の建物から子どもの声が聞こえてきた。開け放たれた窓の向こうに、制服姿の子どもたちが見える。

「タイでは、お寺の敷地内に学校があることが多いんですよ」と浦崎さん。寺の僧侶に聞くと、公立の小中学校という。葬儀は数日間続くので、子どもたちは自然と葬儀の風景を見て過ごすらしい。「なんていうか、『死』が日常に近くて、隠すものではないんですよね」。浦崎さんが軽やかに言う。

病院に戻り、昼食のガパオライスを味わいながら、浦崎さんとゆっくり話をする。

「タイでは、苦しみながら死のことを話さなくてもいいんですよね。私は長い間、『死』が隠されていることが、すっごく重荷でした」

何があったのだろう。

話は1975年3月11日にさかのぼる。那覇市で、事件警戒のため、警察官が車を止めて待機していた。そこに猛スピードで車が突っ込んだ。警察官は即死。浦崎さんの父である。

亡き父の話題　避けてきた

ブーン、ブーンと、室内に空調のモーター音が響いている。タイ北部・ウッタラディット県にある県立病院で、私たちは通訳の浦崎雅代さんの話を聞いている。

浦崎さんの父、文夫さんは沖縄県警の警察官だった。45年前、暴力団による事件の警戒中、道路脇の車内にいたところへ、猛スピードの車が突っ込んだ。

運転席の文夫さんは即死。運転していた19歳の少年は無免許で、酒を飲んでいた。当時の地元紙には、ひしゃげた軽自動車の写真が掲載されている。

沖縄が本土復帰した年に生まれた浦崎さんは、まだ2歳だった。「母はね、幼い私と妹にずっと、『お父さんはアメリカに仕事に行ってるのよ』って、説明してきたんです」

4、5歳の頃、母にどこかの寺に連れて行かれ、納骨堂にある骨つぼを目にする。「ここに人の骨が入ってるんだよ」。そう言われて、父は死んだと直感したそうだ。

「でもね、母に父のことを尋ねたりはしないんです」。浦崎さんは、遠い日の心の揺れをはっきり覚えている。

母が父の死について教えてくれたのは、小学5年の時だった。地元ラジオ局のアナウンサーが交通事故遺族への取材で家にやって来た。そこで初めて告げられた。

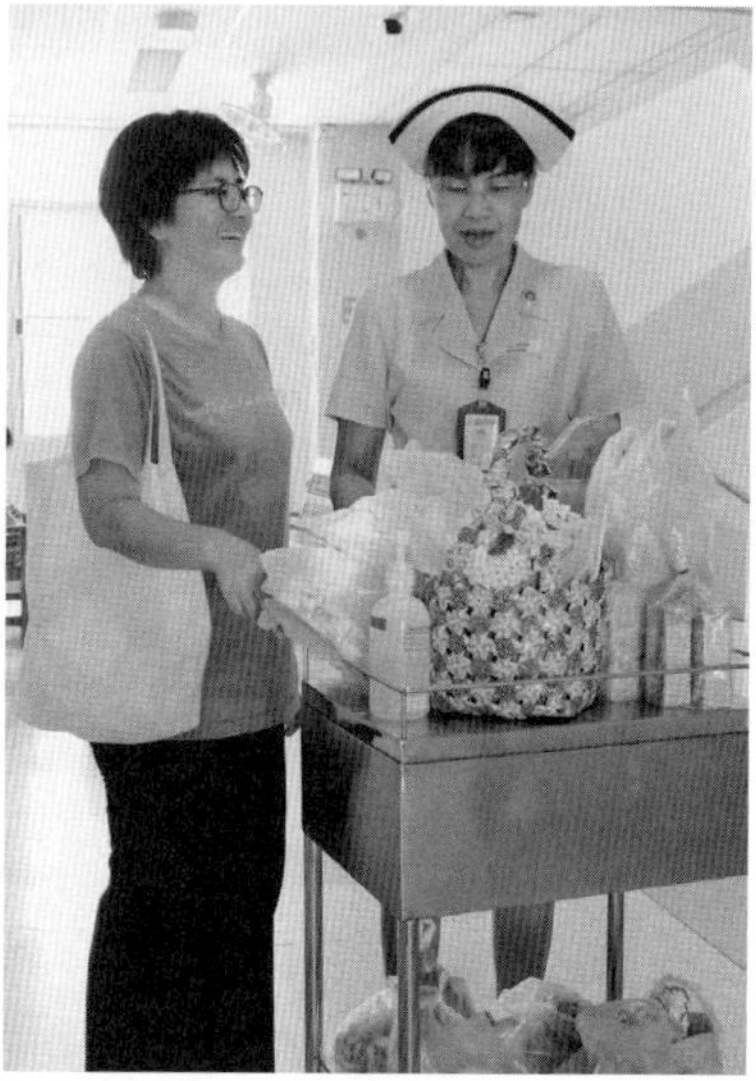

緩和ケアチームの看護師（右）と話す浦崎雅代さん＝タイ北部・ウッタラディット県

「母に話を聞かされた後、ずっと泣いてましたね。父が死んでいたことが悲しいんじゃなくて、『ああ、お母さんが本当のこと言っちゃった』っていう気持ちが強かったんです」

心が追いつかなかったのだろうか。浦崎さんは鬼ごっこや駆けっこなど、急に幼い遊びをするようになる。父の死を隠され、父の話題を避けてきた子ども時代。「幼い頃に父を亡くし、悲しみを出したらだめって思って、心にふたをしちゃってましたね。いい子になったところもあります」。そう話す浦崎さんの目は悲しそうだ。

「『死』は隠さないといけないんだなあって。そう思って生きてきましたから…」。

そんな浦崎さんの心を解き放ったのは、大学時代に訪れたタイでの出来事だった。

「死」は隠すものじゃない

浦崎雅代さんが、学生時代にタイで経験した出来事について話し始める。

当時は出身地の沖縄県にある琉球大学3年生だった。タイに詳しい恩師の影響もあり、貧困や環境問題に取り組む僧侶の社会活動を研究していた。そこで訪れたのが、タイ東北部の緑豊かな地域にあり、「森の寺」とも呼ばれるスカトー寺だった。

浦崎さんはある日、寺の近くの広場に棺が運び込まれる様子を目にする。どうやら火葬が始まるようだ。たくさんの人に交じって見ているうちに、棺に火が付けられ、あっという間に炎に包まれた。焼けた棺が崩れ、中の遺体が見える。骨や肉も確認できる。

大人だけではなく、子どもも見ている。でも、誰も泣いていない。「遺体が焼かれる光景なのに、まるでキャンプファイアみたいでした」と浦崎さん。

「ああ、自然に帰るってこういうことなんだなって思いましたね。『死』に対してオープンで。死は隠すものじゃないんだよと、教えてもらった気がします」

2歳の時、沖縄県警の警察官だった父が亡くなった。物心がついた浦崎さんは父が亡くなったことに気付くが、母は「お父さんはアメリカに働きに行っている」とその死を隠した。

「父の死が、家の中で隠されているのが重荷だったんです」。そんな浦崎さんの心を、タイでの出来事が軽くしてくれた。

その後もタイに関わり続け、2010年から5年間、名門のマヒドン大学で宗教学部の講師も務めた。今は、スカトー寺と関係の深いタイ東北部の修行場に家を建て、タイ人の夫と息子と暮らす。タイ仏教の翻訳家で、僧侶の説法などを紹介する活動にも忙しい。

「日本ではほら、『死』は悲しいことであり、泣くべきことであったりするものですけど、タイではそうじゃないんですよ。もちろん悲しいんですけど、死をありのまま受け入れるというか…。苦しみながら死のことを話さなくてもいいんです」

浦崎さんは明るく、快活ないつもの表情で「死」について語る。死をありのまま受け入れる、死は隠すものじゃない。言葉がすーっと、私たちの胸に染みていく。

最期の姿はメッセージ

私たちが、明石市のふくやま病院と芦屋市の市立芦屋病院で取材を始めたのは、1月下旬のことだった。それぞれの緩和ケア病棟などで、終末期を生きる5人に出会った。

それから約3カ月、5人はもういない。ただ、私たちの取材ノートには、死と向き合いながら語られた言葉や生きざまがはっきりと残る。5人は何を考え、何を伝えてくれたのか—。

ふくやま病院で出会った森脇真美さんは、大腸がんと診断されてからの日々を語ってくれた。抗がん剤治療を再開した森脇さんは、医師から余命を告げられると、悩みながらも「私にとって残りの人生を生き抜くのは、抗がん剤を頑張ることじゃない」と決意する。

それからは、友人や親戚にたくさん会い、家族との時間をいとおしんだ。入院先から最後の帰宅では、夫や娘、孫たちとにぎやかに食卓を囲み、笑って過ごした。自分にとって大切にしたいものは何なのか。迷いながらも、森脇さんは最後の日々を自分で選び、決めた。

芦屋病院では、胆管がんの金森英彦さんと白血病の妻、克子さんに出会った。2人が最後まで一緒にいたいという思いを、家族や主治医が理解し、「夫婦同室」という形でかなえた。並んだ二つのベッドが、大切な人がそばにいる意味を教えてくれた。

発達障害がある子どもの支援に長く関わり、「幼き方々や弱き立場にいる方々のことを大切にする者でありたい」と願った山田麻子さん=仮名=は、記事が掲載された翌日の4月7日、息を引き取った。

数日後、私たちのもとに山田さんから手紙が届く。自身が3月末に書いたもので、亡くなった後、親族が投函したようだ。そこには、家族や友人、病院関係者への感謝などがつづられていた。便箋6枚の丁寧な手紙を読みながら、私たちは「山田さんらしい」と思う。

「最期に、その人の生きざまが凝縮される」と教えてくれたのは、淀川キリスト教病院の名誉ホスピス長、柏木哲夫さんだ。柏木さんは「人はみな、死んでいく力を持っている」とも言った。僧侶が病院で臨終に関わる仏教国のタイでは、日本よりもずっと「死」が日常に近く、「死は隠すものではない」と教えられた。

取材を通じて、私たちが感じたのは、一人一人違う、自分らしい最期があることだった。病院で出会った5人は、死を前に心が揺れながらも、自分の言葉で、態度で示してくれた。

連載の終わりに、芦屋病院に入院していた山下芳夫さんの妻から届いた手紙について記したい。口下手だけど、いつも家族を大切に思っていた山下さん。妻は手紙に「彼と共に暮らせたことを幸せに思い、人生を再スタートさせようと決意しています」とつづっていた。

あらためて思う。最期を生きる姿は、周囲の人たちへの「メッセージ」なのだ、と。そして日々を生きる人たちを、そっと支えてくれる、と。

読者の声　「桜、見に行こう」が最後に

昨年6月に始まったシリーズ「いのちをめぐる物語」には毎回、多くの手紙やメールをいただいています。今回もさまざまな声が寄せられました。

ある読者は、明石市に暮らす60代の妹が3月に息を引き取りました。届いたファクスには「私の大事な妹が亡くなり、寂しくてたまらない時に（記事が）目に入ってきました」とあります。連載で最初に紹介した森脇真美さんの住まいが明石だったこともあり、妹を思って涙が止まらなかったとつづられています。

今年1月に誕生日を迎え、にぎやかに祝ったそうです。その後、2月に入院し、そのまま1カ月ほどで亡くなりました。ファクスには最期の日々を生きる様子も記されています。『もうあかんかもしれん』と言って、妹は『今までありがとう』と言いました。私は何も言えなくて、うん、うん、とうなずいていました」と。「桜、見に行こうね」と握手したのが最後だったそうです。

連載の初回、見出しには「近づく最期　自分らしく」とありました。

「母の場合は、それは、病院で過ごすことではなく、大好きな父と一緒に建てて、56年間暮らしてきた家で過ごすことだったのかなあと思います」。手紙にそう記すのは、姫路市の60代男性です。88歳の母親を3月、自宅でみとりました。便せん12枚に母が旅立つまでの記録や、その時々

の思いがつづられています。

母親には認知症がありました。点滴を抜くなどしないように、病院では手にミトンをはめられ、「つなぎ」という上下がくっついたパジャマを着せられていたそうです。母のストレスがたまっていると感じた男性は「お母さん、病院にいるのは嫌だろ。おうちへ帰りたいか?」と尋ねます。すると、母はうなずきました。家に戻り、亡くなるまでの26日間、自宅で過ごせたということです。

連載への指摘もいただきました。記事では、死へと向かう気持ちの揺れとともに、体の変化にも触れています。

60代の女性から届いたファクスには「今から闘病に向かう読者がいることも心に置いていただきたい。不安をあおり、患者が絶望することのないように」と書かれていました。家族が、がんと向き合っておられるそうです。

取材班では、そうした読者がいることを心にとどめておかなければならない、と話し合いました。

第7部

わたしの終《しま》い方

私たちはシリーズ「いのちをめぐる物語」の取材を進めながら、何度も話し合ってきた。死の瞬間を自分が思い描いたように迎えることはできるのだろうか、と。最期までどう生き、どうこの命を終えるのか。死を待つのではなく、自ら選び取る人もいる。シリーズ第7部は人生の終《しま》い方を自分で決めようとした人たちの話を届ける。私たちはまず、安楽死が認められているオランダへ向かった。そして遺族や医師たちへの取材を重ねた。病の末に、夫が自死を選んだ女性の物語から連載を始めたい。

【2020年5月連載】

語り尽くした「最期」

「彼は頑固な人。自分が決めたことは必ずやる、という性格でした」

窓際の椅子に腰掛け、ネル・ムラーさん（82）が亡き夫ヤンルー・ムラーさんの思い出を語る。愛犬のミニーを膝の上で抱き、朗らかな笑顔で紅茶をすする。

私たちは、オランダ中央部のユトレヒト州アメルスフォールトにいる。2019年12月、クリスマスが近い時期だった。首都アムステルダムから50キロほど離れた閑静な街に、ネルさんの自宅はある。

夫のヤンルーさんは2011年9月、78歳で逝った。自ら用意した致死薬を飲み、最期を迎えた。2年ほど前から体調に変化が表れていた。カナダ・バンクーバーでバカンスを過ごしていた時のこと。ネルさんの誕生日と結婚記念日のお祝いを兼ねていたが、ヤンルーさんはその両方を忘れていた。

「体調も悪そうでしたし、普段は約束を必ず守るような人なので『これはおかしい』と思って。血圧もいつもより高くなっていました」。ネルさんが振り返る。

オランダへ戻り、診察を受けると脳出血を起こしていた。認知症の症状もあったそうだ。「いろいろな薬を試しましたが、効果はありませんでした。改善に向けた道は見当たりませんでした」

ヤンルーさんの話を続ける前に、少しオランダの医療制度に触れたい。病気にかかったり、けがをしたりすると、家庭医と呼ばれる地域の診療所の医師に診てもらうことになる。高度な治療が必要であれば、そこから専門的な病院につなげられる仕組みだ。安楽死も家庭医の関わりが深い。希望する場合、まず普段から接している家庭医に伝える。耐えがたい心身の苦痛など一定の条件を満たしていれば、法的に実施が認められる。ヤンルーさんも家庭医に安楽死の相談をした。

「でも、医師に『やりたくない』と断られたのです」。家庭医には、安楽死の実施を断る自由が認められている。ネルさんの言葉が熱を帯びる。「それで、薬を飲んで死ぬことを決心しました。亡くなる4カ月ぐらい前でした」

ヤンルーさんはインターネットで、動物の安楽死に使われる薬を購入する。苦しまずに短時間で死に至る、と聞いたそうだ。夫婦で話し合い、薬を9月に服用することを決める。

「計画的に死ぬ。それに向けて、私たちは互いに思いを語り尽くしたし、準備をやり尽くした。だから死ぬことに寂しさも怖さもなかったの」。ネルさんが言った。

最後の日がやって来る。自宅に息子2人とそれぞれの妻が集まり、一緒に食事をする。息子たちはリビングに残り、ネルさんはヤンルーさんと一緒に寝室へ移る。

薬は2人分あった。「彼は『確実に死にたい』と言って、それを全て飲みました」。ヤンルーさ

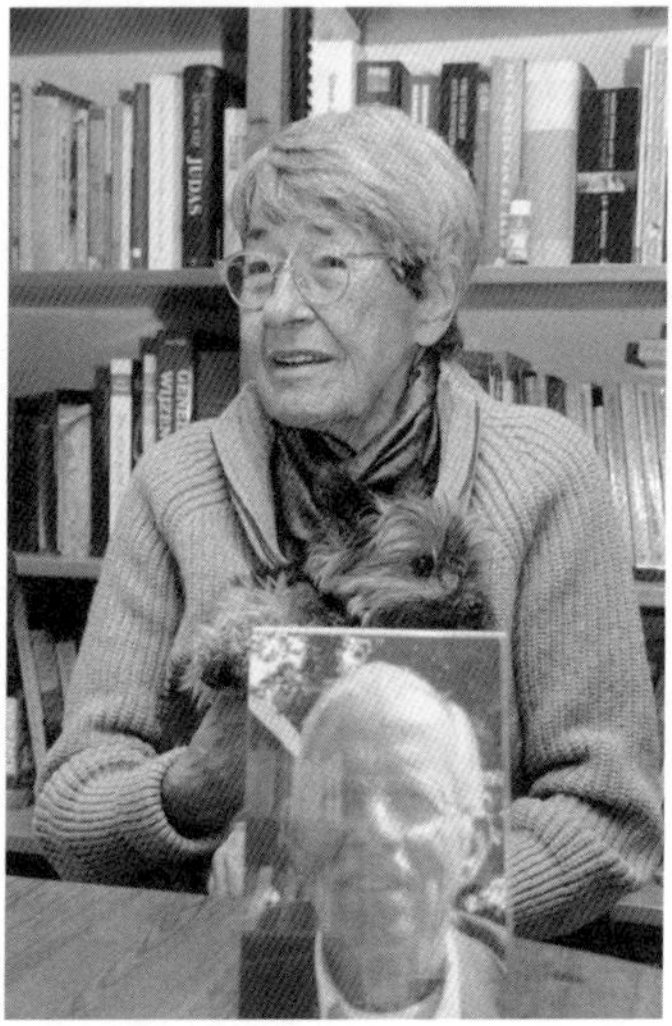

自ら致死薬を飲んで亡くなった夫の最期を振り返るネル・ムラーさん＝オランダ・ユトレヒト州アメルスフォールト

んの息が止まる。「私はそのまま一晩、隣で過ごしました」

翌日、家庭医が警察に連絡した。安楽死を認めるオランダでも、自殺行為を手助けすることは禁じられている。ヤンルーさんの死に家族がどれだけ関わったのか、調べる必要があった。家庭医が事情を説明し、ネルさんが罪に問われることはなかった。

ヤンルーさんは、信頼する家庭医に安楽死を断られた後も死を求め続けた。

「夫は自分で物事を決めるタイプでしたから」。ネルさんはそうつぶやき、続けた。「彼の心身は、彼にとって生きたいと思える状態ではなかったのです」

ネルさんもヤンルーさんと同じように、自分で人生の幕を下ろしたいと思っている。

求めた時に死ねる安心感

夫と同じ死の迎え方を望んでいる、とネルさんは言う。大きな理由は、持病のパーキンソン病の症状が進行していることだ。ネルさんの腰は少し曲がり、つえをついて歩く。昨年夏には、自分がどこにいるのか分からなくなった。「私も海外から薬を買いました。息子2人には保管場所を伝えています」と話す。

息子たちは、たびたび家まで様子を見に来てくれる。「私は幸せ者です。まだ生きる価値がある」。ネルさんがほおを緩め、続ける。「でも、これから2年以内に、用意している致死薬を飲むことになると思います」

死を自ら選ぶことに、ためらいや抵抗はないのだろうか。ネルさんに聞いてみる。

「母も父も苦しんで亡くなりました」と言って、ネルさんが両親をみとった経験を語り始める。母親は医療用麻薬で痛みを取り除こうとしたが、十分に効かないままこの世を去った。父親は息を引き取るまで、背中にできた床擦れに苦しんだという。

「娘として、つらい思いをさせてしまいました。今も親のように苦しんだまま最期を迎えることを考えると、不安が増します」

一方で、夫のヤンルーさんは自分で決めた日に薬を飲み、自らの手で人生を終えた。夫婦で話し合って決めた死に寂しさや怖さはなかった。「私は夫の最期を一緒に考えることで、彼の力になれたと思います」。そう話す表情はすっきりとしている。

ヤンルーさんは自死を選び、実行した。ネルさんも同じ道をたどるかもしれない。オランダでは安楽死という選択肢もある。「死にたいと求めた時に死ねる。その安心感があるのはいいことよ」。ネルさんが笑顔を浮かべる。

「死ぬことを念頭に置いて生きることで、それまでの毎日をもっと楽しめる。素晴らしいと思います」

ネルさんの自宅を後にした私たちは、姉が3年前に安楽死を選んだという女性に会うことにした。

生きる苦しみ救われた姉

私たちはオランダ中央部のユトレヒト州アメルスフォールトで、姉が安楽死を選んだ女性の話に耳を傾けている。マーハ・デ・フライさん（71）という。

10歳離れた姉のシャーロットさんには、肺の病気があった。「彼女の不安は窒息で死ぬことでした。家庭医に安楽死を求めていました」

２０１７年の冬、重度の肺炎になり、大学病院へ搬送される。一命を取り留めたものの、医師から「家へ帰るのは無理だ」と告げられた。

「姉は燃え尽きていました」。マーハさんがその時の様子を振り返る。「会話はできても、歩けないし疲労感がある。不快感が強くて、夜になると『まだ眠れない』と苦しんでいました」

入院先の大学病院で安楽死ができるかどうか相談する。肺疾患の専門医は「分かりました。手伝いましょう」と言ってくれた。

安楽死が実施される日がやってきた。シャーロットさんが搬送されて半月ほどがたっていた。

マーハさんがシャーロットさんの息子と一緒に病室へ入る。姉の体には管がつながれ、準備を進める医師に「ありがとう」と繰り返していた。

「私が姉に掛ける言葉はありませんでした。安楽死が決まってからいろんな話をしましたから。薬を入れ、あっという間に亡くなりました」

死の瞬間を見守り、どんな気持ちになりましたか？

「深い悲しみと、姉が苦しみから救われるという喜びでしょうか。オランダで生きてて良かった、と思いました」

姉の死から3年が過ぎた今も、喪失感は消えない。家が近く、友だちのように仲が良い姉妹だった。「でも、あの時は苦しむ姿を見るのがつらかった。安楽死をした判断は本当に良かったと思っています」。マーハさんが笑顔で言った。

印象に残っている言葉がある。マーハさんが自身の最期について、安楽死か致死薬を飲む自死で迎えたい、と語った時のことだ。私たちは「自分の判断で人生を終わらせることに、怖さはないですか?」と聞いてみた。

「まだ自分に生きる価値があるかどうかは、自分で決めたい。この先、生きることに耐えられない苦しみがあるかどうかも、自分で決める。だから怖さはないの」。マーハさんは目を見開き、はっきりと答えた。

安楽死「迷うことも」と医師

タクシーに乗り、高速道路でオランダの首都アムステルダムの郊外へ向かう。遠くに見えていた高層ビルが立ち並ぶ地域に近づいている。

人通りの多い住宅街に着く。私たちがビル1階の診療所の扉を開くと、医師のバート・マイマンさん(64)がにこやかに迎えてくれた。バートさんは10年ほど前、この診療所を立ち上げた。5人の医師が働き、地域に住む約6千人の家庭医を担う。

バートさんがパソコンの前に座り、話し始める。「年に3、4人は安楽死をします」

実施を迷ったことはあったのだろうか。私たちの問いに「難しかったのは認知症の患者です」と答え、ある女性の死について語りだした。

女性は２０１７年１月に71歳で亡くなった。それまでの２年間で、認知症の症状が少しずつ進行していた。「病気で頭の中が混乱していると分かっていました。症状は良くならず、本人は『これ以上、苦しみたくない』と言って安楽死を望みました」

バートさんは踏み切ることにためらっていた。女性はまだ体を動かせる。自分自身が誰かも理解できている。けれども、介護は一緒に暮らす夫に頼っていた。身だしなみが乱れ、行動に異変が出ているように見えた。

「私は最終的に、彼女が尊厳を失っている状態だと判断しました。安楽死は、彼女を苦しみから助けることにつながると信じたのです」

女性が死を望む気持ちは最期までぶれなかった。「私は薬を入れる瞬間に、本人の意思を必ず確認します」。バートさんが力を込める。「だから、認知症の症状が重い人にはできないと考えています」

オランダで安楽死が合法化されて約20年、今では最期の選択肢の一つとして定着していると言える。２０１８年に亡くなった約15万３千人のうち、４％が安楽死を選んでいる。

今年の４月下旬には、最高裁が判断能力を失った認知症患者への安楽死を認める判決を出し、取り組みはさらに広がると思われる。

バートさんが言った。「人は死ぬことよりも、死へ向かうまでの苦しみに怖さがあるのではないでしょうか。安楽死が決まると、その苦しみや怖さが薄れ、安心感が得られるのだと思います」

死を受け入れ、最期の時間を穏やかに過ごす。そういうことなのだろうか。

治療より「大切なこと」は

「安楽死が決まると、患者は安心感を得られます」。バート・マイマンさんはそう言って、こう付け加えた。「最期の日まで家族とゆっくりと過ごし、別れを告げられます」

オランダで最初に話を聞いたネル・ムラーさんも同じような考えだった。ネルさんは自ら致死薬を飲んで臨終を迎えたいと言い、「死を念頭に置いて生きると、それまでの時間をもっと楽しめる」と笑顔で話してくれた。

患者が家族と話し合い、自ら死を選ぶ。医師として、その選択を受け入れることに葛藤はないのだろうか。

「悩んでいる部分ではあります」。バートさんがつぶやく。「でも、治療が苦痛を延ばすだけになることもある。それはいいのでしょうか」

私たちは問われたものの、返す言葉が見つからない。

「家庭医は患者に、尊厳ある形で家族とお別れしてもらわなければいけないのです」。バートさんが力を込める。

日本で取材をしている間、私たちは尊厳死という言葉をよく耳にした。延命措置をせず、自然なまま迎える死のことをいう。そもそも、尊厳とは何を指すのだろう。

バートさんの答えは「それぞれが最も大切に考えていることだと思います」。もしも、患者が不安定な心や不眠で苦しんでいるなら、医師は薬で対処できる。だが、知らない間に排せつをしたり、誰かのケアに頼らざるを得なくなったりすると、状況は変わってしまう。

「患者が自分の尊厳が失われていると感じると、打つ手はなくなります」。バートさんが声を落とす。「そして、その人が安楽死を望むなら検討しなければいけません」

それは、まだ生きられる命の終わりを考えることを意味する。私たちには抵抗感があるのだが…。

「でも、死が近づく患者が治療に追われると、家族に別れを

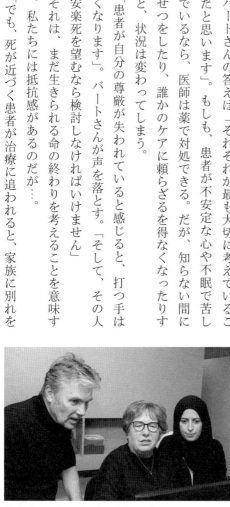

診療所の同僚と話し合う医師のバート・マイマンさん（左）＝アムステルダム

告げる大切な時間が少なくなる。尊厳ある死を奪うことになります」。バートさんは迷わず言った。「死ぬまでの治療は最大のケアですが、最善のケアではないのです」

話し合うことから始まる

オランダの首都アムステルダムでの取材を終え、私たちは再びユトレヒト州アメルスフォールトにいる。今回の取材の通訳を引き受けてくれたシャボットあかねさん（72）の自宅で、リビングのソファに座って話を聞いている。

シャボットさんは東京出身で、18歳まで日本で暮らした。結婚を機に１９７４年、オランダに生活の場を移す。安楽死に関心を寄せたのは１９９４年のことだ。日本のテレビ局の取材に同行し、深く掘り下げるようになった。翌年には書籍を出版している。

シャボットさんが、オランダで安楽死が根付いた背景を説明してくれる。

日本が経済成長に重きを置いていた60年代、オランダでは「個人の生活の質を高めよう」という機運が生まれた。一人一人に自由な時間ができ、個人主義の考えが育つ。「自分のことは、自分で決めた時に自分の思うようにしたい。今も、そういう考え方が根強くあるんだよね」と、シャボットさん。

家庭医制度の存在も大きいそうだ。病気にかかったり、けがをしたりすると、必ず地域にいる家庭医の診察を受ける。安楽死の希望も伝える。

「長い間、患者と医師の関係は続きます。安楽死の相談をすることで、最期まで自分の面倒を見てもらえるという安心感が得られます」

日本では、安楽死を巡る議論がなかなか深まらない。シャボットさんは「不確かさを認めたくない雰囲気を感じます」と印象を口にする。

「『間違った選択になるかも』『念には念を』という心配や慎重さがあるのかな。昔は切腹があって、日本の方が自死の伝統は長いのにね」。そう言って笑う。

最後に、シャボットさんが描く自らの終《しま》い方に触れたい。家庭医には安楽死を考えている、とは伝えている。「苦痛が出た時に備えて希望しています」。理想は苦しまず、自然なまま迎える死という。

「安楽死を選びたいかどうかを考え、人に伝える。そのことが、家庭医や家族らと自分の最期について話し合うきっかけにはなりました」。シャボットさんの

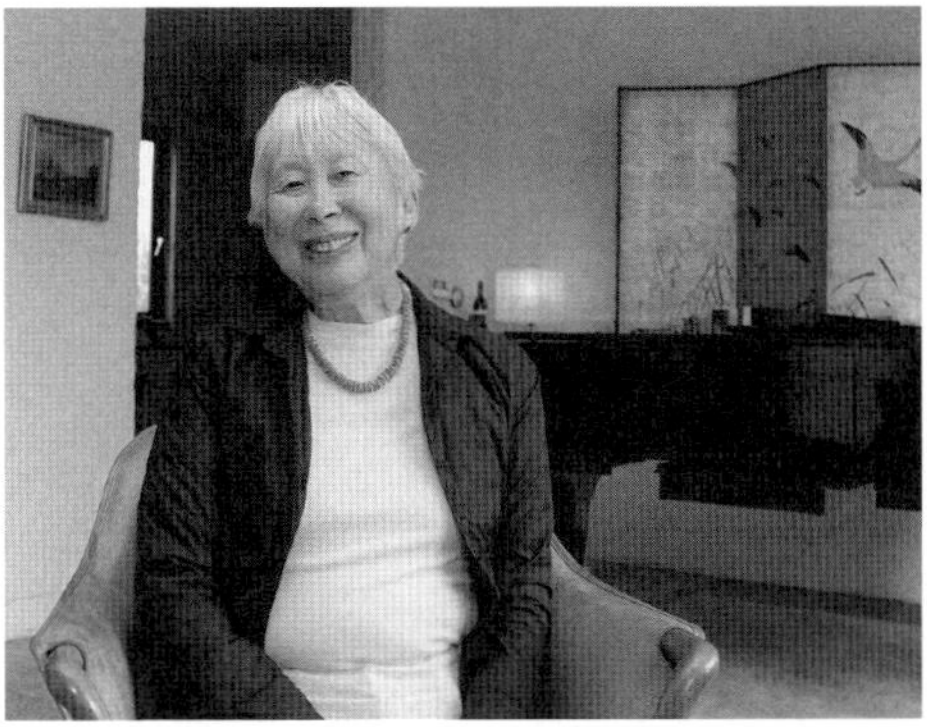

オランダで安楽死が根付いた理由を話すシャボットあかねさん。自宅は日本の文化が感じられる＝オランダ・ユトレヒト州アメルスフォールト

言葉に私たちはうなずいた。

自ら死を選ぶのか、それとも寿命を全うするのか。身近な人と人生の終い方を話すことが、思い描く死へ向かう第一歩なのかもしれない。そんな感慨とともに、私たちはオランダを離れた。

「良い死」を法律で保障

オランダでの取材を終えた私たちは、台湾に向かった。安楽死は合法化されていないものの、アジアでいち早く終末期医療の法整備を進めてきたと聞いたからだ。

2月8日、私たちは主要な医療機関の一つ、台北市立病院を訪ねた。病院内の会議室で、日本の研究者を交えて「台日交流会」が開かれることになっていた。

交流会のテーマは「アドバンス・ケア・プランニング（ACP）」だ。延命治療を受けるかどうかなど、患者本人や家族、医療関係者らが事前に話し合うことをいう。

台湾側からは、同病院の黄勝堅《ホアンションジエン》病院長や医師らが参加した。日本からは京都大学などの女性研究者5人が臨んだ。いずれも国の科学研究費の助成を受け、終末期医療の倫理や法的問題を研究している。

日本側はACPについて、厚生労働省が啓発しているものの、まだ国民の間では認知度が低いと報告した。対する台湾側は熱かった。黄病院長らは英語で「ｇｏｏｄ　ｄｅａｔｈ」と繰り返した。「台湾では『良い死』は法律によって保障されている。ＡＣＰは『デスリテラシー』を推進させます」

デスリテラシー。「死ぬ能力」、あるいは「死の知識」と訳せばいいのだろうか。初めて聞く言葉だった。

台湾では20年前、本人や家族の希望があれば、末期がんなど終末期を迎えた患者の延命治療を中止したり、控えたりすることができる法律ができた。昨年からは、昏睡《こんすい》状態や極めて重篤な認知症、難病の患者らへの適用も可能になった。希望者は、まだ元気なうちに病院のＡＣＰ外来を訪れ、延命治療を受けるかどうかなどを選択し、医師と「事前指示書」を作成するという。

交流会で黄病院長らはこう述べた。「事前指示書を通じて、患者の価値観に基づいた治療を提供する。ＡＣＰは認められた権利なのです」

実際のところ、延命治療の中止はどれぐらいあるのだろう

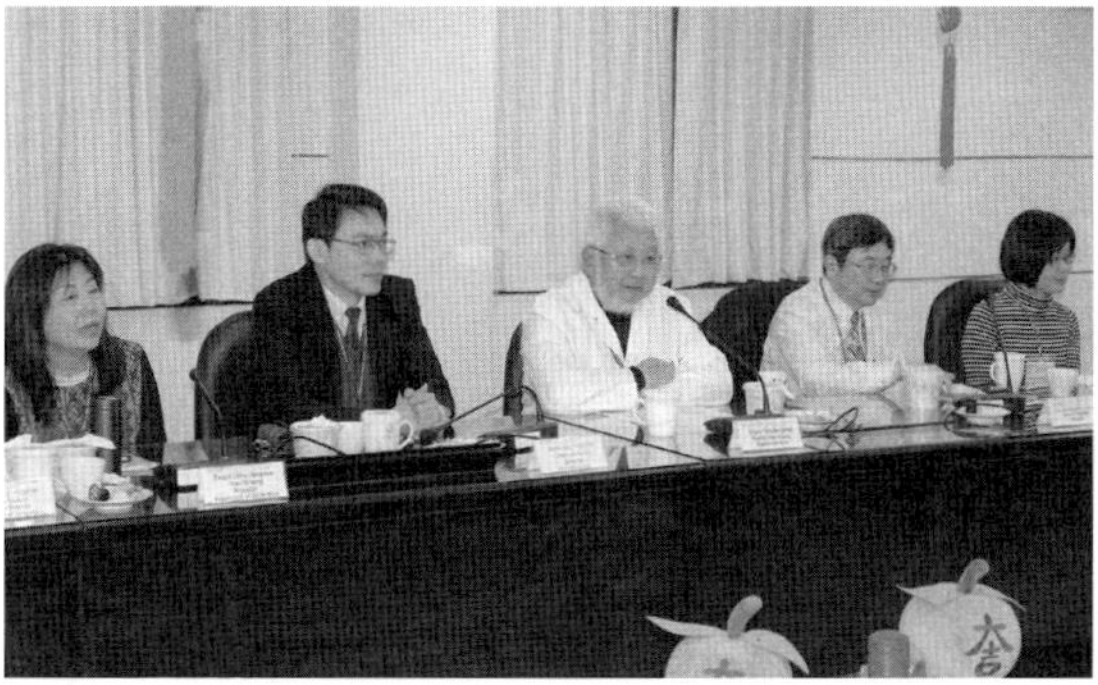

「台日交流会」に臨む台北市立病院の医師ら＝台北市

か。座談会に参加していた大谷大学東京分室の研究員、鍾宜錚《ジョンイジェン》さん（37）が後日、台北市立病院に照会したところ、「2015年からの5年間で約600件」との回答があったという。

台湾の慣行「終末期退院」

台北市で開かれた「台日交流会」に、日本側から参加した大谷大学東京分室の研究員、鍾宜錚さんは、台湾で生まれ育ち、2010年に来日した。京都大学や立命館大学の大学院で「生命倫理」を研究し、東アジアにおける終末期医療の現状に詳しい。

私たちは彼女に、台湾で患者の延命治療を中止することができる法律が整備された背景を聞いてみた。すると、こんな答えが返ってきた。

「終末期退院という慣行があったからです。臨終帰宅とも言います」

それはどういうものなのだろう？

「きょう、明日がヤマ場というときに病院から患者を退院させ、自宅に搬送します。あえて家で死を迎えるのです」

法制化には台湾人の死生観が深く関わっていた。祖先とのつながりが重視される台湾では、位《い》牌《はい》がまつられている家の居間で亡くなることが「良い死」と考えられている。

終末期退院をすると、延命治療に関係する医療装置はほぼ取り外される。「家での延命治療の中止が認められるのなら、病院でも認めていいのではないか、となって、2000年に法律ができました」。鍾さんが言った。

鍾さんが終末期医療のことを考え始めたのは、祖父母の死がきっかけだったという。

末期がんだった祖父は2004年、終末期退院をした。鍾さんの家族が抱えてマンションの階段を上がり、自宅に着いて数分後、祖父は息を引き取った。大学生だった鍾さんは「家族は大変だけど、家で死ぬのは当たり前のことなのだ」と思った。

2007年には祖母が、がんで亡くなる。このときは抗がん剤治療の副作用に苦しみながら、病院で亡くなった。家族には後悔が残ったそうだ。

祖父と祖母の死を経験した後、鍾さんは安楽死を法律で認めるオランダに留学する。「当時の私には、安楽死ができることがショックでした。祖父たちの最期との違いは何なのか、と思いました」

オランダでは「自分らしい最期」を求めて死を選ぶ。一方、台湾では延命治療の中止を望む人が「家族に迷惑を掛けたくない」と考える――。鍾さんの説明がすっと私たちの胸に入ってくる。

闘病、命閉じるため海渡る

私たちは、台北市の台湾テレビのすぐ裏にあるマンションを訪ねている。バスケットボールの選手で、引退後はスポーツキャスターとして活躍した傅達仁《フーダーレン》さんの遺族に会うためだ。膵臓《すいぞう》がんを患った達仁さんは2018年6月、スイスに渡り、医師の手を借りて自らの命を閉じた。85歳だった。スイスでは医師の自殺ほう助が法的に認められている。

私たちの取材の申し込みに、達仁さんの息子、俊豪《ジュンハオ》さん（30）が応じてくれた。マンションの部屋には、達仁さんが闘病生活を送ったベッド、自身で描いた絵画などがそのまま残されていた。クローゼットには愛用した洋服がつるされている。

俊豪さんがリビングのソファに腰掛け、父親の病気の経過を話し始める。

ステージ4の膵臓がんが分かったのは、2017年6月のことだった。80代半ばに差し掛かり、高齢のため手術や抗がん剤治療には耐えられないと、医師は判断した。日を追って、痛みを抑える医療用麻薬の量が増えていく。

台湾では、本人の意思で延命治療を中止したり控えたりすることができる法律が整備されている。しかし、安楽死は認められていない。

達仁さんは家族に「安楽死ができる方法を探してほしい」と頼んだそうだ。そして、「一日で

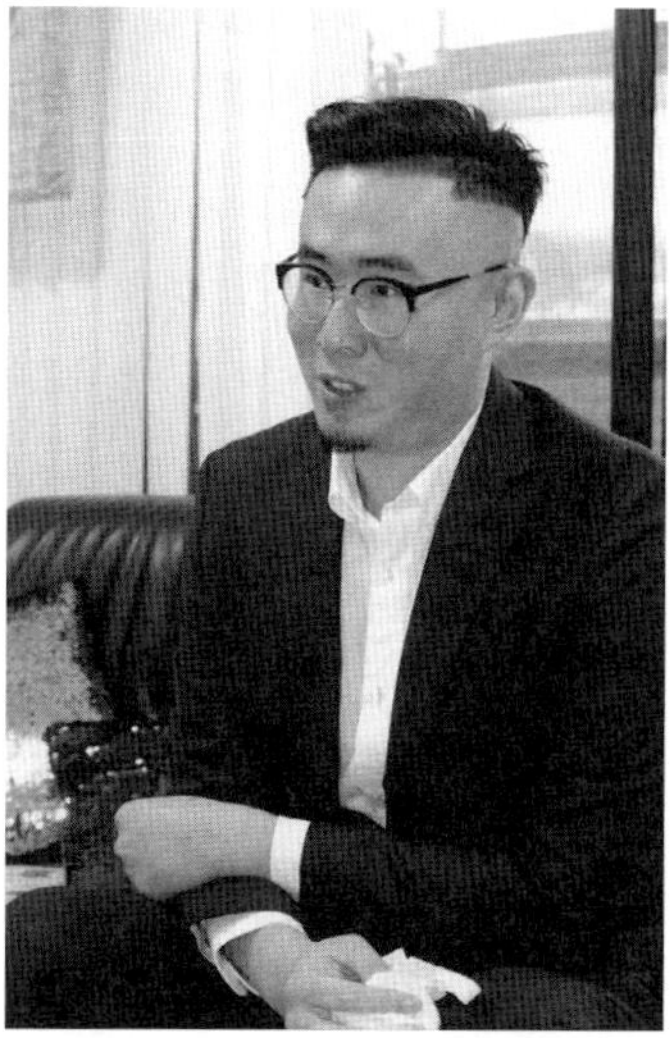

父親がスイスで自殺ほう助を受けて亡くなった傅俊豪さん＝台北市

も長く生きてほしい」と反対する息子の俊豪さんたちに、「君たちを困らせないためなのに。このままでは君たちに迷惑をかけてしまう。なぜ、分かってくれないのか」と訴えたという。

結局、達仁さんは、自身で友人を通じてスイスの自殺ほう助団体「ディグニタス」に連絡を取り、会員登録をする。２０１７年11月には初めてスイスに行き、医師と面談した。

その後、台湾にいったん戻ったものの、体調は悪化の一途をたどる。けいれんし、意識を失うこともあった。そんな日々を振り返りながら、俊豪さんが私たちに言った。

「父は死は怖がっていなかったが、痛みを怖がっていた。私たちは父が衰弱していくのを見ながら、少しずつ安楽死に対する考えが理解できるようになりました」

そして、パソコンを開き、動画を見せてくれた。

家族に囲まれ　致死薬を口に

スイスでは、医師による自殺ほう助が法的に認められている。オランダのような致死薬の投与も、スイスのような手助けも、多くの人は「安楽死」と理解している。

安楽死を求めてスイスに渡り、亡くなった傅達仁さん＝当時（85）＝の息子の俊豪さんが、亡くなる当日の動画や写真を見せてくれた。撮影場所は、スイスにある自殺ほう助団体「ディグニタス」の施設。部屋には花が飾られ、明るい雰囲気だ。

達仁さんがはっきりとした口調でしゃべっている。「私が安楽死を選ぶのは、1日に6回もモルヒネ（医療用麻薬）を飲まないといけないから。普段の生活ができない。私は死は怖くないが、痛みには耐えられない。穏やかに神様に会いに行きたい」

ソファの真ん中に達仁さんが座り、右に俊豪さん、左に妻が寄りそっている。

女性スタッフから致死量の薬が入ったコップを渡される。達仁さんが「さようなら」と言って、4回に分けて飲む。俊豪さんが「愛しているよ。もう痛くないよ」と声を掛ける。

薬は苦く、達仁さんが水とチョコレートを口に含む。何度か「ふうーっ」と大きく呼吸する。俊豪さんが父親の肩を抱いている。この後、3分ほどで昏睡状態になったという。

動画を見終わった俊豪さんが、私たちに「父の願いはかなった。父にとって良いことなら、私にとっても良かった」と言った。

達仁さんは生前、台湾の蔡英文総統に「安楽死の選択肢を与えてほしい」と、合法化を求める手紙を送っていた。その遺志を継ぎ、俊豪さんは「安楽死」の法制化を推進する団体の理事長に就いた。国民投票を目指して署名活動を展開したが、目標数は遠かった。今も「必要な人に選択肢を」と訴え続ける。

私たちは、達仁さんが自殺ほう助を受けた「ディグニタス」にメールで取材を申し込んだ。届いた返信には、「法律に従い、医師が支援する自殺を行っている」との主張が強調されていた。日本在住の会員が、ディグニタスで初めて自殺したのは２０１５年のこと。２０１９年末現在、日本の会員は47人で、２０１８年より22人増えたことが分かった。

自ら逝く　実行するなんて

オランダと台湾で、安楽死や終末期の延命治療の取り組みを取材し、帰国した私たちの元に読者の女性からメールが届いた。これまでの連載の感想と、自身の体験がつづられていた。

送り主は、播磨地方に住む50代の奥本美紀さん＝仮名。５歳上の夫ががんで、10年以上闘病していた。しかし…。「私の夫は2年前、自ら逝ってしまいました。後悔で自分を責める日々でした」。何度かのやりとりを経て、話を聞かせてもらうことになった。

3月下旬、ホテルの喫茶室で初めて顔を合わせる。左手の薬指に指輪が光る。奥本さんがゆっくりと話し始める。

「主人は体が弱ってくると『もう、自分で死にたい』と言いました。私は『それだけはやめてよ』と伝えていたのですが…」

夫は医師による自殺ほう助が認められているスイスに行きたい、とも口にしていた。そして2年前の3月、車の中で練炭を使い、命を絶った。

奥本さん夫婦には20代と30代の子どもが3人いる。夫にがんが見つかったのは、末っ子が中学校に入った年だった。すぐに手術をしたものの、5年ほどたって転移が告げられる。

「明らかに落ち込んでいました。後で知ったのですが、その頃、家族に向けて『頑張れよ』って映像を残していました」

夫は会社を経営していたが、2017年の夏に事業から手を引いた。従業員には退職してもらった。症状は次第に悪化し、食欲がなくなっていく。がんが喉のリンパに広がり、声がかすれるようになった。夫婦で相談し、夫の希望通り、自宅で最期を迎えようと決めた。

2018年3月、入院先の病院で外泊の許可を得て自宅に戻る。「あの日は、地元の開業医に往診に来てもらえるかを聞く予定でした」。奥本さんが声を落とす。

「でも、起きたら隣の部屋で寝ていた主人の姿がなかったんです」。息子と一緒に外へ、捜しに出る。家から少し離れた場所に車があった。中をのぞくと、夫は運転席でぐったりしていた。

「自分で死にたい、とは言ってましたが、まさか実行してしまうとは…。そこまでの状態だとも気付きませんでした」

なんで止められなかったか

奥本さんが、小さなかばんから手帳を取り出す。四つ折りにして挟んでいた紙を開き、私たちに見せてくれた。そこには夫が亡くなる直前、家族に宛てたメールが印刷されていた。

「色々考えたけどねやっぱり無理です」。メールはそんな書き出しから始まる。

痛みが取れず、思考力や体力が落ちていくつらさ。家族に介護の負担をかけることへの不安。心の動きがつづられている。

「とにかく逃げるんじゃない。人はいつか死ぬ。少し早いだけ。心残りが無いわけじゃないけど。少しかっこ悪いけど。かんにんな」。自ら死を選ぶまでの葛藤が伝わる。

車の中で、練炭を使って命を絶った夫の膝には、奥本さんに向けた手紙もあった。

「あとはよろしく、泣き虫になるなよ」「あの世でも一緒になりたい」

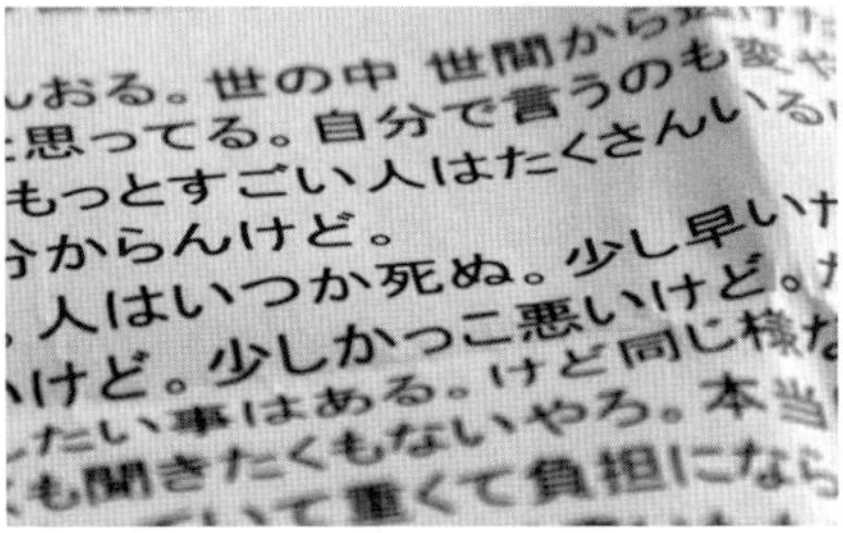

奥本美紀さんの夫が家族に送ったメールの文面

手書きで記した文面は最後に「できれば」と書かれ、そこでぷつりと終わっていた。

「その先に何を書きたかったのだろう。何を望んでいたのだろうって思います」。奥本さんが声を上ずらせる。

夫は自分で立ち上げた会社を30年近く営んできた。「いろんなことを自分で決め、実行してきた。だから、自分で思うような逝き方をしたかったのかな。私は『ありがとう』『さようなら』って言いたかったけれど、それはこっち側の思いだけなのでしょうかね」。奥本さんが夫の気持ちを推し量る。

がんが見つかった後も、3人の子どもたちの前では気丈に振る舞った。だが、夫婦で2人きりになると涙を流し、弱音を吐くこともあった。

2年の月日が流れ、ようやく夫らしい選択だったのかも、と思えるようになってきたそうだ。ただ、自殺したということで、夫の死を語りづらい面はあるという。

「私の中でも、あまり言ったらあかんって気持ちがあるのかなあ。そういうのを考えると、やっぱり、やっぱり、なんで止められんかったんかなって思ってしまいます」

そう言って、奥本さんは涙をぬぐった。

呼吸器のマスク「取って」

もう一人、私たちが話を聞いた読者の経験を届けたい。

きっかけは私たちの手元に届いた一通の手紙だった。文面から、2年前に亡くなった母親の延命治療について、今も悔いが残っていることがうかがえた。

「母は強力な酸素吸入をし、4週間永らえて亡くなりました。結局、苦しめただけになったと思いました」。差出人は加東市の黒崎待子さん（68）。真冬の寒さが緩んだ3月中旬、私たちはJR加古川線に乗って黒崎さんの自宅を訪ねた。

黒崎さんの母、稲見なみゑさんは2018年の冬に94歳で亡くなった。「母はかかりつけの医者に『死ぬっていうのはその時が来たってこと。無理に命を引っ張らんでええねん』と言ってました」。もしもの時の延命治療は望んでいなかった。

2017年秋、稲見さんは特別養護老人ホームに入った。それまで黒崎さんは1年半にわたってほぼ毎日、稲見さんの元を訪れ、掃除や洗濯の世話をしていた。翌2018年の1月下旬、施設で急に体調を崩して搬送される。連絡を受けた黒崎さんは病院に駆け付け、医師に「母は延命せんといてほしいって言ってたんです」と懸命に伝える。だが、聞き入れてもらえない。

稲見さんの口元に、人工呼吸器の大きなマスクが着けられる。直前、稲見さんはベッドに横になったまま、歌謡曲を口ずさんだそうだ。「アカシアの　雨に打たれて　このまま　死んでしまいたい」。黒崎さんが幼い頃に流行した曲だった。「母は音痴やからって、絶対に人前で歌わなかったのにね」。当時のことを振り返りながら、黒崎さんが下を向いて、つぶやいた。

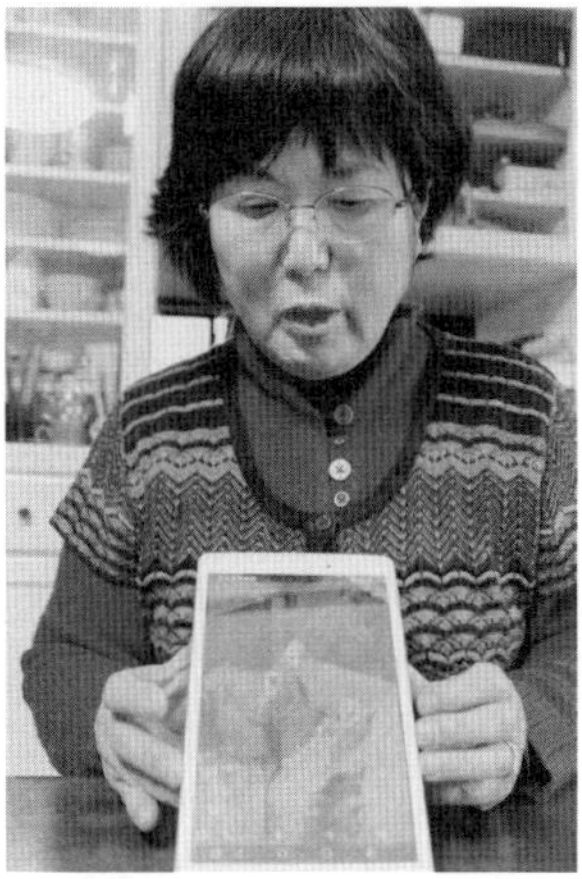
人工呼吸器が着けられた母親の写真を見ながら、当時を振り返る黒崎待子さん＝加東市

人工呼吸器から稲見さんに酸素が送られる。

「母は意識はあって、呼吸器のマスクを『取って、取って』としか言いませんでした。とても苦しそうでした」と、黒崎さん。

稲見さんの意識はだんだんと薄まり、数日後には会話ができなくなる。

搬送から約4週間がたった2月下旬、病室を訪ねた医師が告げる。「すでに延命治療になっています。どうされますか?」

黒崎さんは「家族と相談します」としか答えられなかった。

延命「えらい苦しめたかも」

医師が黒崎さんに「すでに延命治療になっています。どうしますか?」と告げて約1時間後、稲見さんは穏やかに息を引き取った。

黒崎さんが当時を振り返りながら、私たちに語り掛ける。「人は逝ってしまう直前まで、耳は聞こえるって言うでしょ」。そして、こんな思いを口にした。

「あの日、私は医者に『今後、どうされますか?』と聞かれて『家族と相談する』って中途半端な返事をしてしまって。その私の声を聞いて、母は亡くなったんじゃないかと思ってね」

稲見さんは生前、延命治療はしないでほしい、と言っていた。それだけに、黒崎さんには後悔が残るようだ。「でもね、私が呼吸器を外すわけにはいかんでしょ。母に『外したら死ぬねんで』って声を掛けてました」

搬送されて人工呼吸器を着けられた後、母親の意識がなくなってからは、心拍や血圧を刻むグラフの波形が気になった。「なんとか一日でも長く、生きてほしい。そう思う半面、もうあかんやろなとも感じていました」。そう言って、黒崎さんはしんみりとした表情を浮かべた。

死から2年がたっても拭えない思い。私たちの連載に寄せた手紙につづられていた心情だ。

「母は倒れてそのまま、すーっと死んでいたかもしれない。延命治療によって、亡くなるまでの４週間はえらい苦しめたんじゃないだろうか」

黒崎さんが自問するように言葉を絞り出す。「でも、親があの状態になったら生かしたらなって、思いますよね。救急車で運ばれてきたら、医者も放っておくわけにいかんよね。搬送されたら延命になるし、呼吸器を外したら誰かが殺したみたいになるし。うーん、何が良かったのか悪かったのか、やっぱり分かりません」

今も揺れ動く気持ちが私たちに伝わってくる。

「最終章　納得できる形に」

人生の終末期について考える連載シリーズを書き進めてきた私たちには、ぜひ会いたい人がいた。ノンフィクション作家の柳田邦男さん（83）だ。災害や事故、医療の現場を取材し、命の意味を問い続けている。

今年１月、私たちは柳田さんに会うため、東京・新宿のホテルに向かった。

柳田さんは１９９３年夏、次男を自殺で亡くしている。25歳だった。いったん蘇生したものの、脳死状態となり、心停止後に臓器を提供した。

「最初は、支えになれなかったという申し訳なさがありました。でも、次男が生きた意味を見つけてやらなければと思いました」

柳田さんは残された日記や短編の文学作品に目を通す。文面から、友人たちへの思いやりが感じられ、「死後の方が、次男のことを分かったように思えました」と話す。

残された人にとって、故人の生きざまや生前の言葉は大きな意味を持つ。柳田さんはそれを身をもって知り、「精神性のいのち」と呼んだ。

「死で身体的、社会的ないのちは終わります。でも、次男の精神性のいのちは私の中で生きています」。優しい口調で私たちに語り掛ける。「亡き人は生きる人の心を浸し、励ましたり刺激を与えてくれたりする。次男がそれに気付かせてくれました」

私たちはオランダで安楽死による最期に触れた。台湾では終末期に延命治療を中止する選択肢が法整備され、日本でも自然の経過のまま死を受け入れる尊厳死が広がりつつある。

「安楽死や尊厳死って、死の瞬間しか捉えていない。人は瞬間ではなく、物語を生きているんですよ」。私たちは柳田さんにそう諭される。

人はいつか必ず死を迎える。そこで大事になるのは納得だ、と柳田さんは考える。「自分の人生

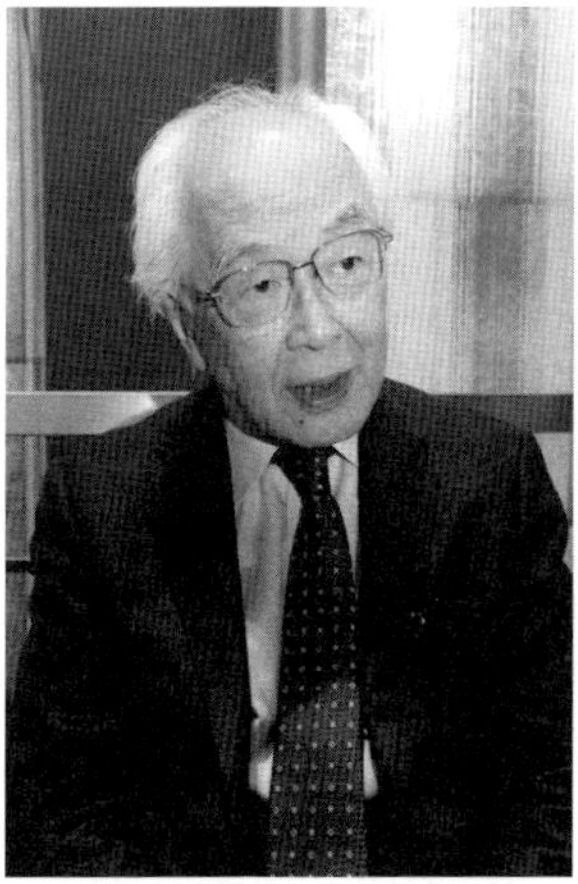
自らの死生観について語る柳田邦男さん＝東京都新宿区

に納得できれば、人は死を受け入れられるんじゃないかって思うんです」

死の瞬間だけでなく、自分が生きてきた道のりを振り返り、その上で、どう終えるのかを考える。それが自分らしい人生の終《しま》い方につながるのだろうか。

「死に向かってどう生き、物語の最終章をどんな形にすれば、自分で納得できるのか。最終章をしっかりと書いて最期を迎えることができれば、その人の尊厳が守られた死になると思います」

私たちを見る柳田さんの目に、力がこもった。

「ありがとう」と言い合えたら

死の瞬間をどう迎えたいかと考える。延命治療で可能な限り命を延ばすのか。それとも痛みを取り除きながら自然な最期を受け入れるのか。悩んだ末に、自ら命を絶つ人もいる。

人生の終《しま》い方の選択に目を凝らしたい。私たちはそう話し合い、シリーズ第7部の取材を始めた。まず向かったのは、安楽死という選択が法的に認められているオランダだった。

姉が安楽死したマーハ・デ・フライさんは、家族で死の瞬間を見守った心境を私たちに教えてくれた。「深い悲しみと、これで姉が苦しみから救われるという喜びがありました」。選んだ道に後悔はないようだった。

「患者は安楽死が決まると、安心感を得られる」と話す医師がいた。死を受け入れ、命を終える時期や手段を決める。それは残された日々をいとおしむことにつながっているのだと、私たちに諭した。

夫が致死薬を用いて自死したネル・ムラーさんの言葉も鮮烈だった。医師に安楽死を断られた夫はインターネットで薬を購入し、服用する日を決める。この間、夫婦で計画的な死に向け、語り合った。「死ぬことを念頭に置いて生きることで、毎日をもっと楽しめる。素晴らしいと思います」。笑顔で語った姿が印象に残っている。

次に訪れた台湾では、日本の研究者が現地の医師と交流する集いに参加した。テーマは終末期の治療について事前に家族や医療者らと話し合う「アドバンス・ケア・プランニング（ＡＣＰ）」だった。

台湾では、終末期に延命治療を中止するかどうかを選ぶことができる。医師たちが「ＡＣＰは認められた権利。台湾は『良い死』が法律で保障されている」と、熱く語る姿が目に焼き付いている。

帰国した私たちは、播磨地方に住む50代の奥本美紀さん＝仮名＝に会った。夫ががんで10年以上闘病した末、練炭を使って自ら命を絶った。話を聞くと、オランダで触れた死と似ているように思える。だが、夫が家族に残したメールの文面からは、心残りや申し訳ない気持ちが見て取れた。奥本さんも「なぜ止められなかったのか」と自分を責めているようだった。

加東市の黒崎待子さんの母親は、搬送された病院で人工呼吸器につながれ、最期を迎えた。元気だった頃は周囲に「延命治療は望まない」と伝えていた。「呼吸器を外したら誰かが殺したみたいになる。何が良かったのか悪かったのか、今も分かりません」。重い言葉だった。


私たちはこれまで連載を通してたくさんの死に触れ、考えてきた。それぞれの終い方に正解はないだろう。ただ、自分の死を見つめ、家族や周囲とゆっくり向き合う時間が大切だということは、分かってきた。

そして、「ありがとう」と言い合って命を終えられたら――。それは亡くなった人にとっても、残された人たちにとっても、納得のいく「終い方」だったと言えるのでは。私たちはそう考えている。

読者の声　死を選ぶということ

安楽死や自死など自身の選択で人生を終えた人たちを見つめる連載「わたしの終い方」に、読者からメールや手紙が届いています。

安楽死や医師による自殺ほう助は日本では認められていませんが、関心を寄せる人は多いようです。

「この先、身体的に苦痛しかないと分かった時点で、どうして自分自身の終わりを決めてはいけないのか。選択肢の一つとして制度を設けてもらいたい」。安楽死を肯定する読者のメールにはこう書かれていました。「凝り固まった考えや既成の習慣に縛られることがなくなることを望む」ともあります。

別の読者はこう記します。「痛みや苦しみは、親子であっても、夫婦であっても、本人にしか分からない。自分の人生は、周りに迷惑をかけなければどんな選択をしてもいいと思います」

医学部に通う男子学生は、安楽死に反対の意見を寄せてくれました。メールには「医師であっても、誰かの人生を終わらせるという行為はいけないと思う」とあります。

「実際に終末期の苦痛に苦しむ患者さんを目の前にした時、どう思うのかは分からない」としつつも、伯母が入院した当時を振り返り、「少しでも長く生きてほしいと思った」とつづっています。

「実際に医師になった時、自分が故意に人を殺してしまうことに耐えられないと思う」と、素直な気持ちも打ち明けてくれました。「日本では尊厳死という方法が取られており、無意味な延命だけを目的とした治療から変わりつつある」とし、「苦痛から逃れるために安楽死を選択する必要はないと思う」と締めくくられています。

最後に、母が自死したという姫路市の60代女性の手紙を紹介します。

17年前、仲たがいしていた母は遺書を書き、山に入ったそうです。がんを患っていました。6年後、山中で母の骨が見つかります。近くにはさびた刺し身包丁と風呂敷、そして女性がプレゼントしたグレーの靴がありました。

警察に遺骨を引き取りに行った時、女性は長男から「お母さんは絶対にしたらあかんで」と言われたそうです。女性は妹と一緒に、遺骨を子ども用の小さなひつぎに入れて見送りました。それまで何度も母の夢を見ていましたが、今では両親の夢はほとんど見なくなったということです。

私たちは女性に電話をかけ、少し話をしました。妹は2年半前に亡くなったそうです。当時を振り返った女性は「誰かに話を聞いてほしかったんです」と話していました。

最終章

死ぬって、怖い？

取材は終わりに近づいている。私たち３人は2019年６月に始まったシリーズ「いのちをめぐる物語」で、みとりや終末期の現場に足を運び、死期の迫る患者や家族、医療や介護関係者、宗教者たちと対話を重ねてきた。きょうからスタートさせる最終章を、第１部と同じく「死ぬって、怖い？」のタイトルで届けようと思う。原点に戻ってこの１年間、それぞれが考えてきた「生」と「死」、そして「命」について、書き進めるために。

【2020年5～6月連載】

生と死　目をそらさず

目の前に神鍋《かんなべ》高原の新緑が広がっている。水が張られた田んぼに青空が映る。新型コロナウイルスの影響で、いつも以上に静かなまちも爽やかな季節を迎えている。

5月中旬、私たちは豊岡市日高町にある介護施設「リガレッセ」を訪れた。シリーズ第1部の取材でお世話になった場所だ。施設に隣接するカフェ「ｍｉｓｏ（みそ）」で運営法人の代表理事、大槻恭子さん（43）と向かい合って座る。

初めて大槻さんと会ったときのことを思い出す。死について取材を始めた私たちがリガレッセに向かったのは、昨年2月半ばのことだ。入所者のみとりも積極的に行うと聞いたからだ。やはり向かい合って話していたとき、ふと大槻さんに問いかけられた。

「死ぬって、怖い？」

大槻さんは「大丈夫。痛くないって」と言ってくれたが、私たちは「怖いです…」としか答えられなかった。

リガレッセでは、入所していた植木則《のり》さん＝当時（78）＝の死を目の当たりにした。長く独りで暮らし、延命治療を拒否していた女性だ。遺体をきれいにする「エンゼルケア」に立ち会ったときは、初めて見る光景に体がこわばった。

ここ豊岡から東京へ、さらに宮崎、淡路島へ。人のつながりに導かれるようにして私たちの取材が始まった。

大槻さんのほかにも印象に残っている人や場面、胸に引っかかった言葉がある。

家でのみとりを取り上げた第2部「家に帰ろうよ。」では、病院から小野市の自宅に戻った廣《ひろ》尾《お》すみゑさん＝当時（68）＝に会う。約束の日に訪ねると、容体が急変していた。「ええ人生やった」と口にし、そのまま私たちの目の前で息を引き取った。

ほかに孤独死や認知症も取り上げ、緩和ケア病棟で逝った人たちに話を聞いた。アジアでいち早く終末期医療の法整備を進めてきた台湾や、安楽死を認めるオランダなど海外にも足を延ばした。

「無農薬やから、そのまま食べられるよー」。リガレッセの農園を歩く。5月の風が心地よい。大槻さんがイチゴを摘んで渡してくれる。口に放り込むと甘酸っぱい味が広がる。

「どうでしたか？　あちこち取材に行ってみて」。問われて、手元の少しくたびれた取材ノートを繰ってみる。各地で聞いた話を書き込み、冊数が増えたノートを。

人生のかじ、自分で握る

石畳の道沿いに、低層の古い建物が並んでいる。前夜の雨のせいか、かなり冷え込んでいる。私は英国エディンバラに来ていた。今年2月末のことだ。

昨年4月、私は東京都江東区にある「マギーズ東京」を訪れた。看護師や保健師が、がん患者や家族の相談に無料で応じる施設だ。そこでセンター長の秋山正子さん(69)は「その人がその人らしく、生ききれるように、話を聞くんです」と話してくれた。

私は「生ききる、ですか?」と尋ねる。「そう。どう生きて、どう人生をしまうか」不安や恐れを抱え、ただ「死」を待つのではなく、その人が自分らしい最期を迎えられるようサポートするのだという。最期まで自分を見失わず、日々をいとおしむ。「生ききる」とはそういう意味なのだと理解したが、本当にそれで良かったのだろうか。

「生ききる」とはどういうことか、考えたいと思った。

エディンバラの市街地から少し離れ、ウエスタン総合病院に向かう。英国内外にあるマギーズセンターはここから始まった。大きなガラス窓の向こうに人影が見える。

出迎えてくれたのは、センター長のアンドリュー・アンダーソンさん(53)だ。キッチンでは

7、8人がテーブルを囲んでいる。東京で話を聞いた秋山さんは、アンダーソンさんの講演に背中を押され、日本にマギーズをつくろうと決めた。

「ここでは利用者の質問に、全て具体的に答えるわけではありません」。アンダーソンさんが話し始める。「会話から解決策を見つけ、相談者が自分自身で結論を発見するように導いていくのです。人生のかじを自分で取っている、という自信が大事なんです」

利用者の夫婦が会話に加わる。ヘザー・ゴードンさん（39）と妻のダフさん（33）だ。ダフさんは6年前に子宮頸《けい》がん、2年前には脳腫瘍の診断を受けた。放射線治療が終了し、抗がん剤治療が始まる。「家族、友達を残して逝くかもしれないという不安はあります。でもマギーズのおかげで今、この瞬間を生きている。大きなストレスなく暮らせています」

夫婦が顔を見合わせて笑う。優しい空気が流れる。

翌日、私はロンドンにあるマギーズのウエストロンドンセンターに向かった。どうしても会いたい人がいた。

（紺野大樹）

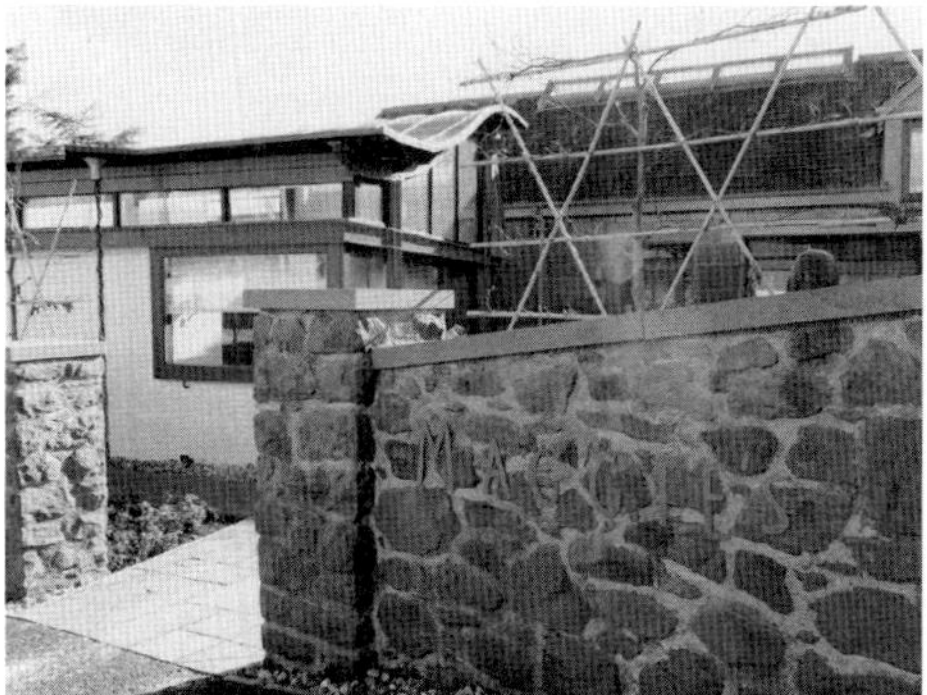

第1号のマギーズセンター。病院の敷地内にあり、モダンな外観が目を引く＝イギリス・エディンバラ

自分自身を取り戻す空間

「生きる」とはどういうことなのだろう。

私はマギーズのウエストロンドンセンターに来ている。鮮やかなオレンジの外壁が目を引く建物だ。部屋の中で待っていると、黒いコートを着た背の高い女性が入ってきた。リリー・ジェンクスさん（40）だ。

マギーズセンターは1996年、英国エディンバラに第1号が開設された。がん患者や家族の相談に看護師や保健師が無料で応じる。現在は英国を中心に、東京や香港など20カ所以上を数える。

センターは一人の女性の願いから誕生した。がんで亡くなった造園家マギー・ジェンクスさん。リリーさんの母である。マギーさんが最初に乳がんと診断されたのは1988年ごろ。2回目は4年後で、リリーさんは12歳だった。

「2回目の診断を受けた時、母は病院がとても無機質な場所だと感じたんです」。リリーさんが話し始める。「たくさんの人が行き交い、工事の音が聞こえて…。ゆっくり過ごせる場所がなく、自分の状況を考えることができない。母は不安が増していったそうです」

マギーさんは「自分自身を取り戻す空間がほしい」と願い、動きだすが、実現を待たずに逝く。

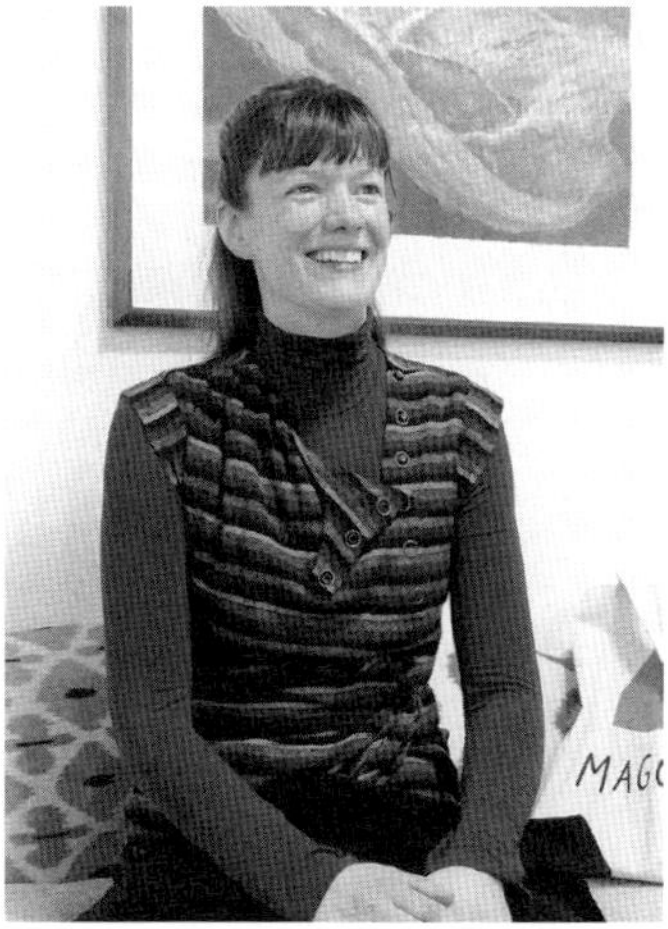

両親やマギーズへの思いを語るリリー・ジェンクスさん＝イギリス・ロンドン

遺志を継いだのは、建築評論家の夫チャールズ・ジェンクスさんたちだった。そのチャールズさんも昨年亡くなった。

「母にとってマギーズセンターをつくることは、亡くなる直前まで生きる力になっていたと思います」。リリーさんの目が赤い。マギーさんはきっと最期まで自分を失わず、自分らしく人生をしまえたのだろう。そして、多くの人を支える施設を残した。

ロンドンをたち、帰国の途につく。飛行機の中で、これまでに取材を通して出会った人たちのことを考える。

たくさんの人に話を聞かせてもらった。大切な人を亡くした家族もいるし、取材後に逝ってしまった人もいる。どれだけの人が自分らしい最期を迎えることができたのだろう。そんなことを考えていると、一人の女性の顔が頭に浮かんだ。

淡路島のホームホスピスで出会った原とし子さん。陽気な人で、会話が弾んで楽しかった。元気で過ごしているだろうか。

（紺野大樹）

やり残したことを終える

インターホンを押すと、「はい、はーい」と元気な声が聞こえてきた。

英国から帰国した私は、洲本市にあるホームホスピス「ぬくもりの家　花・花」を訪れた。理事長の山本美奈子さん（62）が出迎えてくれる。暦は5月になっていた。新型コロナウイルスによる緊急事態宣言はまだ解除されず、「花・花」も入居者の健康に気を配っている。

初めて訪れたのは昨年2月。何度も足を運び、入居者と一緒にテレビを見たり、プリンを食べたりした。中でも、いつもリビングにいる西岡里子さん（99）と原とし子さん（84）の仲良しコンビは毎回、顔を合わせるのが楽しみだった。

原さんに「死ぬって、怖いですか？」と聞いたことがある。原さんは「そら怖いわー。死ぬん嫌やわ。みんなでな、ワーワーゆうてるんがええ」と言っていた。

ずっとにぎやかな「花・花」での暮らしを望んでいた原さんだったが、昨年8月、事情があって地域の高齢者施設に移っていった。「元気とは聞いてるんですけど、車いす生活みたいですね…」。山本さんも近況はよく分からないようだ。

結局、原さんには再会できなかった。本人の思い通りの暮らしができているのかどうか、気に掛かる。

庭のベンチに山本さんと並んで座る。「私もね、利用者さんが亡くなった時、ご家族に『よー、生ききられましたね』って言うんですよ」。訪問看護ステーションの所長でもある山本さんは、在宅でも多くの人をみとっている。

「皆さん、最後にやっておかねばと思ったことを、しっかりやってから死んでいくんですよ。例えばね、『妹を小林幸子ショーに連れて行きたい』って言ってた人が実現してから逝ったり、『おじいちゃんをみとってから』って話していた女性は、そのご主人が逝った2日後に亡くなったり…。私たちも協力して、気掛かりをなくしてあげられたらなあって、考えてるんです」

「生ききる」。昨年4月、マギーズ東京の秋山正子センター長に聞いた時は、その人が自分らしく人生を歩き終える、そう解釈した。山本さんの言う「生ききる」は、やり残したことをやり終えてこの世を去る―。そういうことだろうか。

（紺野大樹）

生き方そのものが大切

「生ききる」という言葉の意味を考えながら、連載に登場してもらった人たちの最期を思い返している。

家族に囲まれ、住み慣れた家で逝った人がいた。孤独死した人がいた。病気を苦に自ら命を絶った人、無縁仏として葬られた人がいた。東日本大震災で津波にのまれた男の子はまだ2歳半だった。

自分らしく人生を歩き終え、身の回りの気がかりを片付けて逝ける人ばかりではない。当たり前のことだが、あらがっても、自分の力ではどうしようもできないことが世の中にはあることを、かみしめる。

個人的に時々、思い出す死がいくつかある。十数年前、子どもの頃によく遊んでもらった従姉妹《いとこ》が亡くなった。30代、自殺だった。夫と幼い3人の子どもが残された。通夜の席で、大勢の親戚に囲まれて笑う末っ子の姿が痛々しかった。

もう一人は顔を知らない女の子のことだ。2年前、担当していた紙面の隅に小さなコーナーがあった。亡くなった人と生まれた赤ちゃんの名前を掲載する欄だ。

家族が市役所に届けを出し、希望すれば、名前や生年月日などの情報が新聞社に届く。そこに、同じ名前が並んでいた。生まれた翌日に亡くなった女の子だった。

大きくなったら、たくさんの人に呼ばれるはずだった名前である。家族以外に一人ぐらい、その名を覚えている人がいてもいいだろうと思い、頭の引き出しにしまい込んだ。

連載の話に戻りたい。取材でたどり着いた人の中には、何の前触れもなくこの世を去ったり、追い詰められ、苦しんで逝ったりした人が少なからずいた。

ただ、残された家族に話を聞いていると、相手が必ず笑顔になる瞬間があった。生きていた頃の、何げない幸せについて語っている時だ。

取材で聞かせてもらった、一つ一つの死に「生ききる」という言葉を重ねる。思い通りの死を迎えられなくても、家族や友人、もしくは全く知らない他人でもいい、誰かの心を揺さぶったり、生前の姿を思い出して笑顔にしたりすることができれば、それは「生ききった」と言ってもいいのではないだろうか。

大切なのは、そこに至る生き方そのものだと思うからだ。

（紺野大樹）

「良い死」って何ですか？

台湾で耳にした言葉が、ずっと引っかかっていた。

延命治療の中止など、終末期医療の法整備が進む台湾。2月、病院での集まりを取材した際、現地の医師が「good death」と繰り返した。「良い死」って？

昨年春に取材班に加わった私が最初に出会ったのは、末期の大腸がんを患い、病院から自宅に戻ってきた小野市の廣尾すみゑさんだった。

面会の約束をして自宅を訪問すると、すみゑさんは体調が急変していた。死が迫る中で、懸命に私に言葉を伝えようとする。「いい家族に恵まれて、おおきに」「ええ人生やった」—。私はただ、必死に見つめるだけだった。

その後、学校から慌てて帰ってきた孫が、すみゑさんがリクエストしていた曲「365日の紙飛行機」を歌う。最期の瞬間は家族や友人、医師や看護師ら16人がベッドを囲んだ。

私が人の死に立ち会ったのは24年前、高校生の時に祖母を自宅でみとって以来のことだ。

取材を終えて、すみゑさん宅の玄関を出たものの、まっすぐに歩けていない気がした。自然と涙が出る。その夜はほとんど眠れなかった。

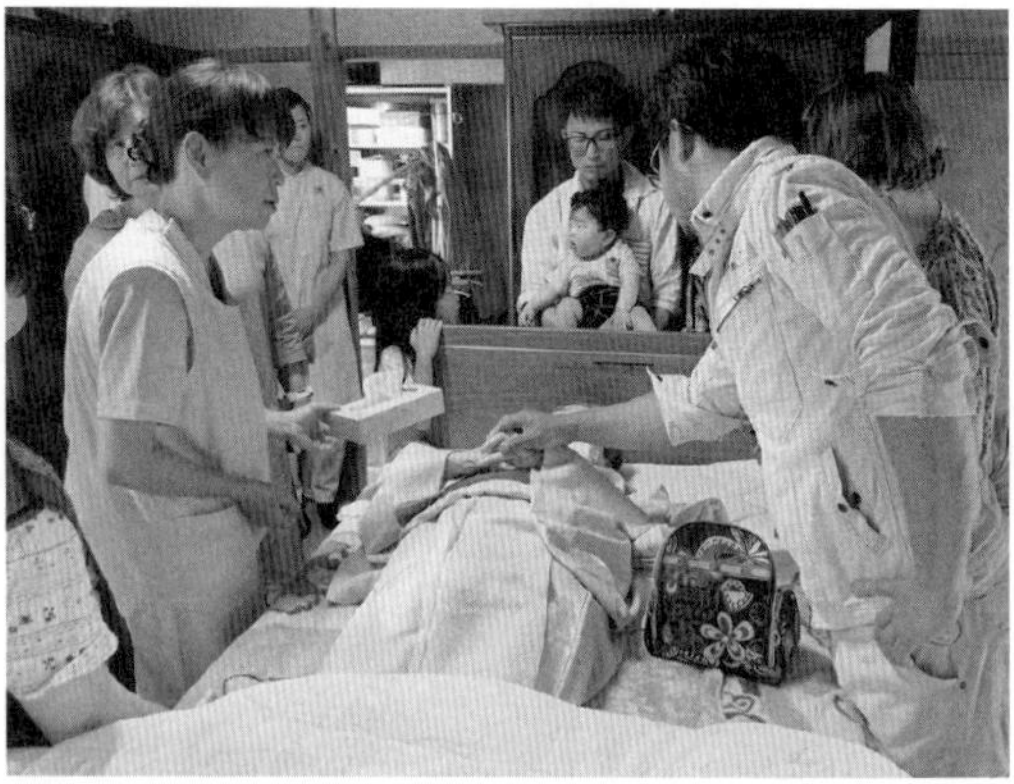
自宅で亡くなった廣尾すみゑさんを囲む家族や友人、看護師ら＝小野市

今年2月初め、芦屋市立芦屋病院で、胆管がんの金森英彦さん＝当時（84）＝と、白血病の克子さん＝当時（83）＝夫妻に出会った日のことも、鮮明に覚えている。

病室の扉を開けると、二つの並んだベッドが目に入った。死が近づいているはずなのに、不思議と温かい雰囲気を感じた。英彦さんが亡くなった6日後、克子さんが命を終えた。長女は「2

人は『いつも仲良く』という自分たちの道を貫いた。私も納得できています」と振り返った。

廣尾すみゑさんも、金森さん夫妻も「良い死」だったのだろうか？

5月に入って、連載で紹介した小野市の「篠原医院」の院長、篠原慶希《よしき》医師（69）を訪ねることにした。

診察室で向かい合い、「良い死って何ですか？」と尋ねると、篠原医師は即答した。

「良い死ではなく、良い生き方やと、私は思います」

そうなんだ。今回の取材で私が圧倒されたのは、死ではなく、その人たちの生だった。

（中島摩子）

「必ず死ぬ」と悟ること

「良い死」という言葉が引っかかっていた私に、「大事なのは『良い死』ではなく、『良い生き方』だと思います」と話してくれたのは、小野市の篠原慶希医師だ。大学病院などでの勤務を経て、2002年に診療所を開いてからは、自宅でのみとりに力を入れてきた。

篠原医師はさらに「死ぬ瞬間は、どうでもいいんです」とまで言った。自身が大切に考えているのは、それまでのプロセス（過程）だと。

「最期まで希望を持って生きられたらいいんです。希望がかなえば、『良かったー』『もうええわ』って、生きる力を抜く。人はそれで死ねるんじゃないですか」

最期の希望って何だろう。

疑問に思う私に、篠原医師が例を挙げる。家に帰りたい、痛みを取ってほしい、旅行に行きたい、一杯飲みたい…。昨年、篠原医師の往診に同行し、写真を撮影させてもらった元中学校教諭の男性（91）の話になった。

男性は今年5月初め、老衰で亡くなったという。篠原医師とは20年近い付き合いで、「家で死にたい。そのときはよろしゅう、お願いします」と言っていたそうだ。

男性は入院先から自宅に戻り、9日目に体調が急変した。駆けつけた篠原医師の呼び掛けに目を開け、再び目を閉じた約1時間半後、息を引き取った。後日、自宅を訪ねた篠原医師に、妻は「すーっと、逝ってしまいました」と言った。安らかな旅立ちだった。

篠原医師はこの1年で46人の死にかかわったという。開院以来では847人を数えるそうだ。

そんな篠原医師と対話しながら考える。できることなら私も、最期は希望を持って生きたい。どうすればいいだろう?

「自分は必ず死ぬと、悟ることじゃないですか。そうすれば死が現実味を帯びた時、過ごし方が変わるかもしれない。『死ぬのは嫌や』ばかり思っていたら、死が恐怖になる。苦しむだけです。あなたも最初は死を知らなくて、驚きながら取材をしていたでしょう?」と篠原医師。その通りだ。

取材を進めながら、自宅や緩和ケア病棟、ホームホスピスなど、みとりの場所には選択肢があることが分かった。「希望ある最期」の存在も。

私もいつか死ぬ。その時、力を抜いて「まあ、良かったかな」と思える生き方ができればいい。

（中島摩子）

全部つながっている

ＩＣレコーダーに残る声を聞いている。

録音は２０１９年６月18日。声の主は小野市の廣尾すみゑさんだ。大腸がん末期のすみゑさんは、取材に訪れた私に、途切れ途切れの小さい声でこう言った。「ボツに、せんとって、ね」。亡くなる50分前のことだ。伝えるんや、というすみゑさんの意思を強く感じた。

思い出しながら、涙が出そうになる。あの日が、私にとって「いのちをめぐる物語」の取材の出発点だった。

台湾で聞いた「良い死」という言葉が気になっていた私は、５月初め、すみゑさんの長男の妻理絵さん（45）に連絡を取った。聞きたいことがあった。

「すみゑさんの死について後悔はありませんか？」

理絵さんは「抗がん剤をするかどうかとか、何回も悩んで出した答えやったから。後悔があるかと聞かれたら、ないです」と言った。

最終章のタイトルにちなんで「死ぬって、怖いですか？」と尋ねてみる。

すると「怖い、冷たい、恐ろしいとかは思わない。ばあちゃんは、10年ぐらい前から『腐葉土になる』って言ってたから。新しい芽が吹くための肥やしになるんやって」と理絵さん。腐葉土かぁ。何だか温かい気持ちになる。

すみゑさんが何年も前から死について考え、家族に伝えていたことをあらためて知った。がんが分かってからは、治療方法や終《しま》い方について何度も話し合ったことも。

それらがあったからこそ、あの日のみとりなのだ。

5月半ば、すみゑさんのお墓参りに出掛ける。自宅から歩いて数分。孫の色花《いろは》さん（9）と三《さん》獅郎《しろう》君（8）が駆け足で先導してくれる。理絵さんたちの笑顔を見ながら、すみゑさんの「生」が家族の「今」につながっていると感じる。

「良い死」について考えながら、私は生も死もその先も、すべてが地続きなんだと思うようになっていた。

さらに、こうも考えた。すみゑさんは、家族だけでなく、次を生きる人たちのために、最期の場面で出会った私にも言葉を伝え、その姿を見せてくれたのかもしれない、と。

すみゑさんの生きざまを心にとどめて。まずはきょうを、生きよう。

（中島摩子）

死は痛々しいものなのか

忘れられない言葉がある。「死は痛々しく、とげとげしいものだよ」

鳥取市の「野の花診療所」で院長の徳永進さん（72）が言った。昨年7月のことだ。

徳永さんは在宅死を望む患者らを訪問診療する。家での最期を希望しても、容体が急変したり家族が不安に思ったりして、病院で亡くなる患者がいる。

取材をしていて、医師や家族に不満をぶつける場面に出合ったこともある。

「痛々しい部分を隠し、家で死ぬのを安らかで穏やかという美談にしてはいけないよ」。徳永さんは私の目を見て、はっきりと言った。

私は32年間生きてきて、親や友人を亡くした経験がない。この1年半、取材を進めながら初めて死を深く考えた。

出会った人たちのことを思い浮かべてみる。真っ先に思い出すのは神戸市東灘区の清水千恵子さんだ。昨年6月18日、乳がんのため70歳で逝った。息を引き取るまでの4カ月間、私は自宅や病院で話を聞かせてもらった。「最期まで笑って、楽しく生きたいやん」。会うといつも、そう口にしていた。

亡くなって1年になるのを前に、夫の将夫《まさお》さん（76）、長女香織さん（41）に聞きたいことがあった。千恵子さんは最期まで、にこやかに過ごすことができたのだろうか。

1年ぶりに自宅を訪ね、将夫さん、香織さんと向き合う。「苦しいことは苦しかったと思います。痛いしねえ」。香織さんが振り返る。

千恵子さんは亡くなる3週間前まで、家で過ごした。薬で痛みを抑え、習い事や友人との食事に出掛けていた。「母は泣くより、笑って過ごす方がいいやんって人。うじうじした姿は見せませんでした。人と会って話すのが好きでしたから。外へ出掛けることで、苦しみや痛みを紛らわせていたんやと思います」と香織さん。

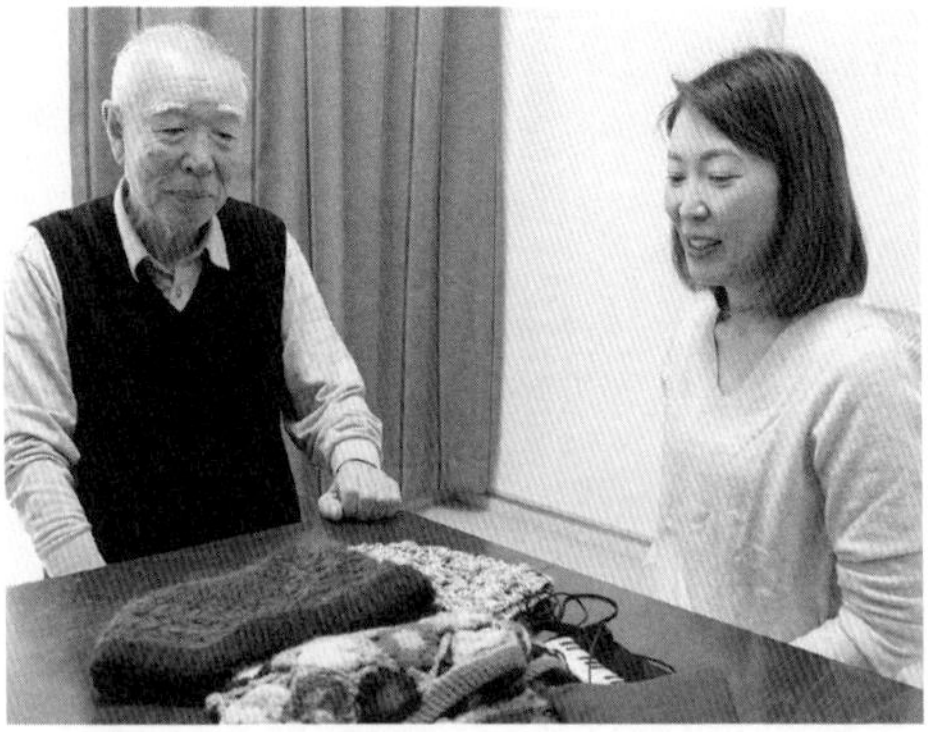

清水千恵子さんの遺品を前に、最期の日々を振り返る長女香織さん（右）と夫の将夫さん＝神戸市東灘区

そういえば、千恵子さんが私に「死期が近づいているのは分かっている」と話したことがあった。痛みやつらさを受け入れ、できる範囲でそれまでと変わらない生活を楽しむ。母の姿を見て

きた香織さんは「そんなに後悔はありません」と言った。
「死ぬって、痛々しいだけとちゃうで」。千恵子さんの明るい声が聞こえてくる気がする。

（田中宏樹）

「心の糸」ほどいて 楽に

「最期まで楽しく生きる」――。昨年6月に乳がんで亡くなった神戸市東灘区の清水千恵子さん＝当時（70）＝は、よくそう言っていた。

楽しく、穏やかに過ごしながら死を迎えるのは理想に思える。終末期になると体の痛みは強まる。だるさや息苦しさ、死を目の前にした心の痛みもある。

やはり、誰でも最期はつらく、死は痛々しいものなのだろうか。

昨年2月半ば、豊岡市日高町の介護施設「リガレッセ」で出会った大槻恭子さんは「人って、痛みなく楽に死ねるんよ」と言っていた。

大槻さんは、施設の運営法人の代表理事を務める。リガレッセでは家族や医師と話し合い、原則、延命に向けた治療はしない。医療用麻薬で痛みを取り除き、自然に任せて最期をみとる。

そうして迎える死は痛々しさがないのか。もう一度、じっくり聞きたい。5月中旬、私は久しぶりに施設を訪ねた。

「元気そうやん。表情もよくなってる」。大槻さんが私の顔を見るなり言う。戸惑っていると、「生きるとか死ぬとかに関わると、顔つきが変わるんよ」と続ける。

昨年の取材では介護士や看護師、入所者ら約30人に話を聞いた。

敷地内のカフェ「ｍｉｓｏ（みそ）」で、向かい合って座る大槻さんが口を開く。

「もめ事や子どもへの思いとか、生きていたら心に引っ掛かっていることがある。そこを軽くしてもらえないと、苦しみにつながると思うねんな」

そう言って、４年ほど前に体験したみとりの話をしてくれた。患者は最期を迎えつつある高齢の女性。意識が混濁し、息づかいも苦しそうになっていたところへ、知人の女性が駆けつけた。以前は仲が良かったが、事情があって縁が切れたらしい。

その女性が枕元で「ごめんなあ、ごめんなあ」と顔をなでる。すると呼吸が楽になり、そのまま、すーっと息を引き取ったそうだ。

「人ってさあ、どうしたって人生に不満や不安が残る。そのもつれた糸がほどけて安心したら、痛みが弱くなって楽になると思うねん」

心に残るつらさや後悔から解き放っていく。その先に、痛々しさが和らいだ死があるのだろうか。

（田中宏樹）

残された時間いとおしむ

私は豊岡市日高町の介護施設「リガレッセ」で運営法人の代表理事、大槻恭子さんに話を聞いている。

「生きるうちに、もつれてしまった糸をほどく。そしたら安心して、すごく楽になると思う」

そんなものだろうか。不安や不満を取り除くと、すーっと逝けるのだろうか。そう思っていると、大槻さんが言葉を続けた。

「死を点で捉えるのはもったいない。懸命に生きてきた人生を終えるって、面で考えるのが大切なんよ」

手元にある取材ノートを繰ってみる。今はもういない人たちの言葉が残る。

「私にとって生き抜くって、抗がん剤を頑張ることじゃない」。2月に大腸がんで亡くなった森脇真美さん＝当時（57）＝はそう思って、抗がん剤治療をやめた。

それから親戚や友人に会って感謝を伝え、家族と過ごす時間を大切にする。亡くなる2週間前には娘や孫が自宅に集まり、一緒に食事をした。「楽しかったあ」と話す森脇さん。ノートに「すごく笑顔で」と記されている。

2019年6月に亡くなった神戸市東灘区の清水千恵子さん＝当時（70）＝はこう言っていた。

「死ぬ準備をせなあかん」。業者と葬儀の段取りを決める予定までしていた。

そこまで覚悟する一方で、薬で痛みを調整しながら外出を楽しんだ。

2人は痛々しさもひっくるめて死を受け入れていた。そして、人生を最期まで充実させ、命を閉じた。私にはそう見える―。

リガレッセで、大槻さんが私に語り掛ける。「苦しいだけで人生を終えなくてもいいんじゃないかな。もちろん別れは悲しいけれど、『あの人、いい人生やったよね』って言ってもらう方がいいやん」

私はうなずく。

最期が近づけば、後悔や心配事が頭に浮かんでも体は思うように動かせない。できればそうなる前に、生きてきた道のりを振り返る。家族や友人と対話を重ね、残された時間や思い出をいとおしむ。それが「もつれた糸をほどく」ということなのかもしれない。

不安や悲しみがゆっくりと溶け、心が充足感に浸されていく。「まあいい人生だったかな」。そ

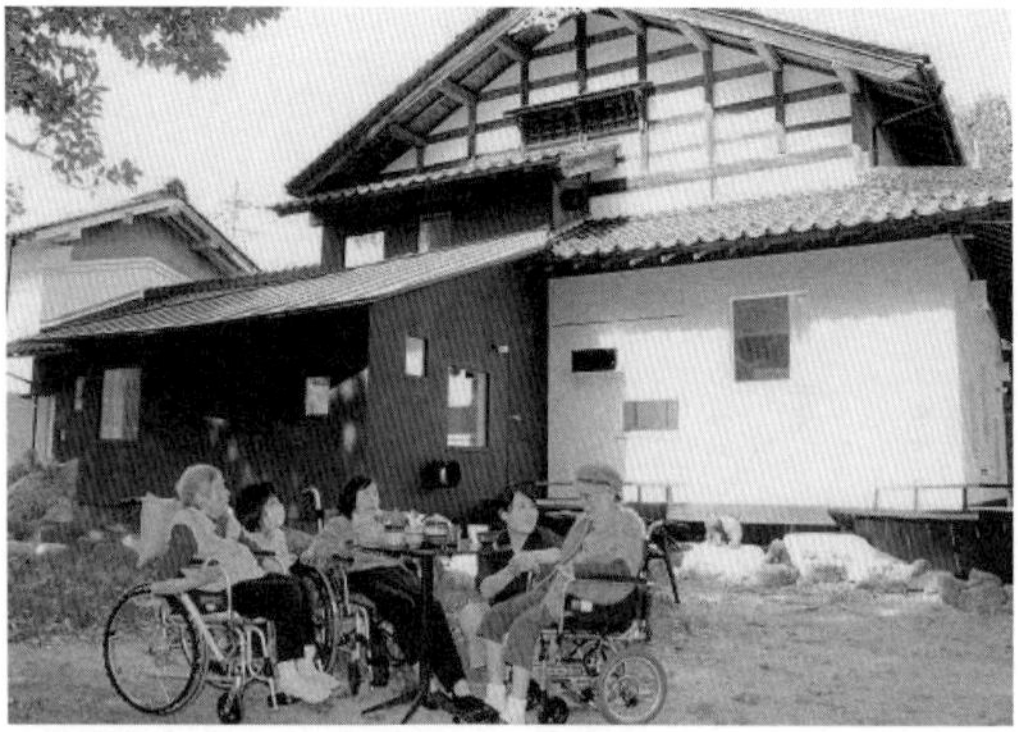

リガレッセの庭で穏やかな時間を過ごす利用者たち＝豊岡市日高町

う思うと、死は痛々しさやとげとげしさだけではないような気がした。
大槻さんと話し終え、外に出る。爽やかな風が肌をなでた。

（田中宏樹）

読者の声　「生ききる」に優しさ、強さ

私たちが取材の中で考えてきた「生」と「死」、そして「命」について書き進める連載「死ぬって、怖い？」に、読者からさまざまな声が寄せられています。

連載ではまず、「生ききる」という言葉の意味について考えました。神戸市の50代女性から届いた手紙には、丁寧な字でこう書かれています。「命の長さは人それぞれ。どうすることもできず理不尽に思うこともあるでしょう。だけど、『生ききる』という言葉に優しさ、愛《いと》しさ、強さのようなものを感じました」

女性は母親を亡くして30年近くになります。誕生日には「産んでくれてありがとう」と感謝し、心の中で自身の年齢を報告しているそうです。

「いつかあの世で会えた時に『お母さん！　私、いい人生を送ったよ。たくさんの人のおかげでね』と言おう。そう思って生きています」と教えてくれました。

こんな意見もありました。病院の療養病棟で介護職として働く読者は、メールに「連載に登場する方はご自分の人生を生ききれるように、いろんな条件がたまたまかみ合った人じゃないかと思うんです」とつづっていました。

勤務先では寝たきりで、話すことができない人がいます。体調の変化を家族に伝えると「逝ってから連絡してくれたらいい」と言われた経験もあるそうです。「何が正しいか分からない」。生や死と日々向き合う葛藤が、文面からうかがえました。

連載中の「『良い死』って何ですか?」という問いに対するメールも届きました。

「良い死、悪い死は変わりないように思います。それまでの経過が全てだと思います」とは、がんで闘病中の60代の女性です。

昨年、母親を失ったという女性からもメールが届きました。女性は「いい死に方をさせてあげられなかった」と後悔しています。「生き死にをいいとか悪いとかいうのは、もうごめんです」とありました。

「いろいろな死があっていい。そして、正解はない」とは、一昨年に41歳の夫をがんで亡くした女性です。「夫は最後まで生きることを諦めませんでした」といい、「闘病生活は大変だったと思いますが、夫は良かったのかもしれないです」。夫は亡くなる3日前まで仕事をし、自宅で過ごしたそうです。

タイトルの「死ぬって、怖い?」に対しては、肺がんで闘病する神戸市の70代女性が率直な思いを明かしてくれました。「死は怖いとは思いません。死ぬということは、この世から消えること。通い慣れた道も、友だちや家族との別れ、思い出もすべて消える。それが怖いです」

あなたは、どう生きますか

私たちは、神戸ハーバーランドにある神戸新聞社11階の一室で、この連載シリーズの原稿を書いてきた。

部屋の壁には、これまでに掲載された記事の切り抜きが張ってある。今回の記事が157本目、連載の最後となる。なぜ今、「死」をテーマにした物語を届けたいと思ったのか。少し話をしたい。

新聞やテレビ、週刊誌ではここ数年、「終活」の企画がよく組まれる。人生の終《しま》い方は、今はやりのテーマなのかもしれない。一方で「死」が、どんどん私たちの日常から遠くなっている気がしていた。家で亡くなる人は少なく、病院で逝く人がほとんどだ。

「命」の終わりを見つめ、考える。それは、生き方を問うことにつながるのではないか—。私たちはそう話し合って、取材を始めた。

闘病中の人、大切な人を亡くした家族、医療や介護関係者、宗教者…。これまでに500人を超える人たちから話を聞き、言葉を交わした。取材後に亡くなった人も多くいる。残り少ない時間を私たちに分けてくれ、多くの言葉と最期の姿を残してくれた。

遺族にも繰り返し取材に応じてもらった。亡き人の生涯はとても1回では聞き取れないし、数時間の取材で記事にすることはためらわれた。ゆっくりと時間を重ね、心の底にしまい込んだ言葉を吐き出してくれた人がいる。「誰かに聞いてもらいたかった」という声にも触れた。

連載シリーズは8部を数える。最終章では、記者3人が連載を書き進める中で出合い、ずっと抱えてきた宿題のようなテーマに向き合った。

「生ききる」とは、「良い死」とは。死は本当に痛々しいものなのか。そして、私たちなりにたどり着いた考えを記してきた。

スタートから1年、読者から私たちの元に約350通の手紙やファクス、メールが寄せられている。それぞれに、先立った夫や妻、父や母、そして子どもとの別れがつづられている。闘病中

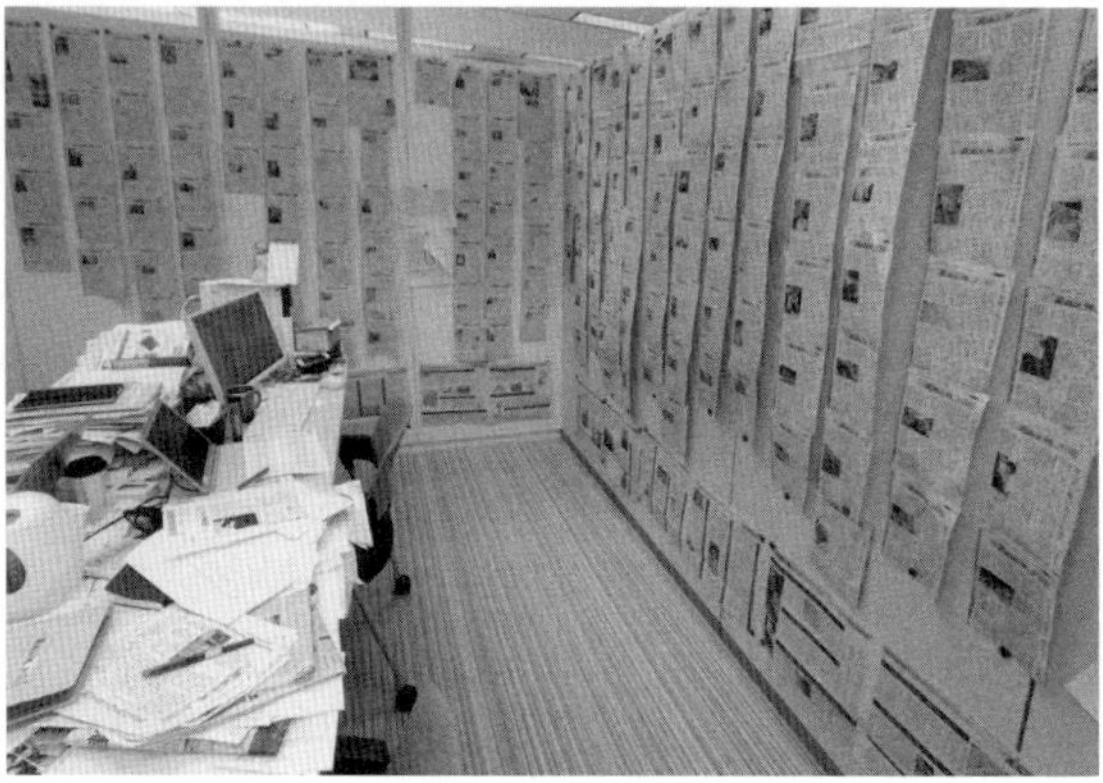
取材班の部屋に張られた切り抜きには、たくさんの物語が詰まっている

の姿、後悔の念…。日々の暮らしでは、なかなか口にする機会はないけれど、誰かに伝えたいことがたくさんあるのだと感じる。これから少しでも、そうした機会が日常の中に増えることを願う。

取材を進めながら、新聞社の同僚から肉親の死について聞くこともあった。

20代の若手記者は6歳で父を亡くし、声も覚えていない。高校時代には母に協力してもらい、友人の前で父が生きているふりをしていたという。

おなかの中の赤ちゃんを亡くした同僚の話には、うまく返事ができなかった。

「死ぬって、怖い?」

取材を始めたばかりの私たちはそう問われ、「怖いです…」としか答えられなかった。今にして思えば、死について何も知らなかった、ほとんど考えてこなかったせいもあるだろう。

人は必ず死ぬ。その日までどう生きようか。「死」を迎えた時、これまで歩いてきた「生」の輝きをかみしめることができたら―。

誰もが「いのちをめぐる物語」をつむいでいる。私たちも、あなたも。

あとがき

始まりは、報道部の若手を中心とした記者たちの「声」でした。

「いま、神戸新聞が取り組むべきテーマは何なのか」。報道部の記者アンケートに寄せられた回答のうち、最も多かったのは「生と死」でした。いくつか、具体的なアイデアが寄せられ、最終的に「人生の終末期について考える」案に絞り込まれました。

理由の一つとして、新聞の読者層の高齢化があります。長年、愛読していただいている読者の身近なテーマについて、年間を通して記事を提供し、寄せられる声を紙面に反映させながら、ともに考えていこう。編集局では、そう確認し合って取材班を編成しました。

デスクを務めるのは50代の編集委員です。その下に30～40代の中堅、若手記者3人が集まり、連載に向けたリサーチの取材を始めました。世の中に「終活」「多死社会」などの言葉があふれているにもかかわらず、人の「死」は日常から遠い出来事になっています。私たちは「死について考えることは、生き方について考えることではないか」と話し合い、シリーズ全体のタイトルを「いのちをめぐる物語」と決めました。

私たちは最初の取材現場として、患者が希望すれば延命治療をしない但馬の介護施設と、がんや認知症を患った患者たちが家族のように暮らす淡路のホームホスピスに通い、それぞれに集う人たちと語らいながら、静かに誰かが亡くなっていく日々を見つめました。第一部のタイトルとなった「死ぬって、怖い?」は但馬の施設でスタッフに掛けられた言葉です。

二つの現場での取材を原点に、記者たちは国内、さらに海外へと足を運び、出会いと別れを重ねてきました。取材ノートは、今まさにこの世を去ろうとしている人たち、大切な人の死を受け止めようとしている人たちの言葉であふれていきました。

計157本の連載記事には、私たちが見つめた「いのちをめぐる物語」が刻まれています。取材を受け入れ、最期の日々を見つめる機会を与えてくださった皆さんに、心から感謝致します。そして、連載のスタート直後から計約500通のメールや手紙、ファクスを寄せてくださった読者の皆さん、ありがとうございました。

最後に。泣いて笑って、語り合い、励まし合った取材班の記者たちに、感謝とねぎらいの言葉を送ります。

（編集委員会　森玉康宏）

＊連載は、報道部の紺野大樹、中島摩子、田中宏樹が担当しました。

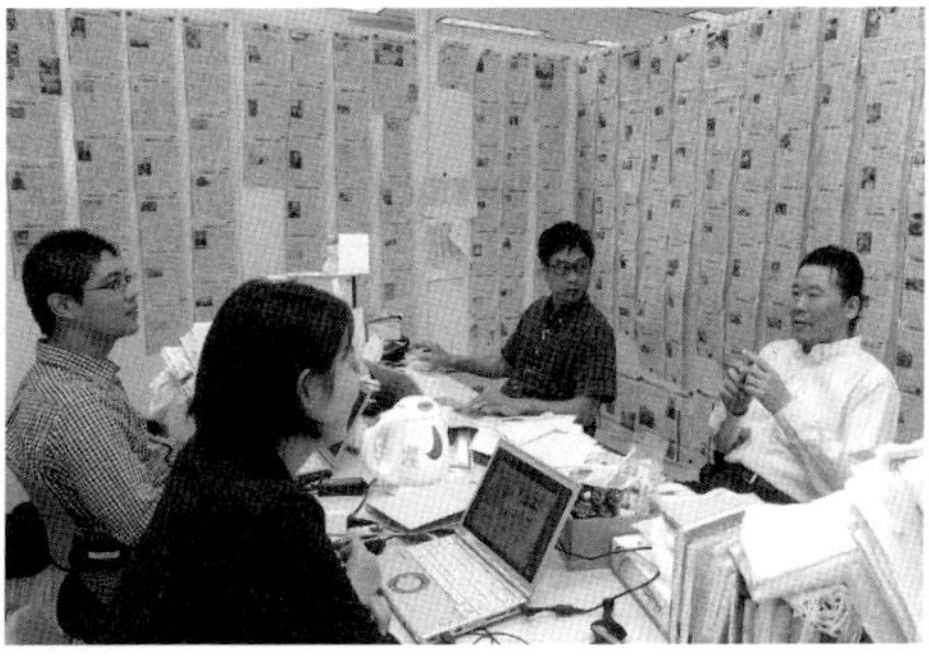

いのちをめぐる物語《ものがたり》
死《し》ぬって、怖《こわ》い？

2020年11月10日　初版第1刷発行

編　者——神戸新聞社
発行者——吉村一男
発行所——神戸新聞総合出版センター
〒650-0044　神戸市中央区東川崎町1-5-7
TEL 078-362-7140／FAX 078-361-7552
https://kobe-yomitai.jp/
編集／のじぎく文庫
デザイン／神原宏一
印刷／神戸新聞総合印刷

ISBN978-4-343-01086-5 C0095

JASRAC　出　2008438-001